Beiträge zur Lehre und Forschung im Sport

127

Gesundheitsorientiertes Muskelkrafttraining

Theorie – Empirie – Praxisorientierung

2., unveränderte Auflage

Klaus Zimmermann

VERLAG HOFMANN SCHORNDORF

Die Deutsche Bibliothek – CIP-Einheitsaufnahme

Zimmermann, Klaus:
Gesundheitsorientiertes Muskelkrafttraining : Theorie – Empirie – Praxisorientierung / Klaus Zimmermann. – 2., unveränderte Auflage – Schorndorf : Hofmann, 2002
(Beiträge zur Lehre und Froschung im Sport ; 127)
ISBN 3-7780-1771-3

Bestellnummer 1772

2., unveränderte Auflage 2002

Texterfassung und Reinschrift: Klaus Zimmermann

Erschienen als Band 127 der „Beiträge zur Lehre und Forschung im Sport“

Gesamtherstellung in der Hausdruckerei des Verlags
Printed in Germany · ISBN 3-7780-1771-3

Inhaltsverzeichnis

1 Einführung und Zielstellung

Die Lebenserwartung ist in den Industrienationen in den zurückliegenden Jahren erheblich gestiegen. In Deutschland erhöhte sich die durchschnittliche Lebensaltersgrenze in den letzten achtzig Jahren von etwa 45 auf ca. 75 Jahre. Für Europa wird die Zahl der Menschen über 60 Jahre mit nahezu 100 Millionen angegeben. Nach einschlägigen Hochrechnungen wird sich der Anteil alter Menschen absolut wie relativ weiter vergrößern (v. TROSCHKE 1989, 29 u. 31; NÖCKER 1989, 124; LEISTNER 1993, 475; MEUSEL 1996, 7).

Andererseits nahm und nimmt aber auch die Krankheitsanfälligkeit mit wachsendem Lebensalter zu. Der sukzessive Anstieg von vor allem chronisch und überwiegend degenerativ verlaufenden Krankheiten primär im höheren Alter ist augenscheinlich, erfaßt aber auch zunehmend jüngere Altersgruppen. BIENER (1990, 12) verweist unter Bezugnahme auf Ergebnisse zum Morbiditätsgeschehen aus den USA u.a. darauf, daß sich ohne chronische Krankheiten im Alter von 45 bis 54 Jahren 43 Prozent, im Alter von 55 bis 64 Jahren 36 Prozent, im Alter von 65 bis 74 Jahren 26 Prozent und mit 75 und mehr Jahren noch lediglich 17 Prozent der Untersuchten finden. Einbuße von Lebensqualität, Ausfall von Erwerbstätigkeit, Kostenanstieg im Gesundheitswesen u.a.m. sind die Folgen (v. TROSCHKE 1989, 31; ROSENBROCK 1989, 43).

Der Anfang der meist langen und vielgliedrigen Verursachungsketten der chronisch-degenerativen Krankheiten liegt nach neueren theoretischen Konzepten durchweg lange vor ihrem manifesten Ausbruch. Erfolge gegen diese Krankheiten, sind deshalb in erster Linie durch Intervention vor der Manifestation zu erzielen. D.h., die Gesundheitsvorsorge oder Prävention gewinnt erstrangige Bedeutung (ROSENBROCK 1989, 44).

Ziel der Prävention - hier verstanden als Primärprävention - ist es, Krankheiten zu verhindern oder, positiv formuliert, gesunde Lebensjahre zu gewinnen. Das Risiko, in künftigen Lebensjahren zu erkranken, sollte möglichst stark gesenkt, am besten durch präventive Maßnahmen weitestgehend ausgeschlossen werden. Nicht nur die Verlängerung des Lebens schlechthin, sondern vor allem das "gesunde Altern" und damit die Steigerung der Lebensqualität ist das Anliegen der Prävention. Es kommt darauf an, dem Leben nicht nur mehr Jahre, sondern den Jahren mehr Leben zu geben (NEUBAUER 1989, 55; BIENER 1990, 5; ROST 1992, 9; LEHR 1994, 10).

Um dies zu erreichen, muß mit der Prävention zu einem frühen Zeitpunkt begonnen werden, da viele Gesundheitsprobleme des älteren Menschen ihre Wurzeln in vorhergehenden Lebensspannen haben. Die Gesundheit im Alter wird durch den früheren Gesundheitszustand grundlegend beeinflußt. Ein langes gesundes Leben setzt u.a. voraus, daß durch eigenes gesundheitsbewußtes Handeln schon im jüngeren Lebensalter Reserven und Fähigkeiten entwickelt werden, auf die im Alter zurückgegriffen werden kann (v. TROSCHKE 1989, 31).

Im Rahmen der Prävention chronisch-degenerativer Krankheiten, die nicht selten durch Bewegungsmangel mit verursacht werden, kommt dem auf die Gesundheit gerichteten Sport (Gesundheitssport, Gesundheitstraining) eine wichtige Rolle zu. Durch ein auf wissenschaftlichen Prinzipien beruhendes systematisches sportliches Training, welches über die ausgewogene Entwicklung wesentlicher motorischer Grundeigenschaften auf die Verbesserung bzw. den Erhalt der allgemeinen psychophysischen Leistungsfähigkeit ausgerichtet ist, kann zur Förderung der Gesundheit und zur Retardation des Alterungsprozesses beigetragen werden (BRINGMANN 1987, 29; GOTTSCHALK 1989, 171; STRAUZENBERG u.a. 1990, 663; BÖS/WYDRA/KARISCH 1992, 40-41; BAUMANN/RIEDER 1995, 3).

Der Gegenstand vorliegender Arbeit, *das primärpräventiv orientierte Muskelkrafttraining, ist ein wesentlicher Teilbereich des Gesundheitssports*. Durch seine wissenschaftliche Bearbeitung soll ein Beitrag zur Vervollkommnung der Theorie und Methodik des auf die Gesundheit bezogenen Krafttrainings und zur Kennzeichnung von wesentlichen Ansatzpunkten für weitere diesbezügliche empirische Forschungen geleistet werden. Der mit der Arbeit zu erreichende Erkenntnisgewinn ist ein Baustein, um durch Erweiterung und Vertiefung der theoretischen Grundlagen sowie trainingsmethodischen Verfahrensweisen die weitere wissenschaftliche Fundierung des Gesundheitssports insgesamt zu gewährleisten. Damit werden Voraussetzungen geschaffen, den anerkannten Stellenwert des Gesundheitstrainings innerhalb der Prävention zu erhärten und zugleich seine Effizienz im Rahmen der präventiven Maßnahmen zu erhöhen.

Gleichzeitig kann dadurch zur Vervollkommnung der Bedingungen beigetragen werden, die es ermöglichen, daß immer mehr Menschen immer länger gesünder leben können oder wie HOLLMANN/HETTINGER (1990, 2) es formulieren " ... in möglichst hohem Alter 'jung' sterben"

2 Problem- und Aufgabenstellung

Die Ziele und Inhalte des aus medizinischer und trainingswissenschaftlicher Sicht empfohlenen und begründeten Gesundheitstrainings sind weitestgehend durch die Analysen der Morbiditäts- und Mortalitätsstatistiken geprägt, die eine Dominanz der chronisch-degenerativen kardiovaskulären Erkrankungen belegen und den Bewegungsmangel als einen bedeutenden kardiovaskulären Risikofaktor erkennen lassen (BRINGMANN 1987, 29; ISRAEL 1989, 2-3; WOLFF 1990, 3; ROST 1991, 51).

In den hochindustrialisierten Ländern haben Herz-Kreislauferkrankungen einen Anteil von ca. 60 Prozent an der Gesamtmorbidität. Die Kosten für kardiovaskuläre Erkrankungen betragen in der Bundesrepublik Deutschland etwa 35 Milliarden DM im Jahr. Nahezu die Hälfte aller jährlichen Todesfälle in Deutschland sind auf degenerative Herz-Kreislauferkrankungen zurückzuführen (BANZER 1989, 30).

Zahlreiche wissenschaftliche Arbeiten konnten den Nachweis des positiven Einflusses eines ausdauerbetonten Trainings auf das kardiopulmonale System erbringen (HOLLMANN/HETTINGER 1980; HOLLMANN u.a. 1983; BRINGMANN 1985; ISRAEL 1989; FOLSOM/ENSRUD 1993 u.a.). Nach BANZER (1989, 30) kann trotz der Berücksichtigung methodischer Bedenken auf der Grundlage der Zusammenfassung der diversen Untersuchungsergebnisse gesagt werden, daß ausdauerbetonte sportliche Aktivität das Risiko des Entstehens einer koronaren Herzerkrankung reduziert. Im einzelnen wird von einer Verminderung des Erkrankungsrisikos auf die Hälfte und einer Reduzierung der Mortalität um ein Drittel gesprochen.

Dementsprechend ist das Gesundheitstraining inhaltlich meist primär in Form des Ausdauertrainings auf das kardiovaskuläre Problem ausgerichtet (vgl. Tab. 1).

Bereits in den siebziger Jahren orientieren WELSCH/HARRE/DONATH (1974, 108) auf die Dominanz des Ausdauertrainings im Rahmen des Freizeit- und Erholungssports, indem sie einen Anteil von 45 Prozent des Gesamttrainings für die Schulung der Ausdauer vorsehen. Den anderen körperlichen Fähigkeiten - Kraft 25 Prozent, Beweglichkeit 15 Prozent, Gewandtheit 10 Prozent und Schnelligkeit 5 Prozent - wird dagegen ein wesentlich geringerer Stellenwert beigemessen. In den bis in die gegenwärtige Zeit reichenden Folgejahren wurde dieses Primat der Ausdauerentwicklung im primärpräventiven Gesundheitssport[1] aufrechterhalten, ja teilweise

---

[1] "Primärpräventiver Gesundheitssport" wird als Oberbegriff für die Formen sportlicher Betätigung verstanden, die bei Personen ohne klinisch manifester Krankheit mit dem Ziel der weiteren Gesundheitsstabilisierung zur Anwendung kommen und damit gleichzeitig langfristig krankheitsverhütend wirken.

noch weiter verstärkt. KAISER (1983, 135) beschreibt als effektivstes Gesundheits- bzw. Fitnesstraining ein wöchentlich drei- bis viermaliges Ausdauertraining mit dem Ziel der Steigerung der allgemeinen Ausdauer, das mit einer die Kraft und Beweglichkeit fördernden Gymnastik zu ergänzen sei. BRINGMANN (1985,164) bzw. SCHEIBE/BRINGMANN/REINHOLD (1986, 153) empfehlen für die inhaltliche Gestaltung des Gesundheitstrainings einen zeitlichen Anteil von 60 Prozent für die Ausdauerschulung sowie je 20 Prozent für die Ausbildung koordinativer Fähigkeiten bzw. die Schulung der Kraft und Schnelligkeit. Von ähnlichen Proportionen gehen STRAUZENBERG u.a. (1990, 671) aus, wonach das Gesundheitstraining als Kombination von etwa 70 bis 75 Prozent ausdauer-, 10 bis 15 Prozent kraft- und 15 bis 20 Prozent koordinationsfördernden Körperübungen durchzuführen ist bzw. NEUMANN/ENGELHARDT (1994, 324), die als optimal im Sinne der Prävention ein kombiniertes Training mit 70 Prozent Ausdauer, 20 Prozent Kraftausdauer und 10 Prozent Koordination ansehen.

Tab. 1: Zeitliche Anteile der Inhalte des Gesundheitstrainings in der Primärprävention

<table>
<tr><th>Autoren</th><th>Ausdauer</th><th>Kraft</th><th>Schnelligk.</th><th>Koord.</th><th>Bewegl.</th></tr>
<tr><td>WELSCH u.a. 1974</td><td>45 %</td><td>25 %</td><td>5 %</td><td>10 %</td><td>15 %</td></tr>
<tr><td>BRINGMANN 1985</td><td>60 %</td><td colspan="2">20 %</td><td>20 %</td><td></td></tr>
<tr><td>SCHEIBE u.a. 1986</td><td>60 %</td><td colspan="2">20 %</td><td>20 %</td><td></td></tr>
<tr><td>STRAUZENBERG u.a. 1990</td><td>70-75 %</td><td>10-15 %</td><td></td><td>15-20 %</td><td></td></tr>
<tr><td>NEUMANN/ENGELHARDT 1994</td><td>70 %</td><td>20 %</td><td></td><td>10 %</td><td></td></tr>
</table>

Die in diesen Orientierungen zum Ausdruck kommende eindeutige Prävalenz der Ausdauerschulung im Rahmen der Primärprävention ist aus kardiovaskulärer Sicht vertretbar und begründbar. Ungerechtfertigt dagegen erscheint sie zumindest gegenüber dem muskelkraftorientierten Training, wenn die Bedeutung der Skelettmuskulatur für Gesundheit und allgemeine psychophysische Leistungsfähigkeit betrachtet wird. Die folgenden Aspekte sollen das unterstreichen:

- Die Skelettmuskulatur ist das massigste Organ des menschlichen Körpers. Sie ist beim gesunden jungen Mann mit etwa 40 bis 50 Prozent und bei der Frau mit 25 bis 35 Prozent am Gesamtkörpergewicht beteiligt. Die Skelettmuskeln können als die Effektoren von Haltung und Bewegung bezeichnet werden und bilden in dieser Eigenschaft den aktiven Halte- und Bewegungsapparat (MARKWORTH 1983, 16; HOLLMANN 1990, 50-51; DORNER 1991, 280; REICHEL u.a. 1992, 217).

- Die Muskulatur verbraucht unter Ruhe ein Fünftel bis ein Sechstel des zirkulierenden Blutvolumens und realisiert bis zu 40 Prozent des gesamten Stoffwechsels. Unter körperlicher Belastung werden über 80 Prozent des Blutvolumens und Stoffwechsels in Anspruch genommen. Als Muskelpumpe (Fuß- und Wadenmuskulatur) trägt sie maßgeblich zum geordneten Rückstrom des venösen Blutes aus den unteren Gliedmaßen bei und entlastet somit Herz und Kreislauf (TITTEL 1974, 89; NÖCKER 1989, 2; STRAUZENBERG u.a. 1990, 152-153; ISRAEL 1995, 94).
- Etwa 60 Prozent des Zentralnervensystems steuern und kontrollieren direkt oder indirekt Funktionen und Tätigkeit der Willkürmuskulatur. Es gibt keine Funktion des Organismus, die vollkommen unabhängig vom Muskelsystem betrieben wird. Über die Muskeltätigkeit werden u.a. die Atmung, das Herz-Kreislaufsystem und das hormonelle System beeinflußt. Die Muskulatur ist auch der Hauptproduzent der lebensnotwendigen Körperwärme (STRAUZENBERG 1982, 30; KLINGBERG 1986, 11; SALESSKI 1986, 115; ISRAEL 1995, 35).

Berücksichtigt man bei Kenntnis dieser Gesichtspunkte noch die Tatsache, daß beim Menschen unter normalen Lebensbedingungen bereits nach dem zweiten bis dritten Lebensjahrzehnt eine Reduzierung der Leistungsfähigkeit der Muskulatur - Abnahme der Muskelmasse und -kraft zwischen dem 20. und 70. Lebensjahr um etwa ein Drittel; Verringerung der Arbeitsökonomie der Muskulatur u.a. - erfolgt (vgl. auch Abschnitt 5.1.2.1), dann zeigt das die Wichtigkeit, mittels Krafttraining diesen alternsbegleitenden funktionsmindernden Veränderungen gezielt entgegenzuwirken (HETTINGER 1983, 59; BRINGMANN 1984, 97; EHRLICH/SCHULZ 1985, 16; KRÜGER 1987, 29; KONOPKA 1988, 43).

ISRAEL (1995, 36) faßt seinen zu befürwortenden Standpunkt zum Gesundheitswert der Skelettmuskulatur und der daraus folgenden Notwendigkeit des Muskelerhaltes wie folgt zusammen: "Die große Bedeutung ... der Arbeitsmuskulatur liegt in der festen somatovegetativen Kopplung. Ein Schwund an Adaptation der Muskulatur bedeutet stets auch einen 'Organschwund'. Hierin liegt die physiologische (klinische, prophylaktische u.a.) Bedeutung der Forderung, angemessene muskuläre Adaptationen zu entwickeln und einen entsprechenden Adaptationsverlust zu verhindern".

Eine nicht genügende Beachtung dieser Notwendigkeit des Aufrechterhaltens der muskulären Leistungs- und Funktionsfähigkeit führt zu Folgen, wie sie u.a. in den zunehmenden Funktionsstörungen bzw. Erkrankungen des Halte- und Bewegungsapparates sowie Stoffwechsels deutlich werden.

So klagen beispielsweise durchschnittlich etwa 8 bis 10 Prozent aller Patienten allgemeinärztlicher Praxen und über die Hälfte der Patienten niedergelassener Orthopäden über chronische Rückenschmerzen. Nach dem Rheumabericht der Bundesregierung betreffen Erkrankungen, Funktionsbeeinträchtigungen und Schmerzzustände an Wirbelsäule, Gelenken, Muskeln und Bindegewebe je nach Breite der erfaßten Symptome zwischen 5 Prozent der Gesamtbevölkerung (langfristige Behandlung und Überwachung notwendig) bis zu 33 Prozent (jede Art der schmerzhaften Funktionseinschränkung des Halte- und Bewegungsapparates). Diese Zahlen spiegeln sich dann auch in der Bedeutung dieser Erkrankungen für die Frühinvalidität und Arbeitsunfähigkeit wider. Laut Angaben des Verbandes Deutscher Rentenversicherungsträger (VDR) waren 1987 "Erkrankungen des Skeletts, der Muskeln und des Bindegewebes" bei weiblichen Versicherten mit 31 Prozent der häufigste und bei männlichen Versicherten mit 25 Prozent der zweithäufigste Grund für ein vorzeitiges Ausscheiden aus dem Berufsleben (SCHMIDT/KRAFT 1989, 196; KÄMPFE 1993, 1930).

SCHUCK (1992, 279-280) weist darauf hin, daß jede 5. Arbeitsunfähigkeit und jeder 2. Rentenantrag aufgrund einer Wirbelsäulenerkrankung erfolgt und Rückenleiden jährlich 15 Millionen Krankheitstage verursachen, deren volkswirtschaftlicher Schaden auf 25 Milliarden DM pro Jahr beziffert wird.

Die Arbeitsunfähigkeitsstatistik des Bundesverbandes der Betriebskrankenkassen (BKK) zeigt für das Jahr 1990 im Vergleich mit den vorangegangenen 10 Jahren bei den Herz-Kreislauferkrankungen sowohl hinsichtlich der Arbeitsunfähigkeitsfälle als auch bezüglich der Arbeitsunfähigkeitstage eine leicht abnehmende Tendenz, wogegen bei Erkrankungen der Muskeln, des Skeletts und des Bindegewebes eine starke Zunahme zu verzeichnen ist. Wurden hier 1980 noch 26 bzw. 1985 sogar nur 25 Arbeitsunfähigkeitsfälle pro 100 Pflichtmitglieder gezählt, so war 1990 ein Spitzenwert von 35,1 je 100 Pflichtmitglieder erreicht. Dem entspricht auch der Verlauf der Arbeitsunfähigkeitstage. 1980 betrugen diese noch 601, 1983 sogar nur 518 und 1990 wird ein neuer Höchstwert von 788 Arbeitsunfähigkeitstagen je 100 Pflichtmitglieder vermerkt. Somit ist in 10 Jahren eine Zunahme der Arbeitsunfähigkeitsfälle um etwa 35 Prozent und der Arbeitsausfallzeiten um 31 Prozent zu konstatieren (BKK 1991, 11; SEEBA 1993, 245).

Auch wenn die beschriebenen Erkrankungen durch verschiedene Faktoren verursacht werden, ist heute unbestritten, daß die muskulären Insuffizienzen einen zentralen Stellenwert in der Krankheitsgenese einnehmen und demzufolge dem Muskelkrafttraining vor allem eine wesentliche prophylaktische Bedeutung beizumessen ist (BRINGMANN 1984, 98; ISRAEL 1988, 55-56).

JOCH (1989, 16) stellt dazu fest: "Der natürliche Abbau der Muskulatur im Laufe des Lebens, der durch Inaktivität noch wesentlich beschleunigt werden kann, fördert schmerzhafte Erkrankungen und Verschleißerscheinungen am passiven Bewegungsapparat. Es ist deshalb unter präventiven Gesichtspunkten dringend erforderlich, auch Muskeltraining zu betreiben, um derartigen Erkrankungen vorzubeugen".

Der Skelettmuskulatur kommt jedoch nicht nur eine Halte-, Stütz- und Bewegungsfunktion zu, sondern sie ist neben der Leber auch das wichtigste Stoffwechselorgan des Menschen. Die Masse der Gesamtkörpermuskulatur beeinflußt dabei wesentlich die Höhe des täglichen Energieverbrauchs. D.h., bei gleicher Muskelarbeit und selbst unter Ruhe verbraucht derjenige mit der größeren Muskelmasse mehr Kalorien. Damit kommt der Gesamtkörpermuskelmasse wesentliche Bedeutung für die Aufrechterhaltung des Stoffwechselgleichgewichts zu.

Da wie bereits dargestellt im Alternsgang eine Abnahme der Muskelmasse zu verzeichnen ist, trägt diese zu einem verringerten Kalorienverbrauch mit zunehmenden Alter bei. Wie Untersuchungsergebnisse zeigen, vermindert sich der Energiegrundumsatz ab dem 20. bis 30. Lebensjahr um etwa 3 bis 4 Prozent pro Lebensjahrzehnt. Das bedeutet beispielsweise, daß der Energieverbrauch in Ruhe von durchschnittlich etwa 1600 Kilokalorien pro Tag beim 40jährigen auf etwa 1400 Kilokalorien beim 80jährigen zurückgeht. Auch der tägliche Energiebedarf bei vergleichbarer körperlicher Aktivität ist bei einem 65jährigen ca. 200 Kilokalorien niedriger als beim 45jährigen und bei diesem wiederum ungefähr 200 Kilokalorien geringer als bei einem 25jährigen. Der tägliche Energiebedarf reduziert sich damit vom 25. Lebensjahr an um etwa 10 Kilokalorien pro Lebensjahr bei vergleichbarer muskulärer Beanspruchung (KEYS/TAYLER/GRANDE 1973, 581; KRAUT u.a. 1981, 76; MEUSEL 1995, 8).

Da im fortschreitenden Alter die Energiezufuhr im allgemeinen nicht im gleichen Maße wie der Energieumsatz abnimmt, muß es durch den mit der Muskelmassereduktion verbundenen verringerten Energieverbrauch zwangsläufig zu einer Störung des Stoffwechselgleichgewichts kommen. Die Folge der so entstehenden Überernährung ist das ursächlich durch die Zunahme des Körperfettanteils bedingte Übergewicht mit der Gefahr des Entstehens der damit verbundenen Nachfolgekrankheiten wie Bluthochdruck, Diabetes, Fettstoffwechselstörungen und Arteriosklerose.

Die mit dem Altern einhergehende muskuläre Atrophie ist auch aus der Sicht des Stoffwechselgeschehens als eine die Gesundheit in hohem Maße negativ beeinflussende Entwicklung anzusehen.

Dem gesundheitsgefährdenden Verlust an muskulärer Leistungs- und Funktionstüchtigkeit im Alternsgang kann dabei nur mittels Krafttraining wirksam begegnet werden. Die Begründung hierfür ist einerseits in der für die Muskelstimulierung notwendigen relativ hohen Reizintensität gegeben, die bei anderen Trainingsformen nicht erreicht wird. Andererseits läßt sich allein durch ein Krafttraining die Gesamtkörperskelettmuskulatur in der für die Gesundheit notwendigen Ausgewogenheit stabilisieren bzw. ausprägen.

Die diesbezügliche Unverzichtbarkeit von Krafttraining zeigen u.a. zwei Studien mit regelmäßig Trainierenden im fortgeschrittenen Alter. POLLOCK u.a. (1987, 728) untersuchten 11 hochleistungsfähige Läufer (Altersdurchschnitt zu Studienbeginn 50 Jahre) im Längsschnitt. Über den Zeitraum von 10 Jahren konnten die Ausdauersportler zwar ihre kardiopulmonale Leistungsfähigkeit aufrechterhalten, die fettfreie Körpermasse als primärer Ausdruck der Gesamtkörpermuskelmasse reduzierte sich jedoch dagegen um durchschnittlich etwa 3 Kilogramm, was auf eine Abnahme der Muskulatur vor allem in den nichtbeanspruchten Körperregionen deutet. Drei der Versuchspersonen, die zusätzlich zum Lauftraining regelmäßig ein Krafttraining für den Oberkörper absolvierten, wiesen demgegenüber keinen Verlust an Gesamtkörpermuskelmasse auf. KLITGAARD u.a. (1990, 45-48) überprüften 3 Gruppen von Sportlern (Schwimmer, Läufer, Kraftsportler; Durchschnittsalter 69), die seit mindestens 12 Jahren regelmäßig dreimal wöchentlich trainierten, im Querschnitt. Während die Ausdauersportler über Muskelmasse- und Kraftwerte wie altersentsprechende Nichttrainierte verfügten, waren bei den Kraftsportlern Werte festzustellen, die denen junger Untrainierter (Altersdurchschnitt 28) entsprachen. Die Autoren folgern, daß die muskuläre Leistungs- und Funktionsfähigkeit im höheren Alter durch regelmäßige Kraftbeanspruchungen im Gegensatz zu Ausdauerbeanspruchungen auf einem Niveau erhalten werden kann, was dem von 40 Jahre jüngeren gesunden Nichttrainierten nahe kommt.

Unter Beachtung der gesundheitlichen Gewichtigkeit, die der Skelettmuskulatur im Rahmen des Gesamtorganismus zukommt, der Kenntnis des muskulären Entwicklungsverlaufes im Alternsgang sowie der nicht zu kompensierenden Funktion des Krafttrainings, kann der eingangs dargestellten Überbetontheit der Ausdauerschulung innerhalb des primärpräventiven Gesundheitstrainings nicht zugestimmt werden. Vielmehr scheint eine relativ gleichrangige Einordnung von Kraft- und Ausdauertraining angebracht zu sein.

Dafür spricht auch, daß unter dem Aspekt der Erreichung der Gesundheitseffizienz der ausdauersportlichen Aktivitäten selbst dem Krafttraining erhebliche Bedeutung zukommt. So bestimmt die Höhe der Gesamtkörpermuskelmasse zum einen wesentlich den beim Ausdauertraining erreichbaren Energieumsatz mit. D.h., bei Ausdauerbelastungen gleicher Intensität und Dauer wird der Sportler mit der größeren Muskelmasse mehr Kalorien verausgaben. Zum anderen entscheidet der muskuläre Zustand vor allem im ansteigenden Alter über die Belastbarkeit des passiven Halte- und Bewegungsapparates bei Ausdauerbeanspruchungen. Die muskelseitige Absicherung der Gelenke bzw. Wirbelsäule legt letztendlich das mögliche Ausmaß der ausdauerorientierten Betätigung und damit zugleich ihre Auswirkungen auf das kardiopulmonale System sowie die Stoffwechselfunktion fest. Krafttraining ist deshalb als eine unabdingbare vorbereitende wie auch begleitende Maßnahme für ein gesundheitswirksames Ausdauertraining anzusehen (HÖCHERL 1982, 64; VÖLKER/ LAGERSTROM/MATHEIS 1985, 72; SCHEIBE u.a. 1994, 162).

Für die Aufwertung des Krafttrainings im Rahmen der Primärprävention sprechen desweiteren Erkenntnisse zu der möglichen gesundheitsfördernden Wirkungsbreite dieser Trainingsart. Vor allem aus dem angloamerikanischen Raum, wo man seit längerem bereits verschiedene Formen des allgemeinen Krafttrainings zum Gegenstand wissenschaftlicher Untersuchungen gemacht hat, liegen hierzu Ergebnisse vor. Danach hat Krafttraining bei entsprechender inhaltlich-methodischer Gestaltung nicht nur Einfluß auf die Muskulatur und damit verbunden auf die passiven Strukturen des Halte- und Bewegungssystems, sondern auch unmittelbar gesundheitsunterstützende Wirkung auf Herz-Kreislaufsystem, Stoffwechsel und Nervensystem/Psyche (vgl. hierzu Kapitel 5).

Unter Berücksichtigung der Potenzen des Krafttrainings für Gesundheit und allgemeine psychophysische Leistungsfähigkeit ist es notwendig, dieser Trainingsart im Rahmen des primärpräventiv ausgerichteten Gesundheitssports einen höheren Stellenwert beizumessen als in den eingangs dargestellten Orientierungen zum Ausdruck kommt. *Eine Unterordnung des Krafttrainings unter das Ausdauertraining ist ausgehend vom aktuellen Erkenntnisstand nicht nur nicht zu rechtfertigen, sondern schränkt auch die volle Nutzung der dem Gesundheitssport insgesamt innewohnenden Möglichkeiten erheblich ein.*

Als eine wesentliche Ursache für die Überbetonung der Ausdauerschulung im Rahmen des Gesundheitstrainings ist - zumindest im deutschsprachigen Raum - die Schwerpunktlegung bei der wissenschaftlichen Bearbeitung des Gebietes "Gesundheitssport" in den vergangenen Jahrzehnten und Jahren zu nennen. Insgesamt konzentrierten sich die Forschungsschwerpunkte insbesondere der Sportmedizin und

Trainingswissenschaft auf die Untersuchung der Wirkungseffekte des ausdauerbetonten Trainings und seiner Optimierung in Bezug auf die Prophylaxe von degenerativen Herz-Kreislauferkrankungen. Erst in den achtziger Jahren, bedingt vor allem durch die zunehmende Anzahl der Erkrankungen des Halte- und Bewegungsapparates, kam es wiederholt zu Forderungen, auch im Bereich des kraftbetonten Muskeltrainings adäquate Forschungsarbeiten zu betreiben.

Diese Problematik betreffend unterstreicht BRINGMANN (1984, 97) "die Bedeutung der Kraftfähigkeit für Gesundheit und Leistungsfähigkeit in allen Lebensabschnitten". Und ISRAEL (1984, 130) formuliert: "Dringend benötigt werden von der Forschung Einsichten über die Bedeutung der Kraft für die Gesundheit". Auch wenn daraufhin in den folgenden Jahren tendenziell eine Zunahme der deutschsprachigen wissenschaftlichen Arbeiten zum gesundheits- bzw. fitneßbezogenen Krafttraining zu verzeichnen ist (vgl. u.a. EHRLER/KRÜGER 1987, WOLFF 1990, FROBÖSE/LAGERSTROM 1991, BECK 1991, FROBÖSE 1993, STEMPER 1994, BUSKIES/BOECKH-BEHRENS/ZIESCHANG 1996, EHRSAM/ZAHNER 1996), bleibt dennoch ein erhebliches Defizit gegenüber den Arbeiten im Ausdauerbereich, gemessen an Anzahl, Breite und Aussagekraft, bestehen. Liegen für das ausdauerbetonte Training wissenschaftlich fundierte Aussagen und Empfehlungen zu den Zielen, Trainingsinhalten und -methoden sowie Belastungsnormativen - auch in Abhängigkeit vom Trainingsalter - vor, die in entsprechenden Minimal- und Optimalprogrammen konkretisiert sind, fehlen derart dezidierte und wissenschaftlich abgesicherte Orientierungen weitestgehend für das kraftbetonte Muskeltraining in der Primärprävention (Wolff 1990, 9; TESCH 1994, 365).

Der vorhandene Nachholebedarf an wissenschaftlichen Erkenntnissen wiegt um so schwerer, wenn man den mit dem Aufschwung der Fitneßbewegung der letzten Jahre verbundenen Trend zum kraftbezogenen Fitneßtraining hin berücksichtigt. Nach Angaben des Deutschen Sportstudio Verbandes existierten Ende 1994 in der Bundesrepublik Deutschland 5300 Fitneßstudios mit etwa 3,2 Millionen Mitgliedern, wobei eine weiter ansteigende Tendenz zu verzeichnen ist. Die überwiegende Zahl der in den Fitneß-Centern Trainierenden bevorzugen dabei - begünstigt durch die gerätemäßige Ausstattung - das kraftorientierte Training. Zieht man weiter in Betracht, daß bereits gegenwärtig 20 Prozent der in den Fitneßstudios regelmäßig Trainierenden über 40 Jahre alt sind und von einer weiteren Erhöhung des Durchschnittsalters in den kommenden Jahren auszugehen ist, dann unterstreicht das die Notwendigkeit der Intensivierung der Forschungsarbeiten zum primärpräventiven Krafttraining. Eine weitere wissenschaftliche Fundierung der Trainingsgestaltung stellt hier eine unabdingbare Voraussetzung dar, um tatsächlich zur Gesundheitsförderung und nicht deren Gefährdung beitragen zu können (WOLFF 1990, 4; WITTHÖFT 1993, 39-40).

Darauf verweisen auch die Ergebnisse einer epidemiologischen Studie in einem Fitneß-Center von KÖNIG u.a. (1994, 912-913), wo eine Querschnittsanalyse an 100 Sportlern (72 Männer, 28 Frauen) ergab, daß 70 Prozent während des Trainings Überlastungsschäden erlitten, die vor allem durch falsche Technik bzw. zu hohe Widerstandsintensitäten bedingt waren.

Zusammenfassend ist einzuschätzen, daß der gegenwärtige Erkenntnisstand zum Krafttraining in der Primärprävention sowohl aus theoretischer als auch praktischer Sicht nicht befriedigen kann. Der Abbau der bestehenden Erkenntnisdefizite durch weitere Forschungsarbeiten stellt eine wesentliche Bedingung dar, um zum einen dem Krafttraining im Rahmen des Präventivsports begründet den Stellenwert zuzuerkennen, den es entsprechend der gesundheitlichen Relevanz besitzt und um zum anderen die Potenzen des Krafttrainings für Gesundheit und psychophysische Leistungsfähigkeit optimal zur Wirkung bringen zu können.

Im Rahmen der zu leistenden Forschungsarbeiten ist als ein wesentlicher Schritt die wissenschaftliche Aufarbeitung der bereits vorliegenden Erkenntnisse und Erfahrungen zum primärpräventiven Krafttraining selbst als auch seiner tangierenden Gebiete, vor allem dem leistungsorientierten Krafttraining sowie dem Muskeltraining in Sporttherapie und Rehabilitation, zu nennen. D.h., es sind die vorhandenen Einzelergebnisse und Erfahrungen, die teilweise von verschiedenen Wissenschaftsdisziplinen sowie in der Trainingspraxis gewonnen wurden und sich nicht immer widerspruchsfrei darstellen, zu analysieren, integrativ zu verarbeiten, aufzubereiten und zu verallgemeinern mit dem Ziel der Schaffung, Erweiterung und Vertiefung von relativ übergreifenden, allgemeingültigen theoretischen Grundlagen und trainingsmethodischen Verfahrensweisen zum primärpräventiv ausgerichteten Krafttraining.

Das Anliegen der vorliegenden Arbeit ist es, dazu einen Beitrag zu leisten. Im einzelnen sollen folgende vier Hauptaufgabenstellungen bearbeitet und gelöst werden:

1. Herausarbeitung von wesenskennzeichnenden Bestimmungsaspekten des "Krafttrainings in der Primärprävention", die u.a. auch eine Abgrenzung zum Muskeltraining im leistungsbezogenen Sport sowie im Therapie- bzw. Rehabilitationssport ermöglichen.

2. Darstellung der Bedeutung des Krafttrainings für die Gesundheit und psychophysische Leistungsfähigkeit durch differenzierte Analyse seiner Hauptwir-

kungsrichtungen auf Halte- und Bewegungsapparat, Herz-Kreislaufsystem, Stoffwechsel und Nervensystem/Psyche.

3. Erarbeitung von methodischen Prinzipien im Sinne wissenschaftlich begründeter, relativ allgemeingültiger, essentieller Handlungsorientierungen für die Krafttrainingsgestaltung im Rahmen der Primärprävention.

4. Charakterisierung und Begründung der Methodik - u.a. Inhalte, Methoden, Belastungsnormative, Organisationsverfahren - des primärpräventiven Krafttrainings.

Im Zusammenhang mit der Lösung dieser Aufgaben geht es zugleich um die Herausarbeitung von besonders widerspruchsbehafteten bzw. erkenntnisdefizitären Wissensbeständen und damit um die Kennzeichnung von potentiellen Ansatzpunkten für weitere, vor allem empirische Forschungen.

3 Weg des wissenschaftlichen Erkenntnisgewinnes

Entsprechend dem Ziel der Arbeit, einen Beitrag zur Theorie und Methodik des primärpräventiven Krafttrainings zu leisten, war es unter Beachtung der herausgearbeiteten Problemlage notwendig, in erster Linie übergreifenden Erkenntnisgewinn zu sichern, der das theoretische Fundament für die Konzipierung, Organisation und Durchführung des Krafttrainings im präventiven Bereich bildet.

Als dafür adäquater grundlegender Weg ist aus forschungsmethodischer Sicht die theoretisch-logische Vorgehensweise anzusehen (SCHNABEL 1987, 58; ZIMMER/KLIMPEL 1987, 151). Dieses Herangehen kann auch als hermeneutisch-theoretisch orientierte Form der Erkenntnisproduktion beschrieben werden (SCHNABEL 1994, 28).

Berücksichtigt man den gegenwärtigen Stand der Diskussion und Bearbeitung der Forschungsmethodologie in der Sportwissenschaft im allgemeinen und der Trainingswissenschaft im speziellen, dann ist einzuschätzen, daß gerade bezüglich der Ausarbeitung und Handhabbarmachung theoretisch-logischer Forschungsstrategien im Vergleich zur empirischen Forschung (empirisch-analytische Methode bzw. experimentelle Methode) Nachholebedarf besteht (HAAG 1994, 46).

In der vorliegenden Arbeit wurde unter der Zielsetzung praxisrelevantes Wissen theoretisch-logisch zu verarbeiten und zum Nutzen der Praxis weiterzuentwickeln, *der über die wechselseitige Einheit von Analyse und Synthese führende Weg "des Aufsteigens vom Sinnlich-Konkreten zum Abstrakten sowie vom Abstrakten zum Geistig-Konkreten"* gewählt (KLIMPEL 1987, 23-24). Die Etappen dieser Vorgehensweise sind wie folgt zu kennzeichnen:

1. Weitgehende Erfassung und erste Analyse des vorhandenen nationalen und internationalen Erkenntnisstandes zu den theoretischen Grundlagen, gesundheitsorientierten Wirkungen sowie trainingsmethodischen Prinzipien und Verfahrensweisen des Krafttrainings.

   Den Mittelpunkt dieses ersten Abschnittes bildete die literaturorganisatorische und -analytische Arbeit. Hier war es zunächst notwendig, einen repräsentativen Überblick über die für die Thematik zutreffende Fachliteratur zu gewinnen. Neben trainingswissenschaftlichen Publikationen mußte dabei auch die Literatur beitragsfähiger tangierender Wissenschaftsdisziplinen wie beispielsweise der

Sportpädagogik und -psychologie sowie der Sportmedizin, Physiologie, Orthopädie und Gerontologie berücksichtigt werden. Die Lösung dieser Aufgabe erforderte u.a. die Arbeit mit computergestützten Datenbasen (z.B. Spolit), Bibliographien, Reviews und Literaturverzeichnissen in grundlegenden Publikationen.

Nach der Literatursammlung und deren themenbezogenen Ordnung war eine analytische Aufbereitung dieser im Sinne des Erfassens der enthaltenen wesentlichen empirischen wie auch theoretischen Positionen, Ergebnisse und Erkenntnisse durchzuführen, die in Textform, teilweise aber auch tabellarisch (vor allem bei empirischen Befunden) festgehalten wurde.

2. Systematisierung, Verallgemeinerung und Verdichtung der erfaßten Literaturinhalte.

Dieser zweite Abschnitt erforderte neben der analytischen Arbeit im Sinne der differenzierten Systematisierung der Literaturbefunde vor allem die Synthese. Das bedeutet, die Einzelergebnisse, -erkenntnisse und -erfahrungen mußten einander gegenübergestellt, zueinander in Beziehung gesetzt und verglichen werden, Gemeinsamkeiten und Unterschiede waren herauszuarbeiten und Verallgemeinerungen zu treffen.

Gleichzeitig war das Bemühen der integrativen Verarbeitung in dieser Phase auf eine Verdichtung der gewonnenen empirischen und theoretischen Ergebnisse und Erkenntnisse im Sinne der Ableitung von allgemeingültigen, überschaubaren, substantiellen Grundstandpunkten und -aussagen, wie sie sich beispielsweise in Form von Prinzipien darstellen, gerichtet.

Die Integration beinhaltete dabei auch die Zusammenfassung von in Einzelstudien gewonnenen Datenmaterials mittels einfacher mathematisch-statistischer Methoden (Berechnung von Mittelwerten und Standardabweichungen), was zumindest im Ansatz metaanalytischem Vorgehen nahe kommt (FRICKE/TREINIES 1985, 17).

Ausdruck des gekennzeichneten forschungsmethodischen Vorgehens in dieser Etappe sind besonders die Kapitel 4 bis 6 der Arbeit.

3. Aufbereitung und Konkretisierung der relativ übergreifenden Erkenntnisse in theoretisch fundierter und praxisorientierter Form.

Anliegen dieses Arbeitsschrittes, der sich vor allem im Kapitel 7 widerspiegelt, war es, auf der Grundlage der herausgearbeiteten relativ abstrakten theoretischen Grundpositionen konkrete praktisch handhabbare Ableitungen für die inhaltlich-methodische Gestaltung des primärpräventiven Krafttrainings vorzunehmen. Die dabei gegebenen praktischen Orientierungen und Empfehlungen, sind vorrangig als Handlungsanweisungen für den Trainer bzw. Trainierenden selbst zu verstehen.

Daß die dargestellten Etappen des forschungsmethodischen Vorgehens nicht als einfacher Dreischritt zeitlich nacheinander, sondern in ständig wiederholter Aufeinanderfolge bei wechselseitiger Durchdringung auf höherer Stufenleiter unter Einschluß themenspezifischer Akzente ablaufen, versteht sich von selbst.

Abschließend seien drei kritische Positionen genannt, die das forschungsmethodische Vorgehen berühren und bei der Betrachtung bzw. Wertung vorliegender Arbeit besondere Beachtung finden sollten.

- Eine erste bezieht sich auf das Problem der Komplexität des Arbeitsgegenstandes, welches bei der Themenbearbeitung zu bewältigen war bzw. versucht wurde zu bewältigen.

Der Autor war sich von Anbeginn der Grenzen bewußt, welche eine derart komplex ausgerichtete Herangehensweise bezüglich wissenschaftlicher Tiefgründigkeit und Akribie mit sich bringt. Aufgrund der Vielzahl an Einzel- und Detailerfahrungen bzw. -erkenntnissen, die in der Trainingspraxis und Wissenschaft zum Krafttraining im allgemeinen und dem gesundheitsorientierten Krafttraining im speziellen gewonnen und in der Fachliteratur mitgeteilt wurden und deren Zahl im weiteren Steigen begriffen ist, wurde es jedoch als notwendig erachtet, zumindest *einen ersten Schritt in Richtung analytisch-synthetischer Aufarbeitung, Systematisierung, Verallgemeinerung und Verdichtung des vorhandenen Erfahrungs- und Erkenntnisschatzes zu gehen.* Nur auf diesem Wege - und nicht durch das Hinzufügen eines weiteren empirisch abgesicherten Teilergebnisses - wird es möglich, ein sich zumindest im Ansatz darstellendes Gesamtkonzept einer umfassenden Theorie und Methodik des Krafttrainings in der Primärprävention, welches ausbaufähig ist, zu erstellen.

Damit können einerseits Voraussetzungen für eine komplettere, wirksamere praktische Umsetzung bzw. Nutzung des bisher vorliegenden Wissensbestandes durch den Anwender geschaffen werden. Andererseits ist die integrative Arbeit als wesentliche Hilfe für den Forscher anzusehen, um den Überblick über den gegenwärtigen Stand der wissenschaftlichen Bearbeitung des Forschungsgegenstandes "primärpräventives Krafttraining" relativ schnell und problemlos gewinnen zu können, was angesichts der steigenden Informationsflut zunehmend an Bedeutung erlangt und als wesentliche Voraussetzung für das Erkennen und Ableiten effizienter Ansatzpunkte für weitere theoretische und empirische Untersuchungen anzusehen ist.

- Neben der Komplexität des Forschungsgegenstandes ist als weiteres Problem, das der Notwendigkeit der wissenschaftsintegrativen, interdisziplinären Themenbearbeitung zu nennen.

Eine umfassende Bearbeitung der Thematik des primärpräventiven Krafttrainings verlangt die zusammenführende Verarbeitung von Ergebnissen und Erkenntnissen, die von verschiedenen Wissenschaftsdisziplinen gewonnen wurden. Damit wird zugleich auf die Grenzen verwiesen, die sich bei der Themenbearbeitung für einen Trainingswissenschaftler ergeben. Trotz intensiver Bemühungen, in die beitragsfähigen tangierenden Wissenschaftsdisziplinen relativ umfangreich und gründlich einzudringen und damit verbunden das diesbezügliche umfängliche Wissen relativ tiefgehend anzueignen, ist real einzuschätzen, daß dennoch nicht alle disziplinspezifischen Kenntnisse eines Spezialisten erworben werden konnten, was zumindest eine erschöpfende Bearbeitung bzw. Beantwortung von Detailfragen mit der gewünschten wissenschaftlichen Tiefgründigkeit beschränkt.

Für die künftige Forschungtätigkeit, vor allem wenn sie zur Entwicklung einer relativ geschlossenen Theorie und Methodik des präventiven Krafttrainings beitragen will, ist deshalb ein interdisziplinäres Vorgehen unverzichtbar.

- Eine dritte kritische Position bezieht sich auf die substantiellen Grundlagen der Arbeit, also die Einzelbefunde, -erfahrungen und -erkenntnisse, die der Fachliteratur entnommen wurden.

Auch wenn das Ganze (die verallgemeinerten und verdichteten theoretischen Standpunkte bzw. Aussagen) mehr ist als die Summe der Teile (Einzelaussagen und -ergebnisse), so bestimmt die Authentizität letzterer doch in hohem Maße die Aussagekraft des Verallgemeinerten mit. Aufgrund der Breite, Vielschichtigkeit und Komplexität der Thematik war es nicht möglich, für die Sichtung, Wertung und Selektierung der Literatur einheitliche detaillierte Kriterien vorzugeben. Zudem wurde versucht, sowenig wie möglich auszusondieren und soviel wie möglich - die entsprechende methodische Qualität vorausgesetzt - zu verarbeiten, um dadurch zum einen der Gefahr der subjektiven Willkür bei der Selektion begegnen und zum anderen die Generalisierbarkeit gewährleisten zu können.

Entscheidendes prinzipielles Kriterium bei der Literaturauswahl war das der Primärquellen. D.h., bis auf wenige Ausnahmen, die aufgrund ihrer Aussagen als unverzichtbar erschienen, wurde im Rahmen der literaturanalytischen Arbeit auf Originalquellen zurückgegriffen. Dadurch war eine uneingeschränkte eigenständige Erfassung und Wertung der Literaturinhalte möglich und eine durch sekundäre Verarbeitung evtl. subjektiv beeinflußte Darstellung der Primärdaten bzw. -befunde konnte weitestgehend ausgeschlossen werden. Auch wenn damit nicht das grundsätzliche Problem der Subjektivität bei der Literaturselektierung und -auswertung gelöst ist, werden doch unter Berücksichtigung der Vielzahl der gesichteten und verarbeiteten Primärliteraturquellen Voraussetzungen für einen Erkenntnisgewinn auf weitestgehend objektiver Grundlage geschaffen.

4 Theoretische Ausgangspositionen zum Muskelkrafttraining

Das Anliegen des Kapitels ist es, ausgehend von einer verdichteten Darstellung des aktuellen Erkenntnisstandes zu den Zielstellungen des allgemeinen Krafttrainings und den ihnen entsprechenden Trainingsmethodenkomplexen sowie der Herausarbeitung erster Bestimmungsaspekte des primärpräventiven Krafttrainings die Frage nach den für dieses Training relevanten Methoden aufzuwerfen und zu problematisieren. Erste zur Fragenbeantwortung beitragende mehr oder weniger hypothetische Positionen werden bezogen.

4.1 Ziele und Methoden des allgemeinen Krafttrainings

In der neueren trainingswissenschaftlichen Literatur wird davon ausgegangen, daß mit dem allgemeinen Krafttraining zwei übergreifende, grundlegende Zielstellungen verfolgt werden. Zum einen geht es um die Verbesserung der Innervationsfähigkeit der Skelettmuskulatur und zum anderen um die Erweiterung des Energiepotentials der Muskulatur.

Die Vervollkommnung des Innervationsvermögens ist dabei vor allem von der Verbesserung der willkürlichen Aktivierungsfähigkeit der Muskulatur (intramuskulär bestimmte Maximalkraft) und der Erhöhung der Kraftbildungsgeschwindigkeit (Schnellkraftfähigkeiten) abhängig. Eine Erweiterung des Energiepotentials ist dagegen vorrangig durch die Vergrößerung des Muskelquerschnitts (muskelmasseabhängige Maximalkraft) sowie eine Verbesserung des Energieflusses im Muskel (Kraftausdauer) bedingt (MARTIN/CARL/LEHNERTZ 1991, 125-126; SCHMIDTBLEICHER 1993, 76).

In einer idealtypischen Vereinfachung können ausgehend von diesen Zielstellungen und den mit ihnen verbundenen Erscheinungsformen der Kraft einerseits und den durch die Krafttrainingsmethoden erreichbaren physiologischen Adaptationen andererseits 4 wesentliche Trainingsmethodenkomplexe unterschieden werden, die der Erreichung der Zielsetzungen dienen. Erstens Methoden, mit denen primär eine Erhöhung der Kraftbildungsgeschwindigkeit erreicht wird (Schnellkraftmethoden), zweitens Methoden zur Verbesserung der intramuskulären Koordination (Methoden der kurzzeitigen maximalen Krafteinsätze), drittens Methoden, die eine Muskelhypertrophie bewirken (Methoden der wiederholten submaximalen Krafteinsätze) und schließlich bleibt noch viertens der Methodenkomplex zur Steigerung der metabolischen Kapazität der Muskulatur (Kraftausdauermethoden) (MARTIN/CARL/LEHNERTZ 1991, 126).

Auch wenn in der Literatur die Kennzeichnung dieser Methodengruppen nicht einheitlich erfolgt, soll im Folgenden eine kurze verallgemeinernde Charakterisierung der Wesensmerkmale dieser Methodenkomplexe vorgenommen werden.

Die erste Gruppe umfaßt Methoden, nach denen Übungen mit relativ geringen Belastungswiderständen von 35 bis 60 Prozent der individuellen isometrischen Maximalkraft in jeweils 4 bis 5 Serien von je 7 bis 8 Wiederholungen bei explosiver Bewegungsausführung und einer Pausendauer von 3 bis 5 Minuten zwischen den Serien absolviert werden. Darüber hinaus sind hier die reaktiven Trainingsmethoden zur Optimierung des Dehnungs-Verkürzungszyklus als spezifische Form der Schnellkraft mit einzuordnen (SCHMIDTBLEICHER 1987, 80-81; MARTIN/CARL/LEHNERTZ 1991, 131 u. 133).

Zur zweiten Gruppe gehören alle diejenigen Krafttrainingsmethoden, die durch kurzzeitige konzentrische, exzentrische oder isometrische Maximalkontraktionen gekennzeichnet sind. Es werden im allgemeinen in einer Trainingseinheit pro Übung nicht mehr als 3 bis 5 Serien mit maximal 5 Wiederholungen pro Serie bei dynamischer Arbeitsweise sowie zweimaliger 5 bis 6sekündiger Anspannungsdauer je Serie bei isometrischer Kontraktion durchgeführt. Die Pause zwischen den Serien beträgt etwa 5 Minuten (SCHMIDTBLEICHER 1987, 76; SCHMIDTBLEICHER/GOLLHOFER 1991, 140).

Die dritte Gruppe von Krafttrainingsmethoden zeichnet sich bei dynamischer Arbeitsweise durch eine hohe Serien- (5-6) und Wiederholungsanzahl (10-20) pro Übung gegen Lasten, die 60 bis 80 Prozent des isometrischen Maximalkraftwertes betragen, aus. Bei isometrischer Beanspruchungsform werden 10 bis 12 Sekunden dauernde Haltekontraktionen mit größtmöglicher willkürlicher Anstrengung in 3 bis 5 Serien durchgeführt. Die Pausenlänge ist mit 2 bis 3 Minuten relativ kurz. Das Ziel dieses Methodenkomplexes ist die exzessive Ausschöpfung der Muskulatur. Am Serienende muß jeweils ein völliger Erschöpfungszustand zu verzeichnen sein. Um diesen Zustand zu erreichen, wurden im Rahmen des dynamischen Krafttrainings verschiedene Strategien (u.a. "Erzwungene Wiederholungen", "Negative Wiederholungen", "Superserien") entwickelt (BÜHRLE 1985, 96; BÜHRLE/WERNER 1985, 205; SCHMIDTBLEICHER 1987, 80; SCHMIDTBLEICHER 1989, 5).

Die letzte Gruppe umfaßt die Krafttrainingsmethoden, die Belastungsintensitäten zwischen 30 und 70 Prozent des individuellen Kraftmaximums und Serienzahlen von 3 bis 8 aufweisen. Pro Serie beträgt die Wiederholungszahl bei dynamischer Arbeitsweise 20 bis 60 bzw. die Haltedauer bei isometrischer Kontraktion 30 bis 120 Sekunden. Die Pausenlänge zwischen den Serien erstreckt sich von 30 bis 60 Sekunden (SPRING u.a. 1990, 52; MARTIN/CARL/LEHNERTZ 1991, 132; SCHMIDT-BLEICHER 1993, 78).

Bei der Betrachtung und Wertung dieser Methodenkomplexe des Krafttrainings ist zu beachten, daß diese mehr oder weniger im und für den leistungsbezogenen Sport erarbeitet und überprüft wurden. D.h., diese Methoden sind in der Regel primär darauf ausgerichtet, daß durch ihre Anwendung im leistungssportlich orientierten Training ein wirkungsvoller Beitrag zur Steigerung der sportlichen Leistungsfähigkeit und im Endeffekt der (Wettkampf)-Leistung in einer Sportart selbst erbracht wird.

Deshalb ist eine einfache, uneingeschränkte Übertragung dieser Krafttrainingsmethoden auf den Bereich des Gesundheitssports im allgemeinen und dem der Primärprävention im speziellen nicht nur unzulässig, sondern auch in hohem Maße gesundheitsgefährdend. Im gesundheitsorientierten Sport ergeben sich andere Zielstellungen und Zielgruppen sowie Voraussetzungen, die eine veränderte, spezifische Trainingsgestaltung bedingen (FROBÖSE/LAGERSTROM 1991, 12).

Davon ausgehend ist die Frage nach dem oder den für den Gesundheitssport relevanten Methodenkomplex(en) zu stellen und zu beantworten sowie eine Anpassung oder Modifikation der als gesundheitsdienlich eingestuften einzelnen Krafttrainingsmethoden vorzunehmen, um gezielte und adäquate Trainingsreize setzen zu können.

4.2 Einordnung und Bestimmungsaspekte des primärpräventiven Krafttrainings

Die Versuche das Gesamttätigkeitsfeld "Sport" weiter auszudifferenzieren sind vielfältig. Ausgehend von den dabei zugrundegelegten Kriterien werden unterschiedliche Teilbereiche voneinander abgegrenzt.

Durch die kombinierte Betrachtung von Motiven und Leistung lassen sich folgende 4 Kategorien des Sports unterscheiden:

1. Hochleistungs- oder Spitzensport

2. Leistungssport
3. Breitensport
4. Gesundheitssport (HOLLMANN 1990, 10-11; WEINECK 1990, 14).

Ausgehend von dieser Klassifizierung - die nicht zur Verabsolutierung der einzelnen Bereiche führen darf, sondern die fließenden Grenzen sowie die Beziehungen zwischen ihnen zu berücksichtigen hat - ist das den Gegenstand vorliegender Arbeit bildende Krafttraining zunächst dem Bereich des Gesundheitssports zuzuordnen. Letzterer wird wie folgt definiert:

"Gesundheitssport ist eine aktive, regelmäßige und systematische körperliche Belastung mit der Absicht, Gesundheit in all ihren Aspekten, d.h. somatisch wie psychosozial, zu fördern, zu erhalten oder wiederherzustellen. Gesundheitssport umfaßt den Präventivsport, die Bewegungs- und Sporttherapie sowie den Rehabilitationssport. Da Sport auch mit gesundheitsbezogenen Risiken verbunden sein kann, müssen die Inhalte dosiert und in Anlehnung an die individuellen Voraussetzungen ausgewählt werden" (KINDERMANN u.a. 1993, 198).

Die Begriffsbestimmung zeigt, daß der Gesundheitssport seinerseits die Teilgebiete Präventivsport, Sport- und Bewegungstherapie sowie Rehabilitationssport umfaßt. Da therapeutische Maßnahmen auch teilweise unter dem Begriff der Sekundärprävention und rehabilitative Aktivitäten unter dem Begriff der Tertiärprävention zusammengefaßt werden (LAASER/HURRELMANN/WOLTERS 1993, 178; SCHWENKMEZGER/SCHLICHT 1994, 218), ist es angebracht, das in obiger Definition als Präventivsport gekennzeichnete Teilgebiet des Gesundheitssports analog der Primärprävention zuzuordnen, um Mißverständnissen bzw. Fehldeutungen begegnen zu können.

Unter Zugrundelegung dieser dem Gesundheitssport immanenten Teilbereiche ist das durch die Arbeit zu untersuchende Krafttraining Bestandteil des primärpräventiv ausgerichteten Sports. Es stellt eine Trainingsform dar, die in die präventiven Maßnahmen einzuordnen ist, die vor dem Eintreten einer klinisch nachweisbaren Krankheit getroffen werden. Oder anders gesagt, *es dient der Stärkung persönlicher Gesundheitsressourcen bzw. der Verhütung wie auch gesundheitsprotektiven Beeinflussung bereits bestehender Risikofaktoren*. Damit schließt das der vorliegenden Arbeit zugrundeliegende Verständnis der Primärprävention den primordialen Bereich mit ein (EPSTEIN 1983, 63; LASER/HURRELMANN/WOLTERS 1993, 178).

Entsprechend der vorgenommenen Einordnung ist das primärpräventive Krafttraining damit abzugrenzen von den Formen des Muskeltrainings, die im Therapie- bzw. Rehabilitationssport zur Anwendung kommen. Mit letzteren wird entweder das

Fortschreiten bzw. die Chronifizierung einer Erkrankung verhindert und die Gesundheit wiederhergestellt (Therapie) oder eine bleibende bzw. langfristige Behinderung vermindert bzw. kompensiert (Rehabilitation), womit als Zielgruppen die Erkrankten bzw. Verletzten oder die Rehabilitanten festgelegt sind (BÖS/FELDMEIER 1992, 169).

Das primärpräventive Krafttraining verkörpert eine Trainingsform, die durch regelmäßige und systematische, mäßig dosierte kraftbetonte neuromuskuläre Belastungen - bei relativ geringem Zeitaufwand sowie "schonender" organischer Beanspruchung - zu umfassenden präventiv bedeutsamen funktionellen und morphologischen organismischen Anpassungen führt.

Es legt als zu erreichende *Zielgruppen die Gesunden, aber auch* die durch das Vorhandensein von bestimmten Risikofaktoren (wie u.a. Distreß, Haltungsschwächen, Übergewicht, leichter Bluthochdruck) *Gesundheitsgefährdeten* fest. Dabei ist zu beachten, daß sich nicht selten selbst bei den "Gesunden" funktionelle Defizite (z.B. muskuläre Dysbalancen, "unauffälliges" Übergewicht) in der scheinbaren Harmonie des Körpers finden. Unabhängig ist der Einsatz dieser Trainingsform von Alter und Geschlecht sowie sportlicher Vorerfahrung oder Begabung. Sofern keine klinisch manifeste Krankheit vorliegt, ist das Training für jedermann geeignet und muß zum lebensimmanenten Bestandteil werden, um seine Zielfunktion erfüllen zu können (BREHM 1989, 292; BANZER 1990, 33; HOFFMANN 1990, 81; BÖS/WYDRA/KARISCH 1992, 28; BEUKER 1995, 93).

Die globale *Zielstellung* des primärpräventiven Krafttrainings besteht in der Förderung bzw. Festigung von Gesundheit, Wohlbefinden und allgemeiner psychophysischer Leistungsfähigkeit, der Vermeidung von vor allem mit dem Bewegungsmangel im Zusammenhang stehenden Krankheiten sowie der Verzögerung der gesundheitsbeeinträchtigenden Auswirkungen des Alterungsprozesses (STRAUZENBERG 1982, 133-134; BRINGMANN 1985, 158; STRAUZENBERG u.a. 1990, 661; HAAG 1991, 243; BÖS/WYDRA/KARISCH 1992, 40-41).

Im engeren Sinne zielt das primärpräventive Krafttraining vorrangig auf eine aus gesundheitlicher Sicht optimale Ausprägung der allgemeinen Leistungs- und Funktionsfähigkeit der Gesamtkörperskelettmuskulatur im Wachstums- und frühen Erwachsenenalter, auf deren längerfristige Stabilisierung in den sich daran anschließenden fortschreitenden Lebensperioden sowie auf die Verzögerung muskulärer Leistungs- und Funktionseinbußen im höheren Lebensalter ab. Es ist eine Trainingsform, die im Gegensatz zu anderen Krafttrainingsarten nicht unmittelbar auf die Erhöhung eines spezifischen sportlichen Leistungszustandes und auch nicht auf die überdimensionale Ausformung der Muskulatur gerichtet ist. Vielmehr wird die volle Ausprägung und Aufrechterhaltung der in der Evolution angelegten Funktionseigenschaften der Muskulatur bezweckt, die ihrerseits Voraussetzung für Gesundheitsstabilität und uneingeschränkte motorische Alltagsbewältigung sind (KRÜGER 1987, 26; ROHM/LANGE/BARTEL 1989, 49).

Die Wirkungen des primärpräventiven Krafttrainings dürfen sich dabei nicht allein auf die Funktionsoptimierung der Gesamtkörpermuskulatur beschränken, sondern *müssen im Sinne ganzheitlicher Prävention über die Einflußnahme auf weitere Organ- bzw. Funktionssysteme* (u.a. passiver Halte- und Bewegungsapparat, Herz-Kreislaufsystem, Stoffwechselsystem, Nervensystem/Psyche) *mehr oder weniger den gesamten Organismus erfassen*. Erst dadurch läßt sich die notwendige Gesundheitseffizienz dieser Trainingsform erreichen.

Die Kennzeichnung macht zugleich deutlich, daß das primärpräventive Kafttraining auch vom Krafttraining im Fitneßsport abzugrenzen ist, wenngleich hier eine besonders sensible Nahtstelle gegeben ist. Beim Fitneßtraining steht nicht die den Bewegungsmangel kompensierende und dadurch gesundheitsstabilisierende Funktion im Mittelpunkt, sondern die darüber hinausgehende Erreichung eines überdurchschnittlichen allgemeinen oder auch speziellen psychophysischen Zustandes (WEINECK 1990, 18; MARTIN/CARL/LEHNERTZ 1991, 319-320; MEUSEL 1993, 101). Selbst wenn Fitneß mittels Krafttraining u.a. unter dem Aspekt der "Gesunderhaltung" ausgebildet wird, dann ist damit im allgemeinen eine psychophysische Leistungsfähigkeit angestrebt, die über gesundheitliches Wohlbefinden hinausgeht und oftmals zugleich von weiteren die Gesundheit tangierenden Bestrebungen wie Figurformung bzw. -straffung oder Steigerung der individuellen Kraftleistung überlagert wird. Zur Erreichung der Zielstellungen des Fitneßtrainings bedarf es im Vergleich zum primärpräventiven Krafttraining differenzierterer Formen bzw. Methoden und zugleich höherer Belastungsanforderungen, wie das beispielsweise beim Bodybuilding oder Bodyshaping sichtbar wird. Das bedeutet, die kraftorientierten Formen des Fitneßtrainings sind gegenüber denen des Gesundheitstrainings durch eine spezifischere und damit geringere Wirkungsbreite bei gleichzeitig dadurch möglicher höherer Wirkungsstärke gekennzeichnet.

Aus trainingswissenschaftlicher Sicht verfolgt das allgemeine Krafttraining - wie im vorangegangenen Abschnitt dargestellt - die zwei übergreifenden, grundlegenden Ziele "Verbesserung der Innervationsfähigkeit der Muskulatur" sowie "Erweiterung des Energiepotentials (Arbeitspotentials) der Muskulatur". Ausgehend von der gesundheitlichen Wertigkeit dieser beiden Hauptzielstellungen des allgemeinen Krafttrainings und unter Beachtung der Ziele des präventiven Krafttrainings kann abgeleitet werden, daß im Rahmen der Primärprävention vor allem die zweite Zielsetzung von Bedeutung ist. Es geht vorrangig um *die Aufrechterhaltung bzw. Vervollkommnung des muskulären Energiepotentials durch eine Stabilisierung oder gewisse Zunahme des Muskelquerschnitts (Kraftpotential) sowie des Energieflusses im Muskel (Kraftausdauer)*, was sowohl unter dem Aspekt der Bewältigung der Alltagsmotorik als auch aus gesundheitlicher Sicht relevant ist. Nach MARTIN/CARL/LEHNERTZ (1991, 332) zeigt sich der Gesundheitswert eines derartigen Trainings u.a. darin, daß die Muskulatur gekräftigt, ihre Halte- und Kraftbildungsfunktion für den Alltagsgebrauch und für Bewegungen gefördert und zudem die Ermüdungsresistenz entwickelt werden kann.

Der Zielstellung "Verbesserung der Muskelinnervationsfähigkeit", der vorwiegend die neurophysiologisch determinierten Kraftdimensionen willkürliche Aktivierungsfähigkeit (intramuskulär bestimmte Maximalkraft), schnelle Kontraktionsfähigkeit (Schnellkraft) und reaktive Spannungsfähigkeit (Reaktivkraft) zugrunde liegen, kann hingegen nicht der gleiche Gesundheitswert zugesprochen werden. Der Grund hierfür ist zum einen u.a. in der energetischen Absicherung dieser Kraftäußerungen, die vorrangig auf dem Wege der wenig gesundheitsbedeutsamen anaeroben Energiebereitstellung (häufig anaerob-alactacid) erfolgt, zu sehen. Gleichzeitig werden durch die hier einzusetzenden Trainingsmethoden, die durch hochintensive und/oder explosive Krafteinsätze gekennzeichnet sind, nicht selten beträchtliche Energiebeträge in der Zeiteinheit vom Muskel auf das Skelett übertragen, was besonders für das Binde- und Stützgewebe eine erhebliche Belastung und damit ein Risiko bedeuten kann (KRÜGER 1987, 32-33; GOERTZEN u.a. 1989, 34; SCHMIDTBLEICHER 1993, 78; BOECKH-BEHRENS 1993, 1; BADTKE 1995, 375). Zum anderen verlangen auch die in der Alltagsmotorik gestellten Anforderungen hinsichtlich des Muskelinnervationsvermögens nicht vordergründig deren spezielle Ausbildung. Vielmehr darf davon ausgegangen werden, daß auf die diesbezüglichen Alltagsbeanspruchungen über andere gesundheitsadäquatere Krafttrainingsmethoden in genügend hohem Maße vorbereitet werden kann (KRÜGER 1987, 32; ROHM/LANGE/BARTEL 1989, 60).

Zum Erreichen der als gesundheitsrelevant einzustufenden Zielsetzung "Erweiterung des Energiepotentials im Muskel", kommen unter Beachtung der damit verbundenen Kraftdimensionen "muskelquerschnittsbedingte Kraft" und "Kraftausdauer" im allgemeinen Krafttraining - wie bereits ausgeführt - zwei grundlegende Trainingsmethodenkomplexe, *die Methoden der wiederholten submaximalen Krafteinsätze sowie die Methoden des Kraftausdauertrainings* zur Anwendung.

Aus der Sicht des primärpräventiven Krafttrainings können diese beiden Methodengruppen vorrangig der Kennzeichnung des Methodenspektrums dienen, innerhalb dessen sich die methodische Gestaltung der gesundheitsfördernden Muskelkräftigung zu bewegen hat (SCHMIDTBLEICHER 1993, 78). Das bedeutet, es ist davon auszugehen, daß keineswegs alle in diese beiden Komplexe einzuordnenden Methoden und Methoden-Varianten als gesundheitsadäquat zu bezeichnen sind. So gibt es in der Literatur immer wieder Hinweise, daß viele Methoden der wiederholten submaximalen Belastungen angesichts ihrer hohen Widerstandsintensitäten (70-80 % der individuellen Maximalkraft) und Umfänge (Übungsausführung bis zur lokalen Muskelerschöpfung) weder psychisch (Willenskraft, Emotionen) noch physisch (Laktat, Immunsystem, Halte- und Bewegungsapparat, Herz-Kreislaufsystem) als gesundheitsfördernd eingestuft werden können. Selbst die mit gemäßigten Widerstandsintensitäten (60-70 % der individuellen Maximalkraft) zu absolvierende sogenannte "exzessive Bodybuildingmethode" kann auf Grund der angestrebten völligen Muskelerschöpfung in dieser Form keine bevorzugte Methode des primärpräventiven Krafttrainings sein. Ihre modifizierte Anwendung im Sinne der nicht bis zur Erschöpfung führenden Belastung kennzeichnet, so ist vorerst anzunehmen, am ehesten die obere Grenze des gesundheitsorientierten Methodenspektrums (GOERTZEN u.a. 1989, 34; BOECKH-BEHRENS 1993, 1; BUSKIES/BOECKH-BEHRENS/ZIESCHANG 1996, 180-181).

Auch die Methoden des allgemeinen Kraftausdauertrainings können nicht uneingeschränkt aus der Sicht der Gesundheitswirksamkeit in Anbetracht der teilweise hohen Belastungswiderstände (bis 70 % des individuellen Maximalkraftvermögens) und überhoher Belastungsumfänge (Serienwiederholungszahlen bis 60) positiv bewertet werden. Kraftausdauermethoden mit Widerstandsgrößen zwischen 30 bis 50 Prozent der individuellen Maximalkraft und Übungswiederholungszahlen von 20 bis 30 je Serie bei kontrollierter, kontinuierlicher Bewegungsausführung scheinen dagegen für das primärpräventive Krafttraining eher geeignet. Bezüglich solcher Methoden ist MARTIN/CARL/LEHNERTZ (1991, 322) zuzustimmen, die für die Verbesserung der Kraftfähigkeiten im Rahmen des Gesundheits- und Fitneßtrainings feststellen: "Wichtig ist, daß ... hauptsächlich Methoden des Kraftausdauertrainings herangezogen werden" (vgl. auch BARTEL/EHRLER 1987, 45-48; FREY 1991, 100).

Ausgehend von dem gekennzeichneten Methodenspektrum, welches für das primärpräventive Krafttraining als mehr oder weniger adäquat zu betrachten ist und unter Berücksichtigung der differenzierten Wirkungsrichtungen der zugrundeliegenden Methoden, ist es eine wesentliche, bisher noch nicht zur Zufriedenheit gelöste Aufgabe der Trainingswissenschaft, die Methoden bzw. Methodenvarianten zu bestimmen, die - unter weitestgehendem Ausschluß jeglicher Gesundheitsgefährdung - mit einem möglichst geringen Zeitaufwand zu einem hohen Nutzen im Sinne gesundheitlich wertvoller, umfassender Adaptationen führen.

5 Wirkungen des Muskelkrafttrainings aus gesundheitsorientierter Sicht

Der menschliche Körper kann in Abhängigkeit von der Lebens- und Verhaltensweise erhebliche Modifikationen in Bau und Funktion aufweisen. Nach ISRAEL (1992, 67) ist der Organismus des Menschen als ein thermodynamisch offenes, multistabiles, selbstregulierendes, adaptables System zu begreifen, das in einem genetisch determinierten Rahmen markante Veränderungsmöglichkeiten zuläßt.

Die Verhaltensabhängigkeit körperlicher Strukturen und Funktionen sowie deren Wechselwirkung zeigt sich besonders deutlich in den Rückwirkungen, die die Bewegungsaktivität auf den Organismus hat. Kein anderer physiologischer Stimulus löst vergleichbare tiefgreifende und komplexe adaptive organismische Effekte aus. Eine bewußte und gezielte Festigung der Gesundheit kann u.a. von einer "Stärkung" der inneren Systembedingungen des Organismus ausgehen. Die bewegungsinduzierten Adaptationen spielen dabei eine gewichtige Rolle. Körperliche Aktivität oder Passivität führen zu Gewinn oder Verlust biotischer Strukturen und Funktionsspielräume. Damit ist ein folgerichtiger Bezug der adaptogenen Bewegungsaktivität zur Gesundheitsstabilität gegeben (ISRAEL 1992, 77).

In Bezug auf die körperlich-sportlichen Bewegungsaktivitäten wurde in den zurückliegenden Jahren vor allem den gesundheits- und leistungsfördernden biologischen Adaptationen infolge regelmäßiger Ausdauerbeanspruchungen in der Forschung sowie der praktischen Umsetzung der dabei gewonnenen Ergebnisse hinreichend Aufmerksamkeit geschenkt. Die gesundheitsbezogenen Auswirkungen kontinuierlicher Kraftbeanspruchungen auf den menschlichen Organismus sind dagegen weitestgehend unterschätzt und damit verbunden weniger systematisch und umfassend forschungsmäßig bearbeitet worden. Der diesbezügliche Stand der Erkenntnisse ist dadurch bedingt heute noch insgesamt lückenhaft und unvollkommen, wodurch der Ausschöpfung der gesundheitlichen Potenzen des Krafttrainings in der Praxis nach wie vor Grenzen gesetzt sind.

Das Anliegen dieses Kapitels der Arbeit ist es, den gegenwärtigen Erkenntnisstand zu wesentlichen Wirkungen des Krafttrainings auf Gesundheit und psychophysische Leistungsfähigkeit darzustellen.

Dadurch sollen zugleich die Voraussetzungen geschaffen werden, um in den nachfolgenden Kapiteln den im Abschnitt 4.2 mehr oder weniger hypothetisch abgesteckten Rahmen des primärpräventiven Krafttrainings prüfen sowie durch Ableitung und Begründung von Trainingsprinzipien wie auch weiteren Standpunkten zur inhaltlich-methodischen Trainingsgestaltung weiter präzisieren und konkretisieren zu können.

Für die Gewinnung differenzierter Aussagen bezüglich der gesundheitlichen Effekte von Kraftbeanspruchungen, macht sich eine Klassifizierung der verschiedenen, in der Praxis zum Einsatz kommenden Krafttrainingsprogramme notwendig. Unter Berücksichtigung vorhandener Klassifizierungsansätze (vgl. Abschnitt 4.1) sowie der Spezifik der in der Literatur ausgewiesenen, empirisch überprüften Krafttrainingsstudien wurde eine Unterteilung in drei Krafttrainingsbereiche, in hochintensives und intensives Krafttraining sowie moderates Kraftausdauertraining vorgenommen. Diesen wurden die zu analysierenden Studien zugeordnet.

In den Bereich des *hochintensiven Krafttrainings* sind dabei alle Krafttrainingskonzepte einzugliedern, die weitestgehend der Methode der kurzzeitigen maximalen Krafteinsätze entsprechen. Sie sind bei dynamischer Muskelarbeit durch Widerstandsintensitäten von mehr als 80 Prozent der individuellen Maximalkraft und geringen Wiederholungszahlen je Serie (maximal 6) und bei statischer Arbeitsweise durch isometrische Maximalkontraktionen kurzer Dauer (maximal 6 sec) gekennzeichnet.

Den Bereich des *intensiven Krafttrainings* bilden alle Krafttrainingsstudien, deren Trainingsprogrammdesigns der Methode der wiederholten submaximalen Krafteinsätze zuzuordnen sind. Die Belastungsstruktur zeichnet sich hier bei dynamischer Muskelarbeit durch Widerstandsintensitäten zwischen 60 und 80 Prozent der individuellen Maximalkraft und Wiederholungszahlen je Übungsserie, die im allgemeinen zwischen 6 und 15 liegen, aus. Für die statische Beanspruchung sind 10 bis 15 Sekunden dauernde Haltekontraktionen mit weitestgehend maximaler willkürlicher Anstrengung kennzeichnend.

Der Bereich des *moderaten Kraftausdauertrainings* umfaßt die empirisch überprüften Krafttrainingskonzepte, für die der mittlere Widerstandsintensitätsbereich (im allgemeinen 30-60 % der individuellen Maximalkraft) typisch ist. Die Wiederholungszahl pro Übungsserie beträgt bei dynamischer Arbeitsweise - abgesehen von wenigen Ausnahmen - zwischen 15 und 25. Untersuchungsbefunde zum statischen Krafttraining waren hier dem Schrifttum nicht zu entnehmen.

Innerhalb der drei gekennzeichneten Krafttrainingsbereiche wurde - vorausgesetzt es lagen entsprechende Untersuchungsergebnisse vor - eine weitere Ausdifferenzierung vorgenommen, wobei neben der Art der Muskelarbeitsweise (dynamische o. statische) auch die Kontraktionsform (isotonische, isokinetische o. isometrische) sowie die Widerstandscharakteristik (konstanter o. variabler Widerstand) mit Berücksichtigung fanden.

Die folgenden Abschnitte sollen in verdichteter Form wesentliche gesundheitstangierende Wirkungen von Krafttrainingsprogrammen der drei charakterisierten Bereiche bei in der Regel gesunden kraftuntrainierten Erwachsenen, die empirisch überprüft wurden, darstellen. Im Mittelpunkt steht dabei das isotonische Krafttraining[2] bei konstantem Widerstand ohne den vergleichenden Bezug zu den anderen Krafttrainingsformen zu negieren. Für das isotonische Krafttraining bei konstantem Widerstand liegen mit Abstand die meisten Studien vor, die sich auf alle drei Krafttrainingsbereiche erstrecken und bis auf eine Ausnahme (hochintensives Krafttraining) sowohl bei Männern als auch Frauen durchgeführt wurden. Damit sind hier am ehesten verallgemeinerbare, aussagekräftige Ergebnisse zu den differenzierten Effekten des hochintensiven, intensiven und kraftausdauerorientierten Muskeltrainings unter Berücksichtigung der Geschlechtsspezifik zu gewinnen. Darüber hinaus ist *das isotonische Krafttraining bei konstantem Widerstand eine Trainingsform, die auch geräteungebunden problemlos beispielsweise im Rahmen des lebensintegrierten Heimtrainings anwendbar ist und mit der zugleich adäquat auf eine Vielzahl muskulärer Anforderungen des Alltags*, die ebenfalls dieser Belastungsart entsprechen, *vorbereitet werden kann.*

Kritisch sei festgestellt, daß die aus den vergleichenden Analysen resultierenden Ergebnisse nicht überbewertet werden dürfen und meist nur tendenzielle Aussagen ermöglichen. Der Grund hierfür ist in der Verschiedenartigkeit der Untersuchungsdesigns der Einzelstudien zu sehen. Faktoren, die nur eine eingeschränkte Vergleichbarkeit der Studien untereinander auch innerhalb der Krafttrainingsbereiche zulassen, sind u.a.:

- unterschiedliche Größe und Homogenität (u.a. Alter, Konstitution und Leistungsvermögen) der Probandengruppen,
- differierende Krafttrainingsprogramme (Übungsanzahl und -art, Geräte, Belastungsnormative, Organisationsverfahren),
- verschiedene Programm-Intentionen,
- unterschiedliche Untersuchungszeiträume,
- Unterschiede in der Untersuchungsmethodik (vor allem Testmethodik),

[2] Die in der Literatur mit *isotonischem Krafttraining* bezeichneten Kraftbelastungen umfassen im allgemeinen wechselnde konzentrische und exzentrische Muskelkontraktionen, bei denen nicht von einer gleichbleibenden Spannung während der Muskelaktion ausgegangen werden kann. Deshalb ist diese begriffliche Kennzeichung unkorrekt und irreführend. In der vorliegenden Arbeit wird dennoch aus Gründen der Konformität mit dem Schrifttum an ihr festgehalten.

- teilweise fehlender Einbezug von Kontrollgruppen (vgl. auch STEMPER 1994, 27 u. 76).

5.1 Muskelkrafttraining und aktiver Halte- und Bewegungsapparat

Die Skelettmuskulatur als aktiver Teil des Halte- und Bewegungsapparates stellt ein Gewebe mit außerordentlicher Dynamik dar. Sie ist bei entsprechender Beanspruchung in hohem Maße zu funktionellen und morphologischen Adaptationen in der Lage. Es ist davon auszugehen, daß Art und Ausmaß der Anpassungserscheinungen dabei vorrangig von der Qualität und Quantität der Belastung abhängen und durch weitere Bedingungsfaktoren (u.a. Geschlecht und Alter) beeinflußt werden (WEINECK 1990, 27; DE MAREES/MESTER 1991, 67), was nachfolgend detaillierter überprüft und erörtert werden soll.

5.1.1 Krafttrainingseffekte im jüngeren bis mittleren Erwachsenenalter

Zunächst seien die differenzierten Einflüsse des hochintensiven und intensiven Krafttrainings sowie des kraftausdauerorientierten Muskeltrainings auf die Maximalkraft, Muskelmasse und Kraftausdauer bei vormals kraftuntrainierten Personen jüngeren bis mittleren Erwachsenenalters dargestellt. Anschließend wird versucht, in die die Krafttrainingsergebnisse bestimmenden Wirkmechanismen einzudringen und eine darauf basierende Interpretation und Diskussion der Trainingseffekte vorzunehmen.

5.1.1.1 Veränderungen von Maximalkraft, Muskelmasse und Kraftausdauer

Bei den Wirkungen des Krafttrainings - besonders des isotonischen Krafttrainings mit konstantem Widerstand - auf die Skelettmuskulatur seien als erstes die Einflüsse auf die willkürlich aktivierbare Maximalkraft betrachtet. Wie die Tabellen 1A und 2A (vgl. Anhang) zeigen, kommen in den analysierten Studien eine Vielzahl unterschiedlicher Tests zum Nachweis der Maximalkraftveränderungen zum Einsatz. Neben den den verschiedenen Tests zugrundeliegenden unterschiedlichen Bewegungsstrukturen und der dadurch bedingten Muskelgruppenspezifik erschwert vor allem auch der Umstand, daß selbst von der Bewegungsstruktur her nahezu identische Tests unterschiedliche Kontraktionsanforderungen (isotonische, isokinetische o. isometrische) bzw. differierende Widerstandsspezifika (konstanter o. variabler Widerstand) beinhalten, den Vergleich von damit nachgewiesenen Krafteffekten. Einer begründeten Auswahl der der Analyse zugrundezulegenden Tests kommt deshalb maßgebliche Bedeutung bei.

Ein wesentliches Kriterium, um die Vergleichbarkeit der Tests gewährleisten zu können, ist in der weitestgehenden Übereinstimmung zwischen Test- und Trainingsübungen hinsichtlich Bewegungsstruktur, Kontraktionsform sowie Widerstandscharakteristik zu sehen. Erst dadurch können vor allem die koordinativ bedingten Einflüsse auf die Testresultate in gewisser Weise standardisiert und Testwertveränderungen dominant auf die jeweiligen eingesetzten Krafttrainingsprogramme (und nicht auf die Testspezifik) zurückgeführt werden.

Unter Berücksichtigung der bereits begründeten Akzentsetzung hinsichtlich des isotonischen Krafttrainings mit konstantem Widerstand, heißt das, hier die Testübungen für die Analyse der Maximalkrafteffekte heranzuziehen, deren Koordinationsstruktur annähernd der einzelner Trainingsübungen entspricht und wo bei konzentrischer Kontraktion ein konstanter (höchstmöglicher) Widerstand (gerade einmal vollständig) überwunden werden kann (1-RM-Tests). Diese Testverfahren werden im folgenden kurz als isotonisch konstante Maximalkrafttests bezeichnet. Dabei wurden die Tests ausgewählt, die am häufigsten in den drei Krafttrainingsbereichen und bei beiden Geschlechtern Anwendung fanden (vgl. Anhang Tab. 1A u. 2A). Im einzelnen sind das das Kniebeugen, die Beinpresse, das Bankdrücken und der Armcurl. Diese Tests zählen zu den klassischen sportmotorischen Krafttests, verfügen über die notwendige Authentizität und prüfen wesentliche Muskelgruppen des Oberkörper- bzw. Unterkörperbereiches.

Die durch diese Tests erfaßten trainingsinduzierten Maximalkraftentwicklungen sind überblicksmäßig in den Tabellen 2 und 3 zusammengefaßt.

Es wird deutlich, daß wie erwartet ein hochintensives als auch intensives isotonisches Krafttraining mit konstantem Widerstand - meist als Stationstraining organisiert - bei gesunden kraftuntrainierten Erwachsenen jüngeren bis mittleren Lebensalters zu erheblichen, komparablen Maximalkraftgewinnen führt. Bei den Männern wurden im Ergebnis der im Mittel über 7 bis 12 Wochen durchgeführten Programme bei in der Regel dreimaligem Training pro Woche in den direkt vergleichbaren Tests Kniebeugen und Bankdrücken durch hochintensive Kraftbelastungen durchschnittliche absolute Kraftsteigerungen von 38,5 bzw. 22,1 Prozent und relative Kraftzunahmen (Kraftzuwächse pro Trainingseinheit) von 1,6 bzw. 0,7 Prozent sowie durch intensives Krafttraining mittlere absolute Kraftgewinne von 34,8 bzw. 19,8 Prozent und relative Kraftentwicklungen von 1,4 und 0,7 Prozent erzielt. Für die Frauen, wo

Tab. 2: Maximalkraftentwicklung (d%; isot. konst. 1-RM-Tests) durch isotonisches Krafttraining bei konstantem Widerstand (gesunde kraftuntrainierte Männer) (d%=prozentuale Veränderung; a=absolute Entwicklung; r= Entwicklung pro Trainingseinheit; sig=n Studien m. signifikanten Ergebnissen, p<0,05; oA=ohne Angabe)

Stu-	Probanden		Trai-	Train.-	Krafttraining								
dien-			nings-	häufigk.	hochintensiv			intensiv			kraftausd.orient.		
zahl	n	∅Alter	wochen	je Wo.	a	r	sig	a	r	sig	a	r	sig
					Kniebeuge								
4	43	21	7,5	3,5	38,5	1,6	4						
3	25	30	8,3	3				34,8	1,4	3			
1	6	25	7	3							23,9	1,1	1
					Beinpresse								
10	198	22	10,6	2,9				18,5	0,7	10			
6	112	29	9,8	3							11,9	0,4	4
					Bankdrücken								
3	54	20	11	3	22,1	0,7	oA						
18	441	24	10,2	2,9				19,8	0,7	17			
10	161	28	10,9	3							12,3	0,4	9
					Ellenbogenflexion (Armcurl)								
8	239	23	12,5	2,8				23,1	0,7	8			
4	92	26	9,5	3							12,9	0,5	4

Tab. 3: Maximalkraftentwicklung (d%; isot. konst. 1-RM-Tests) durch isotonisches Krafttraining bei konstantem Widerstand (gesunde kraftuntrainierte Frauen) (d%=prozentuale Veränderung; a=absolute Entwicklung; r= Entwicklung pro Trainingseinheit; sig=n Studien m. signifikanten Ergebnissen, p<0,05; oA=ohne Angabe)

Stu-	Probanden		Trai-	Train.-	Krafttraining					
dien-			nings-	häufigk.	intensiv			kraftausd.orient.		
zahl	n	∅Alter	wochen	je Wo.	a	r	sig	a	r	sig
					Kniebeuge					
1	7	20	24	3	29,5	0,4	oA			
					Beinpresse					
3	61	29	11,0	3	29,0	0,9	3			
4	91	22	9,0	3				15,0	0,5	4
					Bankdrücken					
9	168	25	11,0	3	27,0	0,9	8			
6	110	22	10,0	3				12,8	0,4	5
					Ellenbogenflexion (Armcurl)					
4	78	22	13,3	2,8	56,3	1,3	4			
3	79	23	8,7	3				28,5	1,1	3

keine hochintensiven Kraftprogramme überprüft wurden, konnten aus intensivem Krafttraining resultierende Maximalkraftgewinne ermittelt werden, die tendenziell über denen der Männer liegen. Das zeigt sich u.a. in den aufgrund der Studienzahl für den Vergleich zwischen den Geschlechtern aussagekräftigeren Testergebnissen im Bankdrücken und Armcurl, wo die Frauen mit relativen Kraftgewinnen von 0,9 bzw. 1,3 Prozent besser als die Männer (jeweils 0,7 Prozent) abschneiden. Selbst wenn man berücksichtigt, daß Frauen im allgemeinen die Reizwirksamkeit günstig beeinflussende geringere absolute Kraftausgangswerte als Männer besitzen und sich gleiche Kraftsteigerungen aufgrund des niedrigeren Ausgangsniveaus prozentual höher niederschlagen, deuten diese Ergebnisse auf eine ähnliche Trainierbarkeit der Maximalkraft bei beiden Geschlechtern, worauf auch in weiteren Darstellungen verwiesen wird (POLLOCK/WILMORE/FOX 1984; LEWIS u.a. 1986; CURETON u.a. 1988; HOLLOWAY/BEACHLE 1990; O'HAGAN u.a. 1995).

Daß die erheblichen Kraftzuwächse bei Untrainierten durch die relativ kurzzeitigen Krafttrainingsprogramme als Anfangseffekte eingestuft werden müssen, die primär durch den mangelhaften Trainingszustand bedingt sind, deshalb nicht überbewertet werden dürfen und bezüglich eines längerfristigen Trainings zu relativieren sind, versteht sich von selbst. Darauf verweisen u.a. auch Krafttrainingsstudien, die mit krafttrainingserfahrenen Fitneßsportlern durchgeführt wurden. So konnten LETZELTER/WENZ (1987, 50) bzw. STEMPER (1994, 229) bei trainierten jungen Männern im Ergebnis des intensiven Krafttrainings mit konstantem Widerstand, welches über 8 bis 10 Wochen dreimal wöchentlich absolviert wurde, durchschnittliche signifikante absolute Steigerungen der Maximalkraft im Bankdrücken von etwa 9 bis 10 Prozent und bezogen auf die Trainingseinheit von 0,3 bis 0,4 Prozent nachweisen. Vergleicht man diese Kraftsteigerungen mit denen der Kraftuntrainierten (vgl. Tab 2), wo bei vergleichbarem Training mittlere absolute Zunahmen beim Bankdrücken von knapp 20 Prozent und auf die Trainingseinheit bezogen von 0,7 Prozent erreicht wurden, dann wird deutlich, daß die Trainingseffizienz bei den Trainierten bedingt vor allem durch das höhere Kraftausgangsniveau nur etwa bei 50 Prozent der der Untrainierten liegt.

Ähnlich wie das isotonische Krafttraining mit konstantem Widerstand bewirken auch die anderen Pragrammvarianten (isotonisch-variable, isokinetische, isometrische) des hochintensiven bzw. intensiven Krafttrainings signifikante Kraftzunahmen bei Untrainierten (vgl. Anhang Tab. 3A). Auf einen direkten Vergleich der Trainingsvarianten untereinander hinsichtlich ihrer Effizienz wird aufgrund der wenigen dazu vorliegenden, unterschiedlich strukturierten Studien verzichtet. Berücksichtigt man den aktuellen Stand der diesbezüglichen Literaturdiskussion, dann kann bisher nicht von einer eindeutigen Überlegenheit einer bestimmten Trainingsvariante ausgegangen werden (BOYER 1990, 93; MANNING u.a. 1990; 397; STEMPER 1994, 112; TESCH 1994, 372), was auch durch die vorliegenden Analyseergebnisse gestützt wird.

Die für das hochintensive und intensive Krafttraining insgesamt ermittelten Maximalkrafteffekte entsprechen weitestgehend den von STEMPER (1994, 82) in einer umfassenden Literaturrecherche für das traditionelle Gewichtstraining (weight training) festgestellten. Mit dieser Krafttrainingsform, die ebenfalls hochintensive wie auch intensive Programme umfaßt, wurden nach 8 bis 12 Wochen bei trainingsunerfahrenen Männern als auch Frauen Kraftzuwächse erreicht, die durchschnittlich im Bereich von 20 bis 30 Prozent lagen.

Daß jedoch nicht nur hochintensive bzw. intensive Kraftbelastungen, sondern auch ein moderates kraftausdauerorientiertes Muskeltraining - in der Regel als Kreistraining organisiert - bei gesunden kraftuntrainierten Erwachsenen jüngeren bis mittleren Lebensalters zu wesentlichen Entwicklungen der Maximalkraft beitragen kann, zeigen die Untersuchungsergebnisse zum Kraftausdauertraining, die ebenfalls in den Tabellen 2 und 3 ausgewiesen sind. Die durchschnittlich über 8 bis 12 Wochen bei 3 wöchentlichen Trainingseinheiten absolvierten isotonischen Kraftausdauerbelastungen mit konstantem Widerstand führten in den Tests Kniebeugen, Beinpresse, Bankdrücken und Armcurl bei Männern zu mittleren absoluten Maximalkraftgewinnen von 15,2 Prozent und bezogen auf die Trainingseinheit zu Kraftsteigerungen von 0,6 Prozent. Ähnlich stellen sich die Maximalkraftverbesserungen bei den Frauen dar. Hier liegen bei den Tests Beinpresse, Bankdrücken und Armcurl die gemittelten absoluten bzw. relativen Kraftzuwächse bei 18,8 bzw. 0,7 Prozent, was wiederum für eine weitestgehend analoge Trainierbarkeit beider Geschlechter spricht.

Vergleicht man diese Maximalkraftzunahmen - vor allem die aussagekräftigeren Kraftzuwachsraten je Trainingstag - mit denen des hochintensiven bzw. intensiven Krafttrainings, dann wird deutlich, daß *durch das Kraftausdauertraining in etwa zwei Drittel der Kraftzuwächse der intensiveren Krafttrainingsformen erreicht werden* können. So wurden bei Männern in den am häufigsten eingesetzten Tests Beinpresse und Bankdrücken Maximalkraftsteigerungen bezogen auf die Trainingseinheit von jeweils 0,7 Prozent durch intensives Krafttraining und je 0,4 Prozent durch Kraftausdauerbelastungen erzielt. Die Frauen, bei denen in beiden Krafttrainingsbereichen die Tests Bankdrücken und Armcurl am häufigsten Anwendung fanden, konnten hier je Trainingstag Maximalkraftgewinne von 1,0 bzw. 1,3 Prozent beim intensiven Krafttraining im Gegensatz zu 0,4 bzw. 1,1 Prozent beim Kraftausdauertraining verzeichnen. Zu einer ähnlichen Einschätzung der Trainingseffizienz kommt STEMPER (1994, 131), der im Ergebnis seiner Analysetätigkeit konstatiert, daß im Vergleich zum intensiveren Gewichtstraining die Leistungsverbesserungen durch Kraftausdauerprogramme bei Männern mit durchschnittlich 8,6 Prozent im Bankdrücken und 12,9 Prozent an der Beinpresse etwa um die Hälfte bis ein Drittel geringer ausfallen.

Neben dem isotonischen Krafttraining mit konstantem Widerstand führen auch die anderen überprüften Programmvarianten (isotonisch-variable u. isokinetische) des Kraftausdauertrainings zu ähnlichen signifikanten Maximalkraftgewinnen (vgl. Anhang Tab. 4A). Auch hier ist ein direkter Effizienzvergleich aufgrund der nur geringen Zahl an Untersuchungsergebnissen wenig aussagekräftig. Eine sich am ehesten andeutende tendenzielle Überlegenheit des isokinetischen Krafttrainings gegenüber den isotonischen Trainingsvarianten, wovon auch in anderen Untersuchungen ausgegangen wird (STEMPER 1994, 131), bedarf der weiteren empirischen Überprüfung.

Wie die vorliegenden Studien zeigen, führt Krafttraining bei gesunden kraftuntrainierten Erwachsenen jüngeren bis mittleren Alters neben den Maximalkraftverbesserungen auch zu einer Veränderung der Muskelmasse (vgl. Tabellen 4 u. 5). Bei den Männern bewirkten die in der Regel über 8 bis 12 Wochen durchgeführten Programme des hochintensiven bzw. intensiven isotonischen Krafttrainings bei konstantem Widerstand absolute Zunahmen der fettfreien Körpermasse, die als vorwiegender Ausdruck der Muskelmasse angesehen werden kann, von durchschnittlich 1,5 bzw. 1,8 Kilogramm. Relativiert man diese in der Mehrzahl signifikanten Muskelmasseveränderungen, dann ergeben sich Steigerungen um 2,3 bzw. 2,9 Prozent. Bestätigt werden diese Muskelmassezuwächse durch Umfangsmessungen der Extremitäten[3], wo sich für die hochintensiven bzw. intensiven Kraftbelastungen Zunahmen des Oberarmumfanges von 1,5 bzw. 1,4 Zentimeter (4,6 bzw. 4,8 %) und des Oberschenkelumfanges von 1,5 bzw. 1,3 Zentimeter (2,8 bzw. 2,4 %) ergaben. Bei den Frauen konnten für das intensive Krafttraining (hochintensive Krafttrainingsstudien liegen nicht vor) tendenziell ähnliche, jedoch absolut geringere Muskelmasseveränderungen festgestellt werden. Die fettfreie Körpermasse erhöhte sich hier signifikant im Mittel um 0,9 Kilogramm, was einer relativen Zunahme von 2 Prozent entspricht. Oberarm- und Oberschenkelumfänge vergrößerten sich um 0,8 bzw. 0,3 Zentimeter (3,1 bzw. 0,4 %).

---

[3] Die Umfangsmaße sind mit gebotener Vorsicht als Beleg für Muskelzuwachs zu betrachten, da diese auch durch Veränderung von Unterhautfettgewebe bzw. interstitiellen, nichtmuskulären Komponenten (intramuskuläres Fett- und Bindegewebe) Muskelveränderungen verdecken bzw. unkorrekt anzeigen können (LARSSON 1982, 204; CURETON u.a. 1988, 341).

Tab. 4: Veränderungen der fettfreien Körpermasse (LBW) und von Extremitätenumfängen durch isotonisches Krafttraining bei konstantem Widerstand (gesunde kraftuntrainierte Männer) (d% = prozentuale Veränderung; sig = n Studien m. signifikanten Ergebnissen, p<0,05; oA = ohne Angabe)

Studienzahl	Probanden		Trainingswochen	Train.-häufigk. je Wo.	Krafttraining								
	n	∅Alter			hochintensiv			intensiv			kraftausd.orient.		
					Fettfreie Körpermasse								
					kg	d%	sig	kg	d%	sig	kg	d%	sig
3	43	24	11	3	1,5	2,3	2						
13	173	28	9,5	3,4				1,8	2,9	11			
7	99	26	10,6	2,7							1,4	2,3	6
					Oberarmumfang (entspannt)								
					cm	d%	sig	cm	d%	sig	cm	d%	sig
1	15	20	9	3	1,5	4,6	oA						
10	175	24	11,9	2,9				1,4	4,8	10			
1	12	23	12	3							1,1	3,7	1
					Oberschenkelumfang								
					cm	d%	sig	cm	d%	sig	cm	d%	sig
6	72	22	9,2	2,9	1,5	2,8	4						
11	186	25	10,3	2,9				1,3	2,4	5			
1	12	23	12	3							1,7	3,2	1

Tab. 5: Veränderungen der fettfreien Körpermasse (LBW) und von Extremitätenumfängen durch isotonisches Krafttraining bei konstantem Widerstand (gesunde kraftuntrainierte Frauen) (d% = prozentuale Veränderung; sig = n Studien m. signifikanten Ergebnissen, p<0,05; oA = ohne Angabe)

Studienzahl	Probanden		Trainingswochen	Train.-häufigk. je Wo.	Krafttraining					
	n	∅Alter			intensiv			kraftausd.orient.		
					Fettfreie Körpermasse					
					kg	d%	sig	kg	d%	sig
5	93	22	11	3	0,9	2,0	4			
4	58	27	9,5	2,8				0,6	1,3	2
					Oberarmumfang (entspannt)					
					cm	d%	sig	cm	d%	sig
5	93	24	13,6	2,8	0,8	3,1	2			
1	7	21	12	3				0,6	2,4	1
					Oberschenkelumfang					
					cm	d%	sig	cm	d%	sig
5	93	24	13,6	2,8	0,3	0,4	0			
1	7	21	12	3				1,3	2,5	1

Ähnlich wie das isotonische Krafttraining bei konstantem Widerstand führen auch die übrigen Programmvarianten (isotonisch-variable, isokinetische, isometrische) des hochintensiven bzw. intensiven Krafttrainings zu Zunahmen von Muskelmasse bzw. Extremitätenumfängen, ohne daß - unter besonderer Berücksichtigung der aussagekräftigeren LBW-Werte und der nur wenigen vorliegenden Studien - eine eindeutige Überlegenheit einer Programmvariante erkennbar wird (vgl. Anhang Tab. 5A).

Für das Kraftausdauertraining können die für die intensiveren Krafttrainingsprogramme aufgezeigten Trends hinsichtlich der Muskelmasseveränderung gleichfalls bestätigt werden (vgl. Tab. 4 u. 5). Nach durchschnittlich 8 bis 12 Wochen isotonischem Training bei konstantem Widerstand erreichten die kraftuntrainierten Männer bzw. Frauen mittlere, meist signifikante Steigerungen der absoluten fettfreien Körpermasse um 1,4 bzw. 0,6 Kilogramm, was relativen Zuwächsen von 2,3 bzw. 1,3 Prozent entspricht. Diese für die Muskelmassezunahme sprechenden Veränderungen werden durch die der Extremitätenumfänge gestützt. Die allerdings jeweils nur in einer Studie erhobenen Oberarm- und Oberschenkelumfänge vergrößerten sich signifikant bei den Männern um 1,1 (3,7 %) und 1,7 (3,2 %) Zentimeter und bei den Frauen um 0,6 (2,4 %) und 1,3 (2,5 %) Zentimeter.

Die Ergebnisse des isotonischen Kraftausdauertrainings bei konstantem Widerstand werden bekräftigt durch die in nur wenigen Studien überprüften weiteren Programmvarianten (isotonisch-variable u. isokinetische) des Kraftausdauertrainings, wo für beide Geschlechter ebenfalls wesentliche Zunahmen der fettfreien Körpermasse und in der Mehrzahl auch der Oberarm- und Oberschenkelumfänge nachgewiesen wurden (vgl. Anhang Tab. 5A).

Die bisher dargestellten Resultate der meist in Form des Kreistrainings absolvierten Kraftausdauerbelastungen auf die Muskelkraft und -masse werden interessanterweise durch Befunde bestätigt, die an Herz-Kreislaufpatienten erhoben wurden. Auch hier zeigten sich bei analoger Belastungsgestaltung Zunahmen der Maximalkraft und der fettfreien Körpermasse ähnlich wie bei den Gesunden (SPARLING u.a. 1987, STEWART 1989).

Im Verhältnis zu der Vielzahl der Studien, die sich mit den Auswirkungen des Krafttrainings auf Maximalkraft bzw. Muskelmasse befassen, liegen nur wenige Untersuchungsergebnisse zur trainingsbedingten Entwicklung der allgemeinen Kraftausdauer vor. Keinerlei Befunde sind zum hochintensiven Krafttraining bekannt. Die Einflüsse des intensiven Krafttrainings sowie des Kraftausdauertrainings sind nur für die isotonische Programmvariante mit konstantem Widerstand überprüft worden.

Die Kraftausdauerveränderungen beider Krafttrainingsbereiche wurden mit konventionellen sportmotorischen Tests erfaßt, wobei die maximale Anzahl der Bewegungswiederholungen bei teilweise begrenzter Zeitdauer als Indikator diente.

Wie Tabelle 6 zeigt, sind im Ergebnis des über 7 bis 12 Wochen durchgeführten intensiven Krafttrainings signifikante Kraftausdauergewinne für beide Geschlechter zu verzeichnen. Bei den kraftuntrainierten Männern wurden absolute Verbesserungen zwischen 9,8 und 59,3 Prozent bzw. bezogen auf die Trainingseinheit von 0,3 bis 1,7 Prozent erreicht. Ähnlich fallen die Kraftausdauerentwicklungen für die Frauen aus, wo absolute Zuwächse zwischen 17 und 60,1 Prozent, was auf den Trainingstag relativiert 0,7 bis 2,5 Prozent entspricht, festzustellen sind.

Tab. 6: Kraftausdauerentwicklung durch intensives isotonisches Krafttraining bei konstantem Widerstand (gesunde kraftuntrainierte Männer u. Frauen)
(d%=prozentuale Veränderung; a=absolute Entwicklung; r= Entwicklung pro Trainingseinheit; sig=n Studien m. signifikanten Ergebnissen, p<0,05)

Studienzahl	Probanden		Trainingswo.	Train.-häuf. je Wo.	Tests (d%)											
					Bankdrücken			Liegestütze			Crunches			Beinheben		
	n	∅Alt.			a	r	sig	a	r	sig	a	r	sig	a	r	sig
MÄNNER																
3	39	22	7,7	3,3	35,5	1,4	3									
1	44	24	12	3				38,9	1,1	1						
1	23	22	12	3							59,3	1,7	1			
1	44	24	12	3										9,8	0,3	1
FRAUEN																
2	22	24	7	3,5	60,1	2,5	2									
1	11	24	8	3				33,3	1,4	1						
1	11	24	8	3										17,0	0,7	1

Dem intensiven Krafttraining weitestgehend adäquate, signifikante Kraftausdauerzuwächse resultieren aus dem Kraftausdauertraining (vgl. Tab. 7). Hier wurden in den 6 bis 12 Trainingswochen bei den Männern absolute Steigerungen zwischen 12,4 und 53,6 Prozent bzw. relative Entwicklungen pro Trainingseinheit von 0,8 bis 2,4 Prozent erzielt. Die Frauen verbesserten sich in den absoluten Leistungen zwischen 16,5 und 59,8 Prozent sowie relativ gesehen um 0,6 bis 3 Prozent. Diese aus verhältnismäßig kurzzeitigen Untersuchungen gewonnenen Ergebnisse werden durch ein längerfristiges Experiment zur Wirksamkeit eines moderaten kraftausdauerorientierten Trainingsprogrammes bei Untrainierten mittleren Lebensalters (19 Männer, Altersdurchschnitt 42; 21 Frauen, Altersdurchschnitt 38) bestätigt. Dabei konnten nach achtmonatigem Training (eine Übungseinheit pro Woche !) beim Liegestützbeugen eine signifikante Steigerung der Kraftausdauer im Schultergürtel-Armbereich bei den Frauen von 140 Prozent und den Männern von 53 Prozent sowie beim Rumpfaufrichten aus der Rückenlage eine signifikante Zunahme der Kraftausdauer der Bauch- und Hüftbeugemuskulatur bei den Frauen um 16 Prozent und bei den Männern um 20 Prozent erreicht werden (ROHM/LANGE/BARTEL 1989, 57-58).

Tab. 7: Kraftausdauerentwicklung durch kraftausdauerorientiertes isotonisches Muskeltraining bei konstantem Widerstand (gesunde kraftuntrainierte Männer u. Frauen) (d%=prozentuale Veränderung; a=absolute Entwicklung; r= Entwicklung pro Trainingseinheit; sig=n Studien m. signifikanten Ergebnissen, p<0,05)

Studienzahl	Probanden		Trainingswochen	Train.-häufigk. je Wo.	Tests (d%)								
	n	∅Alter			a	r	sig	a	r	sig	a	r	sig
MÄNNER													
					Bankdrücken			Liegestütze			Beinpresse		
4	92	26	9,3	3	53,6	1,9	4						
1	16	38	6	2				25,0	2,1	1			
3	76	28	9,3	3							39,3	1,3	3
					Crunches			Sit-up's			Hyperextension		
1	12	23	12	3	46,7	1,3	1						
3	51	34	8,7	2,7				12,4	0,8	3			
1	16	38	6	2							29,0	2,4	1
FRAUEN													
					Bankdrücken			Liegestütze			Beinpresse		
3	79	23	8,7	3	46,2	1,77	3						
1	22	38	6	2				25,0	2,1	1			
3	79	23	8,7	3							16,5	0,6	1
					Crunches			Sit-up's			Hyperextension		
1	7	21	12	3	59,8	1,7	1						
1	22	38	6	2				35,7	3,0	1			
1	22	38	6	2							27,6	2,3	1

Die dargestellten Ergebnisse berücksichtigend ist einzuschätzen, daß *ein moderates Kraftausdauertraining bei kraftuntrainierten Männern und Frauen jüngeren bis mittleren Lebensalters* - zumindest über die untersuchten Zeiträume hinweg - *zu ähnlich gearteten, wenngleich geringer ausgeprägten Entwicklungseffekten hinsichtlich Maximalkraft und Muskelmasse wie ein hochintensives bzw. intensives Krafttraining führt. Bezüglich der dynamischen Kraftausdauerleistungsfähigkeit ist ebenfalls von einer vergleichbaren Effizienz intensiver und kraftausdauerorientierter Trainingsprogramme auszugehen.*

5.1.1.2 Interpretation der Krafttrainingseffekte

Unter Berücksichtigung des gegenwärtigen Erkenntnisstandes sind die Verbesserungen der Maximalkraft durch die hochintensiven bzw. intensiven Krafttrainingsprogramme wie auch die des Kraftausdauertrainings ursächlich sowohl durch neuromuskuläre bzw. neuronale Adaptationen (Verbesserung der intra- und intermuskulären Koordination) als auch durch die Muskelhypertrophie bedingt. Auf diesen Sachverhalt verweist u.a. der bei genauerer Betrachtung in den Analyseergebnissen zum Ausdruck kommende Befund, daß die Zunahmen an Maximalkraft deutlich über denen der Muskelmasse liegen. Dabei ist davon auszugehen, daß *der Kraftzuwachs zu Beginn eines Trainingsprogrammes vor allem auf neuronale Anpassungen zurückzuführen ist, bevor dann als Zusatzfaktor die Muskelhypertrophie einen weiteren Kraftanstieg bewirkt und allmählich zum dominierenden Faktor der Kraftzunahme wird* (FLECK/KRAEMER 1988, 65; STRAUZENBERG u.a. 1990, 161; GUTENBRUNNER 1990, 61-62; SCHMIDTBLEICHER/GOLLHOFER 1991, 139-140; FROBÖSE 1993, 194; MORITANI 1994, 267).

Betrachtet man die neuronalen Adaptationen differenzierter, dann ist anzunehmen, daß intensive und insbesondere hochintensive Kraftbelastungen in höherem Maße als kraftausdauerorientiertes Training zu einer intramuskulären Koordinationsverbesserung (Zunahme der Zahl der gleichzeitig aktivierten motorischen Einheiten bzw. deren Entladungsfrequenzen) führen, da diese an nahezu maximale Krafteinsätze gebunden ist (DEMAREES/MESTER 1991, 89). So konnten beispielsweise HÄKKINEN/KOMI/TESCH (1981, 52-53) beobachten, daß im Rahmen eines hochintensiven dynamischen Krafttrainings innerhalb der ersten 8 Wochen eine parallele Zunahme von Kraft und Elektromyographie-Potentialen, mit deren Hilfe der Grad der Rekrutierung von motorischen Einheiten und/oder ihrer Entladungsfrequenzen erfaßt wird, bei nur geringfügiger Hypertrophie erfolgt. In den anschließenden 8 Wochen, kam es dagegen zu einer Hypertrophie sowohl der langsamen wie auch der schnellen Muskelfasern, während sich das EMG-Potential nicht mehr signifikant änderte. Spätere Studien konnten diese Ergebnisse erhärten (u.a. HÄKKINEN/KOMI 1983; HÄKKINEN/ALEN/KOMI 1985; HÄKKINEN u.a. 1987).

Der erhebliche Einfluß vor allem des hochintensiven Krafttrainings auf die intramuskuläre Koordination kommt auch in den dargestellten Analyseergebnissen (vgl. Tab. 2 u. 4) zum Ausdruck. So deuten zum einen die vergleichbaren Maximalkraftgewinne bei intensiven und hochintensiven Kraftbelastungen unter Beachtung der Tatsache, daß bei letzteren geringere Muskelmassesteigerungen zu verzeichnen sind, darauf hin. Zum anderen weisen auch die größeren Maximalkraftzuwächse infolge hochintensiven Krafttrainings im Vergleich zum Kraftausdauertraining - bei annähernd gleichen Zunahmen der Muskelmasse durch beide Trainingsarten - auf diesen Sachverhalt.

Die in den Kraftausdauerprogrammen erreichten anfänglichen Kraftzunahmen, sind dagegen bedingt durch die hohen Bewegungswiederholungszahlen bei geringeren Widerstandsintensitäten eher auf eine verbesserte intermuskuläre Koordination zurückzuführen (STEMPER/WASTL 1995, 23). D.h., hier scheint vor allem ein verbessertes Zusammenspiel zwischen den für die jeweilige Bewegung verantwortlichen Agonisten und Synergisten sowie ihren Gegenspielern, den Antagonisten, hauptverantwortlich für die koordinativ bedingten Kraftzunahmen zu sein.

Generell ist davon auszugehen, daß besonders bei der Neueinführung von Krafttrainingsübungen vorrangig eine übergroße Aktivierung der antagonistisch wirkenden Muskulatur kontraproduktiv für die Kraftentfaltung ist, da sich das Nettomoment in der Richtung der intendierten Bewegung um den Betrag der von den Antagonisten entwickelten Drehkräfte vermindert. So ermittelten beispielsweise BARATTA u.a. (1988, 116) für die Kniestreckung das entgegengerichtete Moment der Kniebeuger mit 10 Prozent der Maximalkraft der Kniestrecker. FELDER (1994, 24-25) stellt im Ergebnis seiner Untersuchungen fest, daß die Antagonisten-Aktivität der Kniebeuger bei der Knieextension vom Trainingszustand abhängig ist. Krafttrainingsgeübte Sportler wiesen die geringsten Antagonisten-Aktivitäten auf. Probanden ohne Krafttrainingserfahrung zeigten ebenso wie Rehabilitanten signifikant höhere Antagonisten-Aktivitäten, was folglich zu einer stärkeren Gegenspannung und damit Kraftverlust bei der Knieextension führt. Gleichzeitig konnte in der Trainingsstudie gezeigt werden, daß erste Kraftzuwächse in frühen Trainingsphasen eng mit der Abnahme der Antagonistentätigkeit korrelieren. Da letztere nach einer bestimmten Anzahl von Trainingseinheiten stagniert und im weiteren auf konstantem Niveau verbleibt, wären die daraufhin stattfindenden Kraftzuwächse vorrangig u.a. durch morphologische Adaptationen zu erklären.

Den Einfluß neuronaler Anpassungserscheinungen erkennt man auch an den immer wieder bestätigten Beobachtungen, daß der Erfolg eines Krafttrainings spezifisch ausfällt. Das bedeutet, die Trainingseffekte lassen sich um so deutlicher nachweisen, je stärker die Testmethodik die Durchführungsform des Krafttrainings widerspiegelt. So ist im allgemeinen der in Maximalkrafttests erfaßte Kraftgewinn dann am größten, wenn die Bewegungsstruktur der Testübung und der Trainingsübung, die abverlangte Form der Muskelkontraktion und die Art des zu überwindenden Widerstandes weitestgehend identisch sind. Nach einem isotonischen Training der Beinmuskulatur mit konstantem Widerstand an der Beinpresse beispielsweise werden sich die größten Zuwachsraten bei der Messung der maximalen Kraft am gleichen Gerät bei analoger Übungsausführung nachweisen lassen. Weniger ausgeprägt werden sie dagegen bei isometrischer bzw. isokinetischer Ausführung der Beinpresse oder bei Maximalkrafttests wie der Kniebeuge bzw. der Beinextension an der Beinschwinge sein (SALE 1994, 257-258; MORITANI 1994, 266-265).

Auch ein Teil der analysierten Studien weist auf diesen Sachverhalt. Beispielhaft seien Ergebnisse zweier dieser Untersuchungen angeführt. PIPES/WILMORE (1975, 264-267) konnten im Ergebnis eines intensiven isotonischen Krafttrainings bei konstantem Widerstand in den adäquaten isotonischen Maximalkrafttests eine signifikante durchschnittliche Kraftentwicklung von 15 Prozent ermitteln, während die isometrischen Maximalkrafttests keine durchgehend signifikanten Kraftverbesserungen von im Durchschnitt nur 6,7 Prozent auswiesen. GETTMAN/CULTER/STRATHMAN (1980, 269) stellten beim Vergleich der Trainingswirkungen von isokinetischem und isotonischem kraftausdauerorientierten Kreistraining fest, daß die Versuchsgruppe, die isokinetisch trainierte, hochsignifikante Kraftzuwächse bei den isokinetischen Maximalkrafttests erreichte, wogegen sich in den isotonischen Tests nur eine nichtsignifikante Verbesserung zeigte. In der isotonisch trainierenden Gruppe dagegen waren die Ergebnisse genau umgekehrt. Auch diese in den genannten Befunden zum Ausdruck kommende Abhängigkeit des Nachweises des Trainingserfolges von der Testspezifik reflektiert die Bedeutung der neuromuskulären Koordination im Rahmen trainingsbedingter Maximalkraftgewinne.

Die für das hochintensive und intensive Krafttraining wie auch das Kraftausdauertraining dargestellten Analyseergebnisse (vgl. Tab. 4 u. 5) zeigen zugleich, daß für die erreichten Steigerungen der Maximalkraft neben den neuronalen Faktoren auch die Zunahme der Muskelmasse und damit des Muskelquerschnitts, die sich in höherer fettfreier Körpermasse und mit Einschränkung in vergrößerten Extremitätenumfängen widerspiegeln, mitverantwortlich sind.

In verschiedenen Studien konnte der heute als gesichert geltende enge Zusammenhang zwischen Kraft und Muskelquerschnitt nachgewiesen werden (HETTINGER/MÜLLER 1953, GOLDSPINK 1994, MACDOUGALL 1994, TESCH 1994, SALE 1994 u.a.). Längsschnittuntersuchungen zeigen einen weitestgehend proportionalen Zuwachs an Muskelquerschnitt bzw. -umfang und Muskelkraft (IKAI/FUKUNAGA 1970, 177; FUKUNAGA 1976, 260; MAUGHAN/WATSON/WEIER 1983, 37). In der Literatur wird zugleich darauf verwiesen, daß die Kraft des menschlichen Skelettmuskels nach Schätzungen unabhängig vom Geschlecht pro Quadratzentimeter Querschnittsfläche im Bereich von 20 bis 40 Newton liegt, wobei Unterschiede zwischen ST- und FT-Muskelfasern hinsichtlich des Kraftniveaus bisher nicht eindeutig belegt sind (SALTIN/GOLLNICK 1983, 560; MCDONAGH/DAVIS 1984, 147; KIBELE 1995, 57).

Die Vergrößerung des Muskelquerschnitts und damit der Muskelmasse kann aus histologischer Sicht theoretisch verursacht werden vor allem durch eine Zunahme der Muskelfasergröße und/oder der Muskelfaserzahl. Die Zunahme der Muskelfasergröße unter funktioneller Belastung, speziell infolge eines Krafttrainings, ist als gesichert anzusehen. Dabei führen Kraftbeanspruchungen sowohl zu einer Querschnittszunahme der langsamen Typ I-Fasern (ST-Fasern) wie auch der schnellen Typ II-Fasern (FT-Fasern), wobei letztere bei hoher Intensität der Belastung eine bevorzugte Hypertrophie aufweisen (MACDOUGALL 1994, 232; GOLDSPINK 1994, 220-221). So konnten beispielsweise MACDOUGALL u.a. (1979, 165) nach einem sechsmonatigen intensiven Krafttraining von vorher untrainierten jungen Männern im Bereich des Trizeps brachii eine Zunahme der Typ II-Faserflächen von 33 Prozent und der Typ I-Fasern von 27 Prozent feststellen. Das gleiche Forschungsteam bestimmte in einer Querschnittsuntersuchung im Bizeps brachii von Spitzenbodybuildern Typ II-Faserquerschnitte, die um 58 Prozent und Typ I-Faserquerschnitte, die um 39 Prozent über den Werten einer altersentsprechenden untrainierten Vergleichsgruppe lagen (MACDOUGALL 1994, 232). Wie elektronenmikroskopische Untersuchungen belegen, kommt es im Verlaufe der trainingsinduzierten Hypertrophie zu einer Zunahme von Dicke und Zahl der Myofibrillen. Durch die Kraftbeanspruchung lagern sich zum einen an die Myofibrillen Aktin- und Myosinfilamente an, wodurch diese vergrößert werden. Zum anderen kommt es durch Längsaufspaltung der Myofibrillen zu deren Vermehrung (GOLDSPINK 1970, 596; TESCH 1994, 242; MACDOUGALL 1994, 234).

Während als Ursache der Muskelhypertrophie ein überschwelliger Spannungsreiz anzusehen ist, gilt nach wie vor als umstritten, welches physiologische Geschehen diesem Vorgang zugrunde liegt (HOLLMANN/HETTINGER 1980, 227; HETTINGER 1983, 80-82; NÖCKER 1989, 41; SCHMIDTBLEICHER/GOLLHOFER 1991, 139).

Die Vergrößerung der Muskelfaserquerschnittsfläche durch Steigerung des myofibrillären Gehalts an kontraktilen Proteinen geht, wie Muskelbiopsien bei Untrainierten bzw. Anfängern und Spitzenkönnern im Bodybuilding zeigen auch mit einer korrespondierenden Vermehrung des interstitiellen Bindegewebes einher. Da jedoch der Anteil an nichtkontraktilem Gewebe in der Muskulatur über einen weiten Bereich der Muskelgröße konstant bleibt und mit etwa 13 Prozent, davon ca. 6 Prozent Kollagen, nur gering ist, spielt dieser Zuwachs der Absolutmenge an Bindegewebe nur eine untergeordnete Rolle für die Muskelquerschnittszunahme (MACDOUGALL u.a. 1984, 1401; MACDOUGALL 1994, 233).

Die Frage, ob es beim Erwachsenen zu einer krafttrainingsbedingten Erhöhung der Muskelmasse durch eine Vermehrung der Muskelfasern selbst (Hyperplasie) kommen kann, wird in der Literatur nach wie vor kontrovers diskutiert. Während einige Untersucher eine Zunahme der Muskelfaserzahl beim ausgereiften Skelettmuskel für möglich halten (HETTINGER 1983, 77; APPELL/FORSBERG/HOLLMANN 1988, 299), geht die Mehrheit davon aus, daß die Zahl der Muskelfasern mit der Geburt oder kurz danach festgelegt ist, so daß eine trainingsinduzierte Hyperplasie nicht mehr stattfinden kann (GOLDSPINK/WARD 1979, 462; STRAUZENBERG u.a. 1990, 161; GOLDSPINK 1994, 221).

MACDOUGALL u.a. (1984, 1401) bestimmten die Muskelfaserzahl im Bizeps brachii von Spitzenbodybuildern sowie durchschnittlich trainierten Bodybuildern und verglichen diese mit altersentsprechenden untrainierten Kontrollpersonen. Obwohl die Bodybuilder beider Gruppierungen mindestens sechs Jahre intensiv trainiert hatten, fanden sich keine signifikanten Unterschiede hinsichtlich der Gesamtfaserzahlen, wodurch die Auffassung bekräftigt wird, daß Krafttraining offensichtlich nicht zu einer Hyperplasie führt.

Unter Beachtung dieser Erkenntnisse ist somit davon auszugehen, daß sowohl die durch hochintensives und intensives Krafttraining als auch die mittels Kraftausdauertraining erreichten Zuwächse der Muskelmasse und die dadurch mit bedingten Steigerungen in der Maximalkraft vorrangig auf einer Zunahme der Muskelfasergröße (Hypertrophie) beruhen. Gleichzeitig bestätigen die Analyseergebnisse (vgl. Tab. 4 u. 5) die besondere Effizienz des intensiven Krafttrainings bezüglich der Muskelmasseentwicklung, was vor allem auf die exzessive Ausbelastung der Muskulatur bei hoher Kontraktionsintensität zurückzuführen ist. In der Literatur wird deshalb bezüglich dieser Trainingsform berechtigterweise auch vom Muskelaufbau-, Muskelquerschnitts- bzw. Hypertrophietraining gesprochen (BÜHRLE 1985, 94; HARTMANN/TÜNNEMANN 1988, 176; GROSSER/MÜLLER 1990, 26; MARTIN/CARL/LEHNERTZ 1991, 128; STEMPER/WASTL 1995, 21). Die Überlegenheit des intensiven Krafttrainings gegenüber den hochintensiven Kraftbelastungen bezüglich des Muskelmasseaufbaus konnten auch BÜHRLE/WERNER (1985, 203) nachweisen. Mit Hilfe der Computertomographie wurde festgestellt, daß das Training (12 Wochen mit jeweils 4 Trainingseinheiten) nach der Methode der wiederholten submaximalen Krafteinsätze bis zur Muskelerschöpfung (3 Sätze zu je 12 Wiederholungen bei 70prozentiger Widerstandsintensität) den größten Zuwachs an Muskelquerschnittsfläche des Trizeps brachii erbrachte. Der Muskelquerschnitt stieg um 17,8 Prozent (4,5 cm^2), was deutlich höher lag als die 9,9 Prozent (2,7 cm^2) der Gruppe, die nach der Methode der kurzzeitigen maximalen Krafteinsätze (3 Sätze mit je 3 Wiederholungen bei 90 %, jeweils 2 Sätze a 2 Wiederholungen bei 95 u. 97 %, 1 Satz mit 1 Wiederholung bei 100 % Widerstandsintensität) trainierte.

Die in den Analyseergebnissen zum Ausdruck kommenden Steigerungen der Kraftausdauerleistungen durch intensives Krafttraining und Kraftausdauertraining (vgl. Tab. 6 u. 7), können vor allem aus einer Zunahme der Maximalkraft, verbesserter inter- bzw. intramuskulärer Koordination und/oder verbesserten hämodynamischen sowie metabolischen Voraussetzungen in der Muskulatur selbst resultieren. Dabei ist davon auszugehen, daß diese Wirkungsmechanismen in beiden Krafttrainingsbereichen unterschiedlich akzentuiert beeinflußt und damit über differierende Wege ähnliche Verbesserungen der Leistungen in den Kraftausdauertests erreicht werden. Intensives Krafttraining - so ist aufgrund der durch diese Krafttrainingsform erreichten höheren Maximalkraftgewinne anzunehmen - führt primär über die gesteigerte Maximalkraft zu verbesserten Kraftausdauerleistungen. Kraftausdauertraining dagegen muß die geringeren Maximalkrafteffekte andersweitig kompensieren, um vergleichbare Kraftausdauerentwicklungen hervorzurufen. Dabei ist am ehesten davon auszugehen, daß hämodynamische bzw. metabolische Veränderungen wirksam sind, was die nachfolgenden empirischen Resultate bzw. Erkenntnisse zeigen sollen.

Die Verbesserung der hämodynamischen lokalen Voraussetzungen beruht vornehmlich auf einer Zunahme der Kapillarisierung und der dadurch bedingten besseren Blutversorgung der Muskelzelle. An wesentlichen Faktoren auf metabolischem Gebiet, sind die Mitochondrienzahl und -größe, die aerobe und anaerobe Enzymkapazität, der Myoglobingehalt sowie die intramuskulären Glycogendepots zu nennen (GETTMAN/WARD/HAGAN 1982, 233; HOLLMANN 1990, 79-80; DEMAREES/MESTER 1991, 183-184; GUTENBRUNNER 1990, 60-61; STRAUZENBERG u.a. 1990, 161).

Aufgrund vorliegender Studien ist anzunehmen, daß Krafttraining, wenn es nicht in Form von hochintensiven kurzzeitigen Kraftbelastungen, sondern mit moderateren Belastungsintensitäten und höheren Wiederholungszahlen je Serie absolviert wird, ähnlich wie Ausdauertraining zur Vergrößerung der Kapillaroberfläche durch Verlängerung bzw. Erweiterung vorhandener Kapillaren führen und darüber hinaus die Aussprossung neuer Kapillaren stimulieren kann, was in Abhängigkeit von den parallel verlaufenden Muskelhypertrophieeffekten eine höhere Kapillardichte im Muskel bewirken kann, aber nicht muß. SCHANTZ (1982, 636) konnte in einer Querschnittsstudie für Bodybuilder 65 Prozent mehr Kapillaren pro Muskelfaser als bei altersentsprechenden Untrainierten ermitteln, wogegen sich in beiden Probandengruppen die Kapillardichte (Kapillarzahl pro Muskelfaserquerschnittseinheit) bedingt durch die krafttrainingsinduzierte Muskelfaservergrößerung nicht unterschied.

Dieses Ergebnis wird durch weitere Untersuchungen bestätigt, die ebenfalls bei Bodybuildern eine pro Faserflächeneinheit gleiche Kapillardichte wie bei Nichttrainierenden belegen, was unter Berücksichtigung der hypertrophierten Muskelfasern der Bodybuilder eine erhöhte Zahl von Kapillaren je Muskelfaser ergibt (TESCH u.a. 1984, SCHANTZ/KÄLLMAN 1989, ESSEN-GUSTAVSSON/TESCH 1990). Damit ist davon auszugehen, daß längerfristig selbst intensiveres Krafttraining in Form von Bodybuilding, welches von der Beanspruchungscharakteristik her zwischen dem hochintensiven Krafttraining und dem Kraftausdauertraining einzuordnen ist, zur Zunahme der Kapillarenzahl im Muskel führen kann. Aufgrund der jedoch daraus nicht resultierenden höheren Kapillardichte ist auch bei Bodybuildern kaum von wesentlich verbesserten hämodynamischen Verhältnissen in der Muskulatur im Vergleich zu Untrainierten auszugehen (FLECK/KRAEMER 1988, 111; TESCH 1994, 244).

Im Gegensatz dazu ist durch Kraftausdauertraining eine Erhöhung der Kapillardichte - aufgrund fehlender empirischer Belege - vorerst nur zu vermuten, da hier bei der zu erwartenden Kapillarneubildung nicht gleichzeitig durch hypertrophischen Effekt die Größe der Muskelfasern in einem solchen Maße zunimmt, daß dadurch trotz Vermehrung von Kapillaren ihre Dichte unverändert bleibt.

Hochintensives Krafttraining, wie es beispielsweise für Gewichtheber bzw. Powerlifter typisch ist, führt demgegenüber nicht zu erhöhter Kapillarisierung bzw. Kapillarneubildung im Muskel. TESCH u.a. (1984, 36) fanden bei hochqualifizierten Kraftdreikämpfern und Gewichthebern eine im Vergleich zu den Normalwerten untrainierter Kontrollpersonen relativ verringerte Kapillarversorgung. Die Gewichtheber verfügten zwar im Vastus lateralis über eine unveränderte Zahl der Kapillaren je Einzelfaser, jedoch über eine reduzierte Kapillarenzahl pro Muskelfaserquerschnittseinheit. DUDLEY u.a. (1986, 4) konnten in einer Vergleichsuntersuchung der Kapillarversorgung des Vastus lateralis und des Trizeps brachii zwischen Gewichthebern und Bodybuildern, bei letzteren mehr Kapillaren pro Muskelfaser nachweisen, was gleichfalls für die unterschiedliche Wirksamkeit der entsprechenden Krafttrainingsformen hinsichtlich der Muskelkapillarisierung spricht.

Auch unter Berücksichtigung der metabolischen Voraussetzungen, ist bei Kraftathleten (Gewichthebern, Kraftdreikämpfern, Bodybuildern), deren Training durch hochintensive bzw. intensive Kraftbelastungen gekennzeichnet ist, eher eine Beeinträchtigung als eine Förderung der Kraftausdauerleistungsfähigkeit anzunehmen. Nach den von TESCH (1994, 244-246) referierten Befunden führt mit hoher Intensität absolviertes Krafttraining, besonders wenn es mit ausgeprägter Muskelhypertrophie verbunden ist, im allgemeinen zur Zunahme der Phosphat- und Glykogenkonzentration, zu subnormalen bis normalen aeroben und anaeroben Enzymkapazitäten sowie gleichzeitiger Reduzierung der Mitochondriendichte und Myoglobinkonzentration in der Muskulatur im Vergleich zu untrainierten Kontrollpersonen, was insgesamt eine Einschränkung vor allem der aeroben Leistungsfähigkeit bedeutet (vgl. auch MACDOUGALL u.a. 1979, 165; BERG/KEUL 1985, 73; FLECK/KRAEMER 1988, 110).

Ein kraftausdauerorientiertes Training kann dagegen davon abweichende metabolische Reaktionen verursachen. Darauf verweisen von COSTILL u.a. (1979, 97) erhobene Untersuchungsergebnisse zur Enzymtätigkeit. Nach 7wöchigen isokinetischem Training der Beinstrecker (Knieextension mit 180°/sec, 4 Trainingseinheiten pro Woche) bei Sätzen von 30 Sekunden Dauer (und demzufolge relativ hoher Wiederholungszahl je Satz) wurden im Vastus lateralis neben Aktivitätssteigerungen von anaeroben, nicht glykolytischen Enzymen (Myokinase und Kreatinkinase um jeweils 12 %) sowie anaeroben, glykolytischen Enzymen (Phosphofruktokinase um 18 %) auch signifikante ($p<0,05$) Aktivitätszunahmen von Enzymen des aeroben Stoffwechsels (Malat- und Succinatdehydrogenase um 12 bzw. 10 %), festgestellt, wogegen bei 6sekündigen hochintensiven Sätzen der gleichen Kraftübung allein eine wesentliche Phosphofruktokinaseaktivierung (6 %) zu verzeichnen war. Kraftausdauertraining scheint damit eher in der Lage zu sein, auch die aerobe Stoffwechselkapazität und die dadurch mit bedingte Ermüdungswiderstandsfähigkeit bei Kraftbeanspruchungen positiv zu beeinflussen.

Unterzieht man auf der Basis der vorliegenden Ergebnisse und Erkenntnisse die durch die verschiedenen Krafttrainingsformen erreichbaren muskulären Wirkungen einer vergleichenden Wertung aus gesundheitsorientierter Sicht, dann ist einzuschätzen, daß das kraftausdauerorientierte Muskeltraining den anderen Krafttrainingsformen überlegen ist. *Das Kraftausdauertraining kann am ehesten neben einer mäßigen Steigerungen der Maximalkraft und Muskelmasse bei Kraftuntrainierten gleichzeitig die hämodynamischen sowie metabolischen Voraussetzungen in der Muskulatur verbessern.* Damit trägt es maßgeblich zur Ausprägung bzw. zum Erhalt einer gesunden, funktionsfähigen Muskulatur selbst bei und beeinflußt darüber hinaus u.a. auch das kardiopulmonale System positiv, da letzteres nur den Diener für die sich im Muskel abspielenden Durchblutungs- und Stoffwechselmechanismen darstellt (HOLLMANN 1990, 80-81).

Gleichzeitig ist zu betonen, daß es weiterer systematischer Untersuchungen bedarf, um die Möglichkeiten bzw. Grenzen der Wirkungsweise vor allem von kraftausdauerorientierten Langzeittrainingsprogrammen auf den aktiven Bewegungsapparat umfassender aufhellen und absichern zu können.

5.1.2 Die muskuläre Leistungsfähigkeit und Trainierbarkeit im höheren Lebensalter

Anliegen der nachfolgenden beiden Abschnitte ist es, die Frage nach den Alternsveränderungen der muskulären Leistungs- und Funktionsfähigkeit zu beantworten und zugleich zu analysieren, welche Möglichkeiten der Adaptabilität der Skelettmuskulatur im fortgeschrittenen Lebensalter gegeben sind.

5.1.2.1 Veränderungen der muskulären Leistungsfähigkeit im Alternsgang

Im allgemeinen kann davon ausgegangen werden, daß die Skelettmuskulatur unter normalen Lebensbedingungen bei gesunden Erwachsenen bereits nach dem 2. bis 3. Lebensjahrzehnt an Leistungsfähigkeit einbüßt. Es kommt zu einer schrittweisen Abnahme von Muskelkraft, -masse und -kraftausdauer verbunden mit einer Verringerung der Arbeitsökonomie der Muskulatur, die sich vor allem in einem vermehrten ATP-Bedarf und erhöhtem Sauerstoffverbrauch für die ATP-Synthese bei vergleichbarer Arbeit ausdrückt (DORNER 1991, 287; LANG/LANG 1993, 430).

Reviews (vgl. u.a. VANDERVOORT/HAYES/BELANGER 1986; AOYAGI/SHEPHARDT 1992), die die vorliegenden Studienergebnisse zusammenfassen, weisen darauf hin, daß *der durchschnittliche Verlust an maximaler Kraft im Alternsverlauf zwischen 30 bis 40 Prozent beträgt*. Dabei ist bis zum Alter von etwa 45 Jahren ein relativ geringer und danach ein beschleunigter Kraftabfall zu verzeichnen, der in über 25prozentigen Krafteinbußen im Alter von 65 Jahren resultiert. In eigenen Analysen ausgewertete empirische Befunde von Querschnittsstudien, die in der Literatur mitgeteilt wurden, bestätigen diesen Trend der Maximalkraftveränderung im Alter (vgl. Tab. 8). Danach kommt es ab dem 50. Lebensjahr unabhängig vom Geschlecht zu Krafteinbußen der oberen und unteren Extremitätenmuskulatur von durchschnittlich etwa 10 Prozent pro Lebensdekade, wogegen in jüngeren Jahren die Verlustraten um die Hälfte bis ein Drittel geringer sind. Auch bezüglich der Körperstammmuskulatur kann von ähnlichen altersbegleitenden Kraftveränderungen ausgegangen werden. WEIDNER (1989, 193) überprüfte die durchschnittlichen statischen Maximalkraftwerte der Rumpfmuskulatur weiblicher (n=18) und männlicher (n=16) Untrainierter der Altersspanne 20 bis 39 Jahre (Altersdurchschnitt jeweils 34) und verglich sie mit denen der 40 bis 59jährigen (19 Frauen, Altersdurchschnitt 48; 18 Männer, Altersdurchschnitt 45). Der altersbezogene signifikante Rückgang betrug für die vordere Rumpfmuskulatur 8 Prozent (Frauen) bzw. 12 Prozent (Männer) sowie die Rückenstreckmuskulatur 8 Prozent (Frauen) bzw. 5 Prozent (Männer).

Tab. 8: Alternsveränderungen der Maximalkraft (Querschnittsstudien)
(Signifikanzniveau: *=p≤0,05, **=p≤0,01, ***=p≤0,001; oA=ohne Angabe)

Jahr	Autoren	Probanden		Maximalkraftveränderung		
		n	Alter	Muskelgruppe	d%	sig
MÄNNER						
1979	Larsson u.a.	114	43-70	Knieextension	-28,1	*
1989	Borges	63	50-70	Knieextension	-23,1	*
				Knieflexion	-20,4	*
1991	Frontera u.a.	86	51-69	Knieextension	-21,4	***
				Knieflexion	-20,0	***
				Ellenbogenextension	-20,8	***
				Ellenbogenflexion	-21,0	***
1992	Clarke u.a.	30	20-50	Ellenbogenflexion	-19,8	*
FRAUEN						
1989	Borges	45	50-70	Knieextension	-19,7	*
				Knieflexion	-25,0	*
1991	Frontera u.a.	114	50-69	Knieextension	-20,5	***
				Knieflexion	-17,5	***
				Ellenbogenextension	-19,4	***
				Ellenbogenflexion	-17,8	***

Der Maximalkraftverlust geht mit einer vergleichbaren Abnahme an Muskelmasse im Alter einher, was auf eine kausale Beziehung zwischen beiden hindeutet (GRIMBY/SALTIN 1983, 214; FRONTERA u.a. 1991, 647). WEICKER (1996, 241) kommt basierend auf der Analyse vorliegender Untersuchungen zu dem Ergebnis, daß die prozentuale Verminderung der Muskelmasse bei Untrainierten ab dem 40. Lebensjahr zwischen 3 bis 5 Prozent je Dekade liegt und ab dem 60. bis 70. Lebensjahr 8 bis 10 Prozent erreichen kann. Die eigene Auswertung vorliegender Querschnittsstudien bekräftigt diese Resultate (vgl. Tab 9), ohne die vom o.g. Autor festgestellten, um etwa 10 Prozent geringeren Verlustraten bei Frauen im Vergleich zu den Männern belegen zu können. Eine weitestgehende Bestätigung finden diese verallgemeinerten Ergebnisse auch durch eine Autopsiestudie von LEXELL u.a. (1988, 284), die an 43 Männern im Alter von 20 bis 80 Jahren, bei denen vor Eintritt des Unfalltodes keine Erkrankungen vorgelegen hatten, vorgenommen wurde. Neben der anhand des Vastus lateralis ermittelten signifikanten Beziehung (p<0,001) zwischen Lebensalter und Muskelquerschnitt wurde eine durchschnittliche Reduktion des Muskelquerschnitts zwischen dem 20. und 80. Lebensjahr von 40 Prozent festgestellt, wobei die größten Verlustraten nach dem 50. Lebensjahr auftraten.

Tab. 9: Alternsveränderungen der Gesamtkörpermuskelmasse (Querschnittsstudien)
(Signifikanzniveau: *=p≤0,05, **=p≤0,01, ***=p≤0,001; oA=ohne Angabe)

Jahr	Autoren	Probanden		Gesamtkörpermuskelmasseveränderung		
		n	Alter	d%	sig	Indikator
MÄNNER						
1988	Fleg/Lakatta	83	30-70	-23,4	***	Urinkreatiningehalt
1991	Frontera u.a.	86	51-69	-8,0	***	fettfreie Körpermasse
				-9,7	**	Urinkreatiningehalt
1991	Bemben u.a.	153	22-73	-18,7	**	fettfreie Körpermasse
1992	Clarke u.a.	30	20-50	-7,3	*	fettfreie Körpermasse
FRAUEN						
1988	Fleg/Lakatta	101	30-70	-22,0	***	Urinkreatiningehalt
1991	Frontera u.a.	114	50-69	-10,6	***	fettfreie Körpermasse
				-19,6	***	Urinkreatiningehalt
MÄNNER u. FRAUEN						
1977	Tzankoff/Norris	959	20-97	-33,0	*	Urinkreatiningehalt

Ausgehend vom gegenwärtigen Erkenntnisstand ist der alternsbegleitende Verlust an Muskelmasse bzw. -querschnitt durch eine Verminderung der Muskelfaserquerschnittsfläche und der Muskelfaseranzahl bedingt (HERRMANN 1987, 405; AOYAGI/SHEPHARDT 1992, 382; EHRSAM/AESCHLIMANN 1994, 67). In der oben erwähnten Autopsiestudie fanden LEXELL u.a. (1988, 285-286) eine durchschnittliche signifikante Verringerung (p<0,05) aller Muskelfaserquerschnitte des Vastus lateralis zwischen dem 20. und 80. Lebensjahr um 26 Prozent. Gleichzeitig konnte eine signifikante Beziehung (p<0,001) zwischen der Faseranzahl dieses Muskels und dem Alter nachgewiesen werden. Der durchschnittliche Muskelfaserverlust, der mit dem 25. Lebensjahr einsetzte und sich nach dem 50. Lebensjahr beschleunigte, betrug vom 20. bis 80. Lebensjahr 39 Prozent.

Kontrovers wird noch diskutiert, ob der Muskelfaserquerschnittsverringerung oder der Abnahme der Muskelfaserzahl das Primat bei der Muskelmasseeinbuße zukommt und ob davon die Muskelfasertypen unterschiedlich stark betroffen sind. WEICKER (1996, 243) geht in einem aus literaturanalytischen Arbeiten generierten Standpunkt, für den die Mehrzahl der Literaturbefunde spricht, davon aus, daß die altersabhängige Faseranzahl nach der 6. Dekade wahrscheinlich die Muskelquerschnittsfläche stärker reduziert als die Abnahme der Fasergröße und die Typ II-Fasern von beiden Veränderungen besonders betroffen sind.

Neben der Muskelfaserquerschnittsflächenverringerung, die vor allem durch die beeinträchtigte Proteinbiosynthese der Myofilamente bedingt ist, und der Faserzahlabnahme, die primär auf einen Verlust von Motoneuronen zurückgeführt wird, ist die

Abnahme der Maximalkraft im Alter anscheinend auch durch eine verringerte willkürliche Aktivierungsfähigkeit (verschlechterte Rekrutierung der motorischen Einheiten) mit beeinflußt. Darauf verweisen Befunde, nach denen es im Alter zu einer stärkeren Reduktion der bei maximaler willkürlicher Kontraktion erzielten höchstmöglichen Kraft gegenüber der elektrisch stimulierten Maximalkraft kommt (AOYAGI/SHEPHARDT 1992, 383; WEICKER 1996, 245).

Im Vergleich zur Maximalkraft- und Muskelmasseveränderung liegen nur wenige Ergebnisse und Erklärungsansätze zur Kraftausdauerleistungsfähigkeit im Alter vor, die zum Teil noch widersprüchlichen Charakter tragen. Unbestritten ist, daß im Alternsgang die Kraftausdauer, gemessen bei gleicher absoluter Widerstandsintensität, aufgrund der Maximalkraftreduktion ebenfalls abnimmt. Das zeigen u.a. Untersuchungsergebnisse von WEIDNER (1989, 194), wo bei Untrainierten nach dem 3. Lebensjahrzehnt im Verlaufe von etwa 10 bis 15 Jahren beim dynamischen kraftausdauerbetonten Leistungsvermögen der Bauchmuskulatur (Testübung: Rumpfaufrichten aus der Rückenlage) Verlustraten bis zu 30 Prozent auftraten. Bestätigt wird diese Tendenz durch eine Untersuchung, in der für den Test "Liegestützbeugen", der die Kraftausdauer im Schultergürtel-Arm-Bereich prüft, vom 30. bis zum 60. Lebensjahr ein Leistungsverlust von bis zu über 45 Prozent nachgewiesen wurde (ISRAEL/WEIDNER/STENGEL 1986, 132; EHRLER 1989, 40-42). Diese erheblichen Einbußen der dynamischen Kraftausdauerleistungen werden verständlich, wenn man bedenkt, daß es neben der Verringerung der Maximalkraft zugleich im allgemeinen zu einer Erhöhung des bei den Tests zu bewältigenden Körpergewichts im Alternsverlauf kommt.

Weniger einheitlich sind dagegen die Befunde bei Kraftausdaueranforderungen, die mit bezogen auf die individuelle Maximalkraft gleichen relativen Widerstandsintensitäten zu erbringen sind. Bei diesen von der Maximalkraft weitestgehend unabhängigen Kraftausdauerleistungen wird teilweise von einem mehr oder weniger unveränderten Niveau im Alternsgang und der sie bedingenden hämodynamischen und metabolischen Voraussetzungen ausgegangen (AOYAGI/SHEPHARDT 1992, 387). Andere Ergebnisse sprechen dagegen auch hier eher für eine Abnahme im fortschreitenden Alter. CLARKE/HUNT/DOTSON (1992, 304) überprüften in einer Querschnittsuntersuchung bei gesunden untrainierten Männern im Alter von 20 bis 50 Jahren, die über einen Zeitraum von 6 Minuten maximale isometrische Kontraktionen im Zweisekundenrhythmus (30 Kontraktionen je Minute) zu absolvieren hatten, die statische Kraftausdauer der Ellenbogenflexoren. Sowohl bei der absoluten statischen Kraftausdauer (Summe aller gemessenen Kraftwerte über 6 min.) wie auch der relativen Kraftausdauer (auf die Maximalkraft bezogene Kraftausdauer) kam es zu signifikanten Abnahmen ($p<0,05$) von 24,1 bzw. 36,4 Prozent, wobei nach dem 35. Lebensjahr größere Verlustraten als davor zu verzeichnen waren. Unter besonderer Berücksichtigung der relativierten, von der Maximalkraft unabhängigen Kraftausdauerwerte ist davon auszugehen, daß diese Alternsveränderungen ihre Ursachen vordergründig im metabolischen bzw. hämodynamischen Bereich haben.

In der Literatur wird diesbezüglich im ansteigenden Alter auf die Verminderung wesentlicher Energiespeicher verwiesen. So nimmt der Gehalt an ATP (um 25-35 %), Kreatinphosphat sowie Glykogen (bis zu 50 %) im alternden Muskel ab. Weiterhin wird von einer Verschlechterung der Muskelkapillarisierung sowie einer Abnahme des Myoglobingehaltes, der Mitochondrienzahl und -größe (bis zu 25 %iger geringerer mitochondrionaler Volumenanteil) und damit verbunden der oxidativen und glykolytischen Enzymaktivität im Muskel ausgegangen, wodurch u.a. ein um 35 bis 50 Prozent reduzierter Sauerstoffumsatz im Skelettmuskel bedingt ist (HOLLMANN/HETTINGER 1980, 622; STRAUZENBERG u.a. 1990, 169-170; DORNER 1991, 287-288). Aufgrund dieser Veränderungen kommt es in der Muskulatur neben der Verringerung der maximalen anaeroben Kapazität vor allem zu einer deutlichen Reduzierung des aeroben Stoffwechsels und damit insgesamt zu einer wesentlichen Beeinträchtigung der Kaftausdauer.

5.1.2.2 Adaptabilität der Skelettmuskulatur im fortgeschrittenen Alter

Ähnliche wie für das zunehmende Alter typische Anzeichen einer Abnahme der muskulären Leistungsfähigkeit zeigen sich bereits nach einer relativ kurzfristigen Gelenkimmobilisation. Geht man davon aus, daß der Bewegungsmangel in gewisser Weise als Vorstufe der Immobilisierung zu betrachten ist, dann legt das die Vermutung nahe, daß die dargestellten Alternsveränderungen der Skelettmuskulatur und die damit unmittelbar im Zusammenhang stehende nachlassende körperliche Leistungsfähigkeit und Gesundheit im Alternsgang nicht ausschließlich physiologisch, sondern auch teilweise inaktivitätsbedingt sind. D.h., nicht im biologisch determinierten Altern allein, sondern im mit dem zunehmenden Lebensalter im allgemeinen verbundenen steigenden Bewegungsmangel, wäre eine Ursache der muskulären Deadaptationen zu sehen (POLLOCK/WILMORE/FOX 1984, 137; WILMORE/COSTILL 1988, 312).

Gestützt wird diese Annahme durch weitere Aspekte. So weisen eine ganze Reihe von empirischen Untersuchungen darauf hin, daß im Alter vor allem die Typ II-Muskelfasern im Vergleich zu den Typ I-Fasern von der Querschnittsflächenabnahme stärker betroffen sind. Da die motorischen Nerven der Typ II-Fasern bei der Erregungsübertragung im Rückenmark einen höheren Schwellenwert besitzen und daher bei geringeren körperlichen Belastungen nicht bzw. nur limitiert an der Muskelkontraktion beteiligt sind, könnte dies auf eine im Alter verringerte motorische Alltagsbeanspruchung hindeuten (CHARETTE u.a. 1991, 1915; BAUM 1995, 219). Zu der Meinung, daß eine abnehmende körperliche Alltagsaktivität - und damit nachlassende muskuläre Belastungsreize - erheblich die reduzierte muskuläre Leistungsfähigkeit im Alter mit bedingen, passen auch die Befunde von BASSEY/BENDALL/PEARSON (1988, 87) sowie PETROFSKI/LIND (1975, 92). Dabei bestand zum einen bei über 65jährigen Männern eine positive Korrelation zwischen der täglichen Schrittzahl und der Kraft der Wadenmuskulatur. Zum anderen konnten bei 100 Arbeitern einer Maschinenfabrik, die im Mittel der gleichen Arbeitsbelastung ausgesetzt waren, in der untersuchten Altersspanne (22- bis 62jährige) keine altersbezogenen Unterschiede bezüglich der Maximalkraft und der maximalen Haltezeit bei 40 Prozent der willkürlichen Maximalkraft der Unterarme ermittelt werden.

Auf die Tatsache, daß die Muskulatur bei entsprechender körperlicher Aktivität bis ins hohe Alter auf leistungsfähigem Niveau gehalten werden kann, verweisen auch regelmäßig unter erhöhten muskulären Anforderungen trainierende Alterssportler (z.B. Altersturner, Akrobaten, Kraftsportler), die nach dem 50. Lebensjahr oftmals über eine größere Leistungsfähigkeit der Muskulatur als untrainierte Personen im Alter von 20 bis 30 Jahren verfügen (ISRAEL u.a. 1982, 300; BRINGMANN 1984, 99; KARBE 1987, 23; TESCH 1994, 369). Untersuchungen an Altersturnern beispielsweise ergaben bei Männern mit einem durchschnittlichen Alter von 59 Jahren, die seit dem 14. Lebensjahr regelmäßig am Turnen teilnahmen, einen etwa dreimal so grossen Muskelindex wie bei altersentsprechenden Nichtsportlern (STRAUZENBERG 1982, 86). KLITGAARD u.a. (1990, 45- 48) konnten bei seit 12 bis 17 Jahren regelmäßig dreimal wöchentlich trainierenden älteren Kraftsportlern (Durchschnittsalter 69) Maximalkraftwerte der Beinstrecker und Armbeuger ermitteln, die 72 bzw. 38 Prozent über denen einer altersentsprechenden Kontrollgruppe (Untrainierte) lagen und sich nicht signifikant von denen junger Untrainierter (Altersdurchschnitt 28) unterschieden. Die Resultate der Kraftüberprüfung spiegelten sich ebenfalls in den Muskelquerschnittsmessungen wider. Die krafttrainierten Alterssportler wiesen um 18 (M. quadriceps femoris) bzw. 29 Prozent (M. biceps brachii/brachialis) höhere Muskelquerschnitte als die gleichaltrigen Untrainierten auf, wogegen sich auch hier keine wesentlichen Unterschiede in Bezug zur 40 Jahre jüngeren untrainierten Vergleichsgruppe zeigten.

Und letztlich seien noch Querschnittsuntersuchungen an 864 sportlich aktiven bzw. inaktiven männlichen und weiblichen Probanden im Alter zwischen 30 und 60 Jahren genannt, wo bei den Untrainierten im Vergleich zu den Trainierten steilere Abfälle der Kraftleistungen mit zunehmenden Lebensalter zu verzeichnen waren. D.h., die sportlich Aktiven verfügten nicht nur über ein höheres Niveau an Kraftfähigkeiten, sondern konnten zudem noch eine geringere Kraft-Verlustrate im Alternsgang aufweisen, was als Indikator für den Anteil der körperlichen Inaktivität bei Krafteinbußen im Alter zu werten ist (ISRAEL 1994, 319).

Die bisher aufgeführten Befunde, die annehmen lassen, daß die Abnahmen an muskulärer Leistungsfähigkeit im Alter nicht durch den Alterungsprozeß per se bedingt sind, sondern durch reduzierte muskuläre Alltagsbelastungen wesentlich beeinflußt werden, deuten zugleich auf die Trainierbarkeit der Skelettmuskulatur im Alter hin. Sie sind jedoch bezüglich ihrer Kausalität noch nicht eindeutig. Es bleibt die Frage bestehen, ob ältere, ex- oder implizit Krafttrainierte muskulär leistungsfähiger sind, weil sie sich höher belasten oder ob ihnen die höhere Belastbarkeit bis ins höhere Alter durch eine genetisch günstige Disposition erst ermöglicht wird.

Bei der Beantwortung dieser Frage helfen Längsschnittuntersuchungen weiter, die die Überprüfung der Wirkungen des Krafttrainings bei bis dahin untrainierten Älteren zum Gegenstand haben. Die Zahl der diesbezüglichen Studien, die bei Männern und Frauen bis ins hohe Alter durchgeführt wurden, ist mittlerweile beachtlich. *Im Ergebnis des in der Mehrzahl der Fälle eingesetzten intensiven Krafttrainings* (vgl. Tab. 10; Trainingsmethodik vgl. Anhang, Tab. 6A u. 7A), *kam es* - unabhängig von der gewählten Programmvariante - *in allen Untersuchungen zu wesentlichen Steigerungen der muskulären Leistungsfähigkeit.* Bei den im Mittel zwischen 63 und 90jährigen Männern und Frauen konnten nach einer Programmdauer von in der Regel 8 bis 12 Wochen bei dreimal wöchentlichem Training in der ausschließlich überprüften Extremitätenmuskulatur Kraftgewinne bis zu über 200 Prozent und bezogen auf die Trainingeinheit bis über 7 Prozent festgestellt werden (vgl. auch SPIRDUSO 1995, 135; EHRSAM/ZAHNER 1996, 195; LEXELL 1997, 98).

Interessant sind in diesem Zusammenhang auch die Untersuchungsergebnisse von EHRSAM u.a. (1995, 8), die nachweisen, daß zumindest kurzfristig bei älteren Untrainierten selbst ein einmaliges Krafttraining pro Woche zu wesentlichen Kraftgewinnen führt. Nach 8 Wochen konnte in einer Versuchsgruppe (23 Frauen und Männer im Alter von 67 bis 88 Jahren) durch eine wöchentliche Trainingseinheit (8 Körperübungen für die wesentlichsten Muskelgruppen, Widerstandsintensität 50-75 % der Maximalkraft, 1-2 Serien je Übung, 10-15 Wiederholungen pro Serie) ein durchschnittlicher Kraftzuwachs von 15 Prozent erreicht werden, während eine alters- und geschlechtsentsprechende nichttrainierende Kontrollgruppe keine signifikanten Kraftveränderungen erkennen ließ. In einer zweiten Versuchsgruppe (9

Tab. 10: Muskuläre Effekte des intensiven Krafttrainings im höheren Lebensalter (TW=Trainingswochen, TH=Trainingshäufigkeit; a=absolute Entwicklung; r= Entwicklung pro Trainingseinheit; A=isot. konst. Tests, B=isot. variable Tests, C=isokin. Tests, D=isometr. Tests; EF=Ellenbogenflexoren, EE=Ellenbogenextensoren, AAB=Armabduktoren, AD=Armadduktoren, KF=Knieflexoren, KE=Knieextensoren, HE=Hüftextensoren, HF=Hüftflexoren; Signifikanzniveau: *=p≤0,05, **=p≤0,01, ***=p≤0,001; ns=nicht signifikant, oA=ohne Angabe; [1]nur im dominanten rechten Bein, [2]Gesamtmuskelvolumen, [3]Kraftentwicklung beim 10 RM-Test, [4]Kraftentwicklung beim 6 RM-Test, [5]Kraftentwicklung beim 6sec. isometr. Maximaltest)

Jahr	Autoren	Prob. n	Prob. Alt ∅	TW	TH	Muskelgruppe	Maximalkraftänderung d% a	Maximalkraftänderung d% r	Maximalkraftänderung sig	Maximalkraftänderung Testspez.	Musk.querschnitt d%	Musk.querschnitt sig
MÄNNER												
Isotonisches Krafttraining bei konstantem Widerstand												
1980	Moritani/deVries	5	70	8	3	EF	22,6	0,9	***	D	1,5	ns
1988	Frontera u.a.	12	66	12	3	KE	112,0	3,3	***	A	10,6	**
						KE	9,3	0,3	*	C		
						KE	6,6	0,2	*	D		
						KF	227,0	6,5	***	A		
						KF	16,6	0,5	*	C		
						KF	15,1	0,4	*	D		
1990	Brown u.a.	14	63	12	3	EF	48,4	1,3	*	A	17,4	***
						EF	8,8	0,2	**	C		
						EF	oA		ns	D		
						KE	23,0	0,6	***	A	9,9 [1]	**
						KE	17,5	0,5	***	C		
1993	McCartney u.a.	11	66	12	3	EF	53,0	1,5	*	A		
						KE	24,0	0,7	*	A		
Isotonisches Krafttraining bei variablem Widerstand												
1989	Craig u.a.	9	63	11	3	EE	28,1 [4]	0,9	*	B		
						KE	34,0 [4]	1,0	*	B		
Kombiniert isometrisches u. isotonisches Krafttraining bei konstantem Widerstand												
1992	Grimby u.a.	9	81	10	2-3	KE	10,0	0,4	*	C	2,8	*
Kombiniert isokinetisches u. isotonisches Krafttraining bei konstantem Widerstand												
1993	Roman u.a.	5	68	12	2	EF	37,9	1,6	*	C	22,6	*
											13,9 [2]	*
FRAUEN												
Isotonisches Krafttraining bei konstantem Widerstand												
1991	Charette u.a.	13	70	12	3	KE	92,6	2,6	***	A		
						KF	115,3	3,2	***	A		
1996	Hartard u.a.	16	64	24	2	KE/HE	39,3	0,8	***	A		
						HF	56,6	1,2	***	A		
						HE	72,3	1,5	***	A		
						AAB	75,3	1,6	***	A		
						AAD	68,5	1,4	***	A		

Tab. 10 (Forts.): Muskuläre Effekte des intensiven Krafttrainings im höheren Lebensalter

MÄNNER u. FRAUEN (gemischt)												
Isotonisches Krafttraining bei konstantem Widerstand												
1961	Perkins/Kaiser	10	74	6	3	KE	63,9 [3]	3,6	*	A		
1990	Fiatarone u.a.	9	90	8	3	KE	177,0	7,4	***	A	9,0	*
1994	Fiatarone u.a.	25	86	10	3	KE/HE	91,8	3,0	***	A	2,0	ns
Isotonisches Krafttraining bei variablem Widerstand												
1989	Hagberg u.a.	23	72	26	3	KE	9,2	0,1	*	B		
						EE	17,9	0,2	*	B		
Isometrisches Krafttraining												
1961	Perkins/Kaiser	10	74	6	3	KE	57,3 [5]	3,2	*	D		

Frauen und Männer im Alter zwischen 71 und 88 Jahren), die das identische Trainingsprogramm über den gleichen Zeitraum hinweg zweimal wöchentlich absolvierte, waren mittlere Kraftsteigerungen von rund 20 Prozent zu verzeichnen.

Neben dem geringen Kraftausgangsniveau der Probanden war das Ausmaß der in den o.g. Studien (vgl. Tab. 10) ermittelten Kraftsteigerungen vor allem von der Testspezifik abhängig. Die Kraftzuwachsraten fielen um so höher aus, je stärker die Testübung der Trainingsübung hinsichtlich Bewegungsstruktur, Muskelkontraktionsform und Widerstandscharakteristik entsprach. So konnten beispielsweise FRONTERA u.a. (1988, 1039) nach 12wöchigem isotonischen Krafttraining an der Beinmaschine (konstanter Widerstand) Maximalkraftverbesserungen gemessen am gleichen Gerät bei identischer Übungsausführung für die Knieextensoren von 112 Prozent und die Knieflexoren von 227 Prozent feststellen. Dagegen ergaben die isokinetischen und isometrischen Maximalkraftüberprüfungen wesentlich geringere Kraftgewinne für die Kniestrecker von 9,3 bzw. 6,6 Prozent und die Kniebeuger von 16,6 bzw. 15,1 Prozent.

Die Abhängigkeit der Maximalkraftzuwächse von der Testspezifik weist auf die große Bedeutung neuromuskulärer bzw. neuronaler Adaptationen im Sinne verbesserter intra- und intermuskulärer Koordination für die Kraftverbesserungen im höheren Alter hin (MORITANI/DEVRIES 1980, 678; DORNER 1991, 290; GRIMBY u.a. 1992, 2522; MORITANI 1994, 268; FIATARONE u.a. 1994, 1774).

Gleichzeitig ist jedoch zu konstatieren, daß selbst im hohen Alter auch von trainingsbedingten morphologischen Adaptationen auszugehen ist, die zu den Kraftsteigerungen beitragen. Dafür sprechen die gleichfalls in verschiedenen Krafttrainingsstudien bei Älteren mittels Computertomographie nachgewiesenen signifikanten Querschnittsvergrößerungen der trainierten Muskulatur (vgl. Tab. 10). Diese werden bestätigt durch Ergebnisse von Muskelbiopsien, die in einzelnen Untersuchungen

(FRONTERA u.a. 1988, 1039; BROWN/MCCARTNEY/SALE 1990, 1728; MOROZ u.a. 1990, 64; CHARETTE u.a. 1991, 1914; ROMAN u.a. 1993, 752) vorgenommenen wurden und wo gleichfalls trainingsbedingte Vergrößerungen vorrangig der Typ II-, aber auch der Typ I-Faserquerschnittsflächen bei älteren Männern und Frauen beobachtet werden konnten.

Die angeführten Befunde relativ kurzzeitiger Trainingsinterventionen werden durch eine längerfristige Studie von DOBREV (1969, 8-9) bestätigt. In einer Längsschnittuntersuchung wurde über zwei Jahre die Wirkung eines intensiven dynamischen Krafttrainings mit Gewichten bei 25 untrainierten männlichen Probanden im Alter von 60 bis 73 Jahren überprüft. Das die Gesamtkörpermuskulatur erfassende Stationstraining erfolgte dreimal wöchentlich 60 bis 90 Minuten nach der Methode der wiederholten submaximalen Krafteinsätze (Widerstandsintensität 40-90 % der individuellen Maximalkraft, 3-6 Serien pro Übung bei 2-15 Wiederholungen je Serie). Im Ergebnis des Trainings kam es zu signifikanten durchschnittlichen Steigerungen der maximalen Arm- bzw. Beinkraft von 59 Prozent sowie der Kraftausdauer der Armbeuger und -strecker von 258 Prozent (gleiche absolute Gewichtsbelastung im Prä- und Posttest). Die Kraftverbesserungen gingen mit wesentlichen Zunahmen des Umfangs der Schultern (8 %) bzw. Oberarme (6 %) und weniger der Brust (1,7 %) bzw. Oberschenkel (2 %) einher, was auf eine Muskelhypertrophie hindeutet.

Nicht unerwähnt soll bleiben, daß intensives Krafttraining im Alter auch positive Auswirkungen auf die muskuläre Ausdauerleistungsfähigkeit bei wiederholten maximalen konzentrischen Kontraktionen hat. So konnten GRIMBY u.a. (1992, 2520) bei 50 maximalen isokinetischen Kontraktionen der Knieextensoren und ROMAN u.a. (1993, 752) bei 25 isokinetischen Maximalkontraktionen der Ellenbogenflexoren eine über den Kraftabfall gemessene signifikante Zunahme der Ermüdungswiderstandsfähigkeit von 49 bzw. 29 Prozent ermitteln. Die Autoren bestätigten damit einen zuvor bereits von FRONTERA u.a. (1990, 330) erhobenen Befund und führen übereinstimmend die Kraftausdauerverbesserungen auf eine gleichzeitig festgestellte Zunahme der oxidativen Kapazität (signifikante Steigerung der Citratsynthetaseaktivität bis zu 38 % u. Kapillardichte um 15 %) in den trainierten Muskeln zurück. Diese Resultate zur Kraftausdauerförderung, die sicherlich auch durch verbesserte intra- und intermuskuläre Koordination mit verursacht sind, lassen annehmen, daß im Gegensatz zu Jüngeren durch intensives Krafttraining bei Älteren vor allem bedingt durch das geringe Ausgangsniveau auch die oxidative Stoffwechselkapazität positiv zu beeinflussen ist.

Bisher kaum systematisch untersucht wurden die muskulären Auswirkungen von moderateren, mehr kraftausdauerorientierten Belastungen im höheren Alter. Hierzu liegen nur einzelne Studien vor, die zudem noch zum Teil weniger gut konzipiert erscheinen und widersprüchliche Ergebnisse beinhalten (vgl. Tab. 11).

Tab. 11: Muskuläre Effekte des kraftausdauerorientierten Muskeltrainings im höheren Lebensalter
(TW=Trainingswochen, TH=Trainingshäufigkeit; C=isokin. Tests, D=isometr. Tests; KF=Knieflexoren, KE=Knieextensoren; Signifikanzniveau: *=p≤0,05, **=p≤0,01, ns=nicht signifikant)

Jahr	Autoren	Prob.		TW	TH	Musk.-gruppe	Maximalkraftänderung				Musk.faserquerschn.			
		n	Alt ∅				d%		sig	Test-spez.	Typ I		Typ II	
							a	r			d%	sig	d%	sig
MÄNNER														
Isotonisches Krafttraining bei konstantem Widerstand														
1982	Larsson	6	59	15	2	KE	7,5	0,3	ns	C/D	37,8	*	51,5	**
Kombiniert isometrisches u. isotonisches Krafttraining bei konstantem Widerstand														
1981	Aniansson/ Gustafsson	12	71	12	3	KE	9-22	0,3-0,6	*	C/D	-14	*	5,7	ns
FRAUEN														
Kombiniert isometrisches u. isotonisches Krafttraining bei konstantem Widerstand														
1990	Riel/Bernett	10	68	5	2	KE KE KF KF	27,0 119,4 29,7 24,8	2,7 11,9 3,0 2,5	* * * *	C D C D				

Bei Männern im 6. bis 7. Lebensjahrzehnt konnten nach 12 bis 15 Wochen Kraftausdauertraining (2-3 Trainingseinheiten pro Woche, geringe Widerstandsintensität unter Nutzung des eigenen Körpergewichts bzw. leichter Gewichte, bis 30 Wiederholungen je Übung) unter Betonung der unteren Extremitätenmuskulatur isometrisch bzw. isokinetisch gemessene Maximalkraftgewinne der Knieextensoren zwischen 7,5 und 22 Prozent (0,3-0,6 % pro Trainingseinheit), die nur zum Teil signifikant waren, festgestellt werden (ANIANSSON/GUSTAFSSON 1981, 91; LARSSON 1982, 204).

Parallel durchgeführte Muskelfaserquerschnittsanalysen ergaben zumindest in einer Studie (LARSSON 1982, 204) signifikante Querschnittsflächenzunahmen der Typ I- und Typ II-Fasern, wodurch die Probanden nach Abschluß des Trainings Muskelfaserareale aufwiesen, die denen 30 Jahre jüngerer Vergleichspersonen entsprachen.

Mit älteren Frauen (Altersdurchschnitt 68) wurde nur eine Studie (RIEL/BERNETT 1990, 4) durchgeführt, die aufgrund der Belastungsstruktur des überprüften Krafttrainingsprogrammes (Widerstandsintensität 50-60 % der ind. Maximalkraft, 15-20

Wiederholungen pro Übung) als kraftausdauerorientiert einzustufen ist. Nach 5 Wochen konnten im Ergebnis zweimal wöchentlich erfolgter dynamischer und isometrischer Kraftbelastungen der Kniestrecker und -beuger isokinetisch bzw. isometrisch erfaßte, signifikante Maximalkraftverbesserungen von 27 bzw. 119 Prozent (Knieextensoren) bzw. 30 und 25 Prozent (Knieflexoren) nachgewiesen werden.

Aufgrund der begrenzten Zahl der vorliegenden Untersuchungen zum Kraftausdauertraining ist vorerst mit der gebotenen Vorsicht abzuleiten, daß ähnlich wie durch intensiveres Krafttraining auch durch moderate kraftausdauerorientierte Belastungen - entsprechend gut konzipierte Programme vorausgesetzt - im höheren Alter funktionelle und morphologische muskuläre Defizite abgebaut bzw. kompensiert werden können. Weitere empirische Untersuchungen zu den diesbezüglich gegebenen Möglichkeiten, aber auch Grenzen, sind hier besonders notwendig, da die Kraftausdaueranforderungen zum einen eine altersadäquatere Belastungsform verkörpern als das beim intensiven Krafttraining der Fall ist und andererseits eine breitere, gesundheitsfördernde Wirksamkeit (u.a. im metabolischen und hämodynamischen Bereich) erwarten lassen.

Auf der Grundlage der vorliegenden Befunde ist einzuschätzen, daß *die im Alter zu verzeichnenden Einbußen an muskulärer Leistungsfähigkeit nicht allein biologisch, sondern partiell auch inaktivitätsbedingt sind. Die Adaptabilität und Trainierbarkeit der Muskulatur bleibt prinzipiell auch im fortgeschrittenen Lebensalter (bis ins 9. Lebensjahrzehnt) erhalten*, wenn auch sicherlich die funktionellen und strukturellen Umstellungen auf einem niedrigeren Niveau und langsamer als in jungen Jahren verlaufen (NEUMANN 1976, 40; HETTINGER 1983, 139; BRINGMANN 1984, 99; KARBE 1987, 27; STRAUZENBERG u.a. 1990, 171; ISRAEL 1994, 320).

Der physiologische Alterungsprozeß der Muskulatur kann zwar durch Trainingsmaßnahmen nicht aufgehoben, aber merklich verzögert und auf das unabänderliche genetisch festgelegte Maß beschränkt werden (WEICKER 1996, 240). *Regelmäßige altersangepaßte Kraftbeanspruchungen*, wie sie im Rahmen des primärpräventiven Krafttrainings erfolgen, *helfen wirksam der inaktivitätsbedingten Abnahme der muskulären Leistungsfähigkeit im Alter vorbeugen*. Dadurch wird es möglich, die motorische Alltagsmobilität (Gehen, Treppensteigen, Tragen von Lasten u.ä.) zu erhalten, worauf u.a. die in Untersuchungen festgestellten signifikanten Zusammenhänge zwischen Quadrizeps-Kraft und Gehgeschwindigkeit bei 90jährigen (FIATARONE u.a. 1990, 3031) sowie zwischen der Kraft des Trizeps surae und Gehgeschwindigkeit bei 60 bis 70jährigen (BASSEY/BENDALL/PEARSON 1988, 87) hinweisen. Darüber hinaus kann der zunehmenden Sturzgefahr mit ihren folgenschweren Auswirkungen begegnet sowie die Selbständigkeit, das Selbstwertgefühl und die damit verbundene Lebensqualität und das Wohlbefinden im fortschreitenden Alter gesichert werden (AOYAGI/SHEPHARD 1992, 391; MINNE 1993, 2; FIATARONE u.a. 1994, 1775; PLATEN 1995, 48; BAUM 1995, 214; EHRSAM/ZAHNER 1996, 203-204; WEICKER 1996, 248).

5.1.3 Zusammenfassung

Die Skelettmuskulatur als aktiver Teil des Halte- und Bewegungsapparates unterliegt ausgehend von Art und Umfang der Beanspruchung in hohem Maße funktionellen und morphologischen Adaptationen.

Bei kraftuntrainierten Erwachsenen jüngeren bis mittleren Lebensalters kommt es mittelfristig (7-12 Wochen, 3 Trainingseinheiten pro Woche) durch isotonisches Krafttraining mit konstantem Widerstand zu folgenden Effekten:

- Hochintensive und intensive Kraftbelastungen führen zu geschlechtsunabhängigen signifikanten durchschnittlichen Maximalkraftsteigerungen, die in der Regel im Bereich von 20 bis 35 Prozent (absolute Werte) bzw. 0,5 bis 1,5 Prozent (auf die Trainingseinheit bezogene Werte) liegen. Durch Kraftausdauerbelastungen werden in etwa zwei Drittel dieser Kraftzuwächse erreicht. Die Maximalkraftzunahmen sind sowohl neuromuskulär (verbesserte intra- und intermuskuläre Koordination) als auch myogen (Muskelhypertrophie) bedingt.
- Intensivere Krafttrainingsformen bewirken statistisch gesicherte mittlere Zunahmen der fettfreien Körpermasse bei Männern von 1,5 Kilogramm oder 2,3 Prozent (hochintensives Krafttraining) bzw. 1,8 Kilogramm oder 2,9 Prozent (intensives Krafttraining) sowie bei Frauen von 0,9 Kilogramm oder 2 Prozent (intensives Krafttraining). Im Ergebnis von Kraftausdauertraining betragen die Steigerungen der fettfreien Körpermasse bei Männern 1,4 Kilogramm bzw. 2,3 Prozent und bei Frauen 0,6 Kilogramm bzw. 1,3 Prozent. Diese für die Muskelmassezuwächse sprechenden Veränderungen werden durch Zunahmen der Extremitätenumfänge gestützt.
- Intensive Kraftbelastungen wie auch Kraftausdauertraining führen bei Männern und Frauen zu signifikanten Kraftausdauergewinnen, die sich unabhängig von Trainingsform und Geschlecht in der Mehrzahl im Bereich zwischen 25 und 60 Prozent (absolute Werte) bzw. 1 und 2,5 Prozent (bezogen auf die Trainingseinheit) bewegen. Die Steigerungen der Kraftausdauerleistungen können dabei u.a. aus Maximalkraftzunahmen, verbesserter inter- und intramuskulärer Koordination und/oder günstigeren hämodynamischen sowie metabolischen Voraussetzungen in

der Muskulatur selbst resultieren, wobei die letztgenannten beiden Faktoren primär durch Kraftausdauertraining zur Wirkung kommen.

- Ähnlich wie durch isotonisches Krafttraining mit konstantem Widerstand kommt es auch bei den anderen überprüften Programmvarianten (isotonisch variable, isokinetische, isometrische) des intensiveren Krafttrainings bzw. Kraftausdauertrainings zu wesentlichen Maximalkraftgewinnen und Zunahmen der fettfreien Körpermasse, ohne daß eine eindeutige Überlegenheit einer Programmvariante erkennbar ist.

Die für das jüngere bis mittlere Erwachsenenalter zu verzeichnende Adaptabilität und Trainierbarkeit der Skelettmuskulatur bleibt prinzipiell - wenngleich auf niedrigerem Niveau - auch im fortgeschrittenen Lebensalter (bis ins 9. Lebensjahrzehnt) unabhängig vom Geschlecht erhalten, was nachfolgende Befunde unterstreichen:

- Intensives Krafttraining über 8 bis 12 Wochen bei dreimal wöchentlichem Training führt bei untrainierten Männern und Frauen im Alter zwischen 63 und 90 Jahren in der ausschließlich überprüften Extremitätenmuskulatur - in Abhängigkeit vom Kraftausgangsniveau und der Testspezifik - zu Maximalkraftgewinnen bis zu über 200 Prozent (absolute Werte) und bezogen auf die Trainingseinheit bis über 7 Prozent. Mittels Computertomographie nachgewiesene Muskelquerschnittsvergrößerungen, die weiterhin durch Ergebnisse aus Muskelbiopsien gestützt werden, belegen, daß für diese Kraftsteigerungen neben neuromuskulären Koordinationsverbesserungen auch eine trainingsinduzierte Muskelhypertrophie verantwortlich ist.
- Erste, in weiteren Untersuchungen zu erhärtende Befunde, weisen darauf hin, daß bei Untrainierten im 6. bis 7. Lebensjahrzehnt durch gut konzipierte Kraftausdauerprogramme mittelfristig gleichfalls signifikante Maximalkraftzunahmen verbunden mit Muskelfaserhypertrophie erreichbar sind und dadurch ebenfalls zum Abbau der im höheren Alter zu verzeichnenden funktionellen und morphologischen muskulären Defizite beigetragen werden kann.

Eine vergleichende Wertung der muskulären Wirkungen der Krafttrainingsformen aus primärpräventiver Sicht deutet auf Vorzüge des Kraftausdauertrainings, da hier am ehesten neben einer moderaten Steigerung der Maximalkraft und Muskelmasse bei Kraftuntrainierten von einer gleichzeitigen Verbesserung gesundheitsfördernder hämodynamischer sowie metabolischer Voraussetzungen in der Muskulatur auszugehen ist.

5.2 Muskelkrafttraining und passiver Halte- und Bewegungsapparat

Aufgrund der untrennbaren Verbindungen sowie vielfältigen Wechselwirkungen zwischen aktivem und passivem Halte- und Bewegungsapparat ist davon auszugehen, daß Krafttrainingseffekte über die muskuläre Ebene hinaus gleichfalls die passiven Strukturen prägen, was nachfolgend überprüft werden soll.

5.2.1 Muskuläre Wirkungen auf Wirbelsäule und Gelenke

Ausgehend von der funktionellen Einheit des aktiven und passiven Halte- und Bewegungsapparates ist einzuschätzen, daß die Sicherung der Funktionsfähigkeit der passiven Strukturen maßgeblich durch die Leistungsfähigkeit der Gesamtkörperskelettmuskulatur bestimmt wird. Eine durch ein Krafttraining erreichbare harmonische Entwicklung der die Wirbelsäule und Gelenke umgebenden Muskulatur stellt eine unabdingbare Voraussetzung für die Funktionsstabilisierung des passiven Halte- und Bewegungsapparates dar. Erst dadurch kann die physiologische Körperhaltung und die muskuläre Absicherung von Wirbelsäule und Gelenken gewährleistet sowie Haltungsfehlern und damit verbundenen vorzeitigen Verschleißerscheinungen bzw. Schädigungen von Wirbelsäule und Gelenken vorgebeugt werden (BERTHOLD/ THIERBACH 1981, 167; KRÜGER 1987, 28; SCHMIDT/KRAFT 1989, 196; WOLFF 1990, 66; ISRAEL 1995, 92).

Als ein Beispiel für den negativen Einfluß von muskulärer Fehlfunktion sei auf die Verhältnisse im Becken-Lendenwirbelsäulenbereich verwiesen. Eine relative Schwäche der das Becken aufrichtenden Bauch- und Gesäßmuskulatur in Verbindung mit einer Verkürzung des lumbalen Anteils der Rückenmuskulatur sowie der Hüftbeugemuskulatur (Dysbalance zwischen Bauch-/Gesäßmuskulatur einerseits und Rückenmuskulatur/Hüftbeugern andererseits) bewirkt hier eine Beckenkippung nach vorn und damit eine belastungsmechanisch ungünstige hyperlordotische Einstellung der Lendenwirbelsäule. Bedingt durch dieses muskuläre Ungleichgewicht kommt es zum Haltungsfehler "Hohlrücken" und der Gefahr des Entstehens von daraus resultierenden Haltungsschäden (WEBER 1981, 175; BERTHOLD/THIERBACH 1981, 167; KNEBEL 1988, 80; BRINGMANN/TAUCHEL 1989, 211; RUSCH/WEINECK 1988, 51; BUSKIES/BOECKH-BEHRENS/WENZL 1993, 217; BETZ 1993, 1746).

Wie verschiedene Studien zeigen, besteht eine indirekte Korrelation zwischen dem Funktionszustand der wirbelsäulensichernden Muskeln und dem Beschwerdebild der Wirbelsäule. Durch ein Muskeltraining, welches zur muskulären Stabilisierung der Wirbelsäule bzw. zum Abbau der muskulären Dysfunktionen beiträgt, kann selbst bei Rückenpatienten eine deutliche Reduzierung der Kreuzschmerzen erreicht werden, was die Bedeutsamkeit dieser Trainingsform im Rahmen der Prävention unterstreicht (POLLOCK/WILMORE/FOX 1984, 131; BRINGMANN/TAUCHEL 1989, 213; KESSLER u.a. 1993, 382; DENNER 1993, 25-28).

Bekannt ist auch, daß das Fehlen einer ausreichenden Muskelsicherung der Wirbelsäule eine erhebliche Mehrbelastung verursacht. Nach BÖNSCH (1987; zit. nach BIERTÜMPEL 1987, I) kann eine fehlende muskuläre Wirbelsäulensicherung beispielsweise zur Erhöhung der Druckbelastungen bis auf das 2,5fache im Lendenbereich bzw. auf das 7,5fache im Halswirbelsäulenbereich führen und somit degenerativen Veränderungen der Wirbelsäule Vorschub leisten. Umgekehrt ist durch ein gezieltes Auftrainieren der Muskulatur eine wirbelsäulenentlastende Wirkung zu erreichen. So konnte beispielsweise FINNESON (1973, zit. nach SCHEIBE 1994, 164) durch ein Training der Bauchmuskulatur die Druckbelastung auf die lumbalen Zwischenwirbelscheiben um etwa 30 Prozent reduzieren und dadurch die Bandscheibenbeschwerden vermindern.

Ähnlich wie in der Becken-Wirbelsäulenregion wirken sich muskuläre Dysfunktionen auch in anderen Gelenkbereichen destabilisierend, leistungsmindernd und gesundheitsgefährdend aus. EGGLI (1994, 22) weist darauf hin, daß ein Gelenk, das nicht von ökonomisch arbeitender, ermüdungsresistenter und adäquat kräftiger Muskulatur umgeben ist, größere Abnutzungserscheinungen erfährt und für Überlastungen bzw. Verletzungen anfälliger ist. So kommt es beispielsweise bei Atrophie des Deltamuskels, der das Schultergelenk kappenartig umschließt, zum äußerst instabilen und gefährdeten sogenannten Schlottergelenk (TITTEL 1974, 223; LESZAY 1990, 72). Im Kniegelenk kann u.a. ein gestörtes Muskelgleichgewicht infolge Verkürzung (gerader Oberschenkelmuskel, Spanner der Oberschenkelfaszie) bzw. Abschwächung (mittlerer und äußerer Schenkelmuskel) eine Überbeanspruchung und dadurch bedingt eine degenerative Erkrankung des retropatellaren Knorpels (Chondropathia patellae) hervorrufen (JUNGMICHEL 1989, 232; STEININGER/WODICK/SPÄTE 1990, 90; BÖRNERT/DIPPOLD 1991, 96-97). HINRICHS (1989, 59) stellt bezugnehmend auf das Kniegelenk fest, daß sich beim Auftreten einer muskulären Schwäche bedingt durch den damit einhergehenden abnehmenden Anpreßdruck der Gelenkflächen automatisch die Roll-Gleitbewegung im Gelenk verändert und vermehrt knorpelschädigende Gleitreibungskräfte auftreten.

Nicht unerwähnt soll an dieser Stelle die Bedeutung der Fuß- und Unterschenkelmuskulatur für die Aufrechterhaltung des normalen Fußgewölbes bleiben. Eine Schwächung dieser Muskelgruppen trägt zu Fußdeformitäten mit Abflachung des vorderen Quergewölbes (Spreizfuß) oder des Längsgewölbes (Senkfuß) bzw. mit Abflachung beider Fußgewölbe (Senk-Spreizfuß oder Plattfuß) bei, wodurch das Wohlbefinden und die Leistungsfähigkeit vieler Menschen erheblich reduziert werden. Ein Krafttraining, speziell der unteren Extremitäten, hilft, diese Verfallserscheinungen zu vermeiden. Das bestätigt nicht zuletzt die geringe Zahl der Fußdeformitäten bei Sportlern (etwa 10 Prozent) im Vergleich zur Durchschnittsbevölkerung (etwa 70 Prozent)(HÜLLEMANN 1983, 193-194; MELLEROWICZ/MELLER 1984, 99).

Neben ihrer gelenkstabilisierenden Funktion ist die Muskulatur mit verantwortlich für den chondrosynovialen Stoffwechsel. SAJONSKI/SMOLLICH (1978, zit. nach PAUL 1984, 109) verweisen auf die Bedeutung der durch den physiologischen Muskeltonus bedingten mechanischen Reizgebung für das Stoffwechselgeschehen des Gelenks. Muskelschwäche vermindert diese Reizgebung und hat damit ebenso wie nicht ausreichende Bewegungsbeanspruchung Störungen im Gelenkstoffwechsel, d.h. eine Ernährungsstörung des hyalinen Gelenkknorpels mit der Gefahr der Knorpelschädigung und damit der Funktionsminderung des Gelenks zur Folge.

Insgesamt wird deutlich, daß ausgewogene muskuläre Verhältnisse unerläßlich für die Gesunderhaltung und Funktionsfähigkeit von Wirbelsäule und Gelenken sind. Dabei wird nicht übersehen, daß es auch biologische Anpassungen gibt, die im Alter auftretenden "Muskelkraftschwund" in seinen negativen Auswirkungen auf Binde- und Stützgewebestrukturen partiell kompensieren können. Zu denken ist hierbei u.a. an knöcherne Verwachsungen in der Wirbelsäule (Blockwirbel), die durchaus wieder eine gewisse Stabilität bringen, wo die Muskulatur es aktiv nicht mehr bringen kann. Aus der Sicht des gesamten Halte- und Bewegungsapparates *entscheidet jedoch der Zustand der Gesamtkörpermuskulatur maßgeblich über Leistungsfähigkeit und Belastbarkeit der passiven Strukturen*, was zugleich auf die Wichtigkeit eines regelmäßigen lebensimmanenten Muskeltrainings verweist. (JOCH 1989, 16; ROSEMEYER 1992, 1711).

5.2.2 Trainingseffekte auf Knochen

Muskuläre Belastungen führen nicht nur zu Anpassungen des aktiven Halte- und Bewegungsapparates, sondern erfassen auch die Strukturen des passiven Halte- und Bewegungssystems. So ist die Ausbildung der Knochenmasse und -struktur eine Funktion der Belastung. Die durch das Wechselspiel von inneren Kräften (Muskelkräften) und äußeren Kräften (vor allem Gewichtskräften) verursachte mechanische Beanspruchung der Knochen auf Zug, Druck, Biegung sowie Torsion, wird - besonders wenn sie intermittierenden Charakter trägt, wie das u.a. für das dynamische

Krafttraining typisch ist - von verschiedenen Autoren als adäquater, d.h. funktioneller bzw. formativer Reiz auf den Knochen angesehen (GUSTAVSEN 1984, 40; SMITH/GILLIGAN 1987, 91; SCHMIDT 1988, 15; MINNE 1993, 1; STONE 1994, 285; ZERNICKE/LOITZ 1994, 89; PLATEN 1995, 50; CHILIBECK/SALE/WEBBER 1995, 105-106; WEINECK 1997, 201-202).

Über eine belastungsbedingte erhöhte Synthese von organischer Knochengrundsubstanz (Kollagensynthese) und eine gesteigerte Einbaurate an Kalzium - beides erfolgt über eine vermehrte Aktivität der Osteoblasten (knochenaufbauende Zellen) - kommt es zu den An- und Umbauten, die eine erhöhte mechanische Belastbarkeit garantieren (WEINECK 1990, 136; KUMMER 1994, 867).

Die Anpassungsvorgänge vollziehen sich dabei sowohl in der Knochenbinnenstruktur (u.a. vermehrte Knochendichte im Bereich der Hauptbeanspruchungslinien) als auch in der kompakten Knochenrinde. So beobachtet man (im Röntgenbild) eine Dickenzunahme der Kompakta der Knochen, die bedingt durch die sportlichen Aktivitäten intensiver belastet sind. Eine Zunahme der Kortikalisdicke zeigt sich u.a. bei Gehern bzw. Läufern im Bereich der Tibia, bei Kanuten und Boxern an Radius und Ulna, bei Fußballern bzw. Radsportlern im Bereich der Femur-, Tibia- und Fibuladiaphyse sowie bei Gewichthebern an Radius, Ulna, Clavicula und Scapula (ISRAEL u.a. 1983, 146; SCHMIDT 1988, 16; STRAUZENBERG u.a. 1990, 188). Bekannt ist auch, daß bei Tennisspielern am Schlagarm nicht nur die Muskelmasse und -kraft, sondern auch die Dicke der Knochenrinde der beiden Unterarmknochen sowie des Oberarmknochens gegenüber dem anderen Arm erheblich zunimmt und über den Werten vom dominanten Arm altersentsprechender Nicht-Tennisspieler liegt (BERTHOLD/THIERBACH 1981, 165; RIEMER 1991, 69; KRAHL 1994, 875), ein Befund, der bei Aktiven selbst im hohen Lebensalter (über 60-70 Jahre) feststellbar ist (MONTOYE u.a. 1980, 28). So konnten beispielsweise JONES u.a. (1977, 206) bei langjährig trainierenden professionellen Tennisspielern eine hochsignifikante Zunahme der Kortikalisdicke des Oberarmknochens auf der Schlagarmseite im Vergleich zum Nichtschlagarm von 34,9 Prozent bei Männern und 28,4 Prozent bei Frauen nachweisen. Diese Kortikalishypertrophie, die röntgenologisch etwa 6 bis 7 Monate nach Trainingsbeginn feststellbar ist, kann auch bei den in vielen Sportarten höher beanspruchten Wirbelkörpern in Form einer Wirbelkörperbreitenzunahme nachgewiesen werden (TITTEL/SCHMIDT 1974, 130; SCHMIDT 1988, 17; STRAUZENBERG u.a. 1990, 188).

Neben der Anpassung der kompakten Knochenrinde, kommt es desweiteren zu Veränderungen in der Knochenbinnenstruktur, die sich in einer Verstärkung der Knochenbälkchenstruktur der Substantia spongiosa (Schwammsubstanz) und ihrer belastungsadäquaten Ausrichtung äußern und im allgemeinen mit einer Zunahme der Knochendichte verbunden sind. Nach SCHMIDT (1988, 17) lassen sich am Fußskelett von Sportlern, bei denen ein kraftvoller Einsatz der Fuß- und Beinmuskulatur gefordert wird, derartige Anpassungsvorgänge im Bereich der Spongiosastruktur mit vermehrter Knochendichte im Sektor der Hauptbelastungslinien deutlich erkennen.

Eine ganze Reihe von Querschnittsstudien an Sportlern zeigt, daß unabhängig von Alter und Geschlecht gewichtsbelastende Sportaktivitäten, nicht jedoch gewichtsentlastende sportliche Betätigung, besonders an den direkt beanspruchten Skelettteilen zu einer im Vergleich zu Nichtsporttreibenden höheren Knochendichte führt (ALOIA u.a. 1978, NILSSON u.a. 1978, JACOBSON u.a. 1984, LANE u.a. 1986, BLOCK/GENANT/BLACK 1986, SUOMINEN/RAHKILA 1991, SLEMENDA u.a. 1991, SNOW-HARTER u.a. 1992).

Beispielhaft sei auf die Untersuchung von NILSSON/WESTLIN (1971, 180) verwiesen, die die Knochendichte im Bereich des distalen Femurs überprüften. Sie stellten fest, daß Leistungssportler (n=64, Durchschnittsalter 22) signifikant höhere Knochendichtewerte aufwiesen als eine aus Freizeitsportlern und Nichtsportlern bestehende Kontrollgruppe (n=39, Altersdurchschnitt 23). Eine differenziertere Betrachtung der in der Kontrollgruppe zusammengefaßten Probanden ergab, daß die regelmäßig trainierenden Freizeitsportler (n=24) ihrerseits signifikant höhere Knochendichtewerte besaßen als die Nichttrainierenden (n=15). Innerhalb der Athleten verfügten diejenigen, die wiederholt hohe Kraft- oder Schnellkraftleistungen erbringen mußten, wie beispielsweise Gewichtheber oder Werfer, über eine größere Knochendichte als Läufer oder Fußballspieler. Schwimmer, also Sportler, die ihr Körpergewicht bei der sportlichen Aktivität nicht aktiv tragen, wiesen dagegen die niedrigsten, in der Norm liegenden Werte auf.

Die Wichtigkeit muskulärer Aktivität wird auch durch das Verhalten des Knochens bei Immobilisation deutlich. In zahlreichen Studien konnte belegt werden, daß sowohl die Ruhigstellung einzelner Skelettabschnitte (z.B. Gipsverband), als auch längere Bettlägerigkeit nicht nur zu einer Muskelatrophie, sondern auch zu einer teilweise dramatischen Abnahme der Knochensubstanz führt (vgl. Literaturübersichten bei SMITH/GILLIGAN 1987, 92 bzw. PLATEN 1995, 50). Untersuchungsergebnisse weisen auch darauf hin, daß der bei bemannten Weltraumflügen beobachtete Knochenschwund, der durch die Schwerelosigkeit und die damit verbundene Entlastung des Skelettsystems verursacht wird, ähnlich dem während horizontaler Bettruhe ist. In beiden Fällen kommt es zu einer vorübergehenden gesteigerten Osteolyse mit gesteigerter Kalziumausscheidung im Urin, an deren Ende eine deutlich reduzierte Knochenmasse gefunden wird. Der Verlust an Knochenmasse kann dabei bis zu 4 bis 5 Prozent pro Monat betragen und betrifft vor allem die Skelettabschnitte, die unter normalen Bedingungen ständiger Gewichtsbelastung ausgesetzt sind (WOROBJEWA/WOROBJEW 1978, 149; HOLLMANN/HETTINGER 1980, 436; SMITH 1982, 74; YEATER/MARTIN 1984, 154; LAURITZEN/MINNE 1990, 49; MINNE 1993, 1).

Bekannt ist außerdem, daß Patienten, die seit früher Kindheit, z.B. infolge spinaler Kinderlähmung (Poliomyelitis), an einer Lähmung der Bein- und Fußmuskulatur leiden, nur über eine ausgesprochen dünne Kortikalis aufgrund fehlender Funktionsreize verfügen. Daran läßt sich zugleich verdeutlichen, daß - abgesehen von der Schwerkraftwirkung - die Muskulatur mit Ansatzpunkt an den knöchernen Skelettanteilen den Belastungsreiz für die Entwicklung und den Erhalt belastungsfähiger Knochenstrukturen setzt. Interessant ist in diesem Zusammenhang auch, daß diese Patienten, die aufgrund der Paralyse der unteren Extremitäten gezwungen sind, sich vor allem unter Nutzung des Oberkörpers fortzubewegen (sog. "Handgänger"), im Gegensatz zur hypotrophen ossären Formung der unteren Körperhälfte, anforderungsbedingt - neben einer kräftigen Oberkörpermuskulatur - über eine überdurchschnittliche Entwicklung des Skeletts der oberen Körperhälfte verfügen, was gleichfalls die Bedeutung muskulär vermittelter Beanspruchungen für die Skelettentwicklung unterstreicht (SCHOBERTH 1972, 245; SCHMIDT 1988, 16).

Auch unter normalen Lebensbedingungen kommt es mit fortschreitendem Lebensalter u.a. bedingt durch zunehmende körperliche Inaktivität zu einem Knochensubstanzverlust. Die Mehrzahl der Autoren geht davon aus, daß dieser zwischen dem 35. und 45. Lebensjahr beginnt, geschlechtsunabhängig 0,5 bis 1 Prozent der Ausgangsknochenmasse pro Lebensjahr beträgt und sich bei einem Teil der Frauen während bzw. nach der Menopause vor allem hormonell bedingt auf 2 bis 3 Prozent jährlich erhöhen kann (ENDERLE u.a. 1976, 11-12; SMITH 1982, 72; WEINECK 1990, 342; PLATEN u.a. 1991, 516; MINNE 1995, 47).

Mit diesem Verlust an Knochensubstanz geht eine verringerte Knochenfestigkeit und -elastizität einher, die ihrerseits zu verminderter statischer und dynamischer Belastbarkeit des Knochens und damit zu erhöhter Bruchgefährdung - die Bruchfestigkeit osteoporotischer Knochen ist gegenüber der Norm bis zu 20 Prozent herabgesetzt (ARENDT 1986, 46) - und Schmerzanfälligkeit von Teilen des Skeletts führt (HINRICHS 1990, 38; MINNE 1993, 1).

Auf die Möglichkeit, diesen Veränderungen und Gefahren durch körperlich-sportliche Belastungen begegnen zu können, deuten die eingangs dieses Abschnittes dargestellten Befunde von regelmäßig Sporttreibenden. Wie bereits in der Studie von NILSSON/WESTLIN (1971, 180) angedeutet, weisen dabei auch weitere Querschnittsuntersuchungen im Ergebnis des Vergleichs verschiedener Sportformen hinsichtlich ihrer knochenstimulierenden Wirkung auf die besondere Effizienz von dynamischen Kraftbelastungen.

HEINRICH u.a. (1990, 560-561) untersuchten die Knochenmineraldichte von vier Gruppen regelmäßig trainierender junger Frauen (n=40, Alter 17-38 Jahre), die entweder Kraftsport (Bodybuilding) oder Ausdauersport (Schwimmen, Laufen) mehrjährig betrieben und verglichen diese mit einer altersentsprechenden Gruppe untrainierter Frauen. Die für Femur, Radius und Lendenwirbel ermittelten durchschnittlichen Knochendichtewerte lagen bei den Kraftsportlerinnen signifikant ($p<0,05$) über denen der Untrainierten. Auch im Vergleich zu den Ausdauertrainierten wiesen die Kraftsportlerinnen generell eine höhere Knochendichte auf, die in der Mehrzahl statistisch gesichert ist. Die im allgemeinen größere Knochendichte der Schwimmer- und Läuferinnen gegenüber den Untrainierten erreichte im Gegensatz dazu in keinem Fall das erforderliche Signifikanzniveau (vgl. Tab. 12).

Tab. 12: Knochendichtewerte (BMC) bei Sportlerinnen verschiedener Sportarten sowie weiblichen Untrainierten (HEINRICH u.a. 1990) (BMC=Bone mineral content, TE=Trainingseinheit, a=absolute Werte)

Gruppen			Trainingsdaten			Knochendichte (gm/cm²)					
Sportart	n	Alter Ø	Train.-jahre	TE/ Wo.	TE-Länge (min)	Femur a	Femur (%)	Radius a	Radius (%)	Lendenwirb. a	Lendenwirb. (%)
Bodybuilder	11	26	2,5	3-6	90-240	0,99	100	0,6	100	1,4	100
Schwimmer	13	22	10,5	7-8	90	0,87	88	0,55	92	1,31	94
College-Läufer	5	20	4,4	6-7	48	0,91	92	0,53	88	1,28	92
Freizeitläufer	11	30	5,5	4-7	50	0,84	85	0,52	87	1,3	93
Untrainierte	18	25	-	-	-	0,85	86	0,54	90	1,25	89

Zu ähnlichen Befunden kommen DAVEE/ROSEN/ADLER (1990, 247) beim Querschnittsvergleich von drei Gruppen premenopausaler Frauen (Alter 20-30; n/Gruppe=9). Die Gruppe, die regelmäßig wenigstens ein Jahr neben aerobem Training wöchentlich zusätzlich durchschnittlich 3,5 Stunden Muskelaufbautraining absolvierte, verfügte im Vergleich zur "reinen" Aerobik-Gruppe (Laufen, Radfahren, Schwimmen, Tanz) und den Untrainierten über signifikant ($p<0,007$) höhere Knochenmineraldichtewerte des 2. bis 4. Lendenwirbels. Bestätigt werden diese Ergebnisse durch PLATEN u.a. (1995, 52), die in einer Querschnittsstudie 382 Leistungssportler/innen (Alter 18-30 Jahre) aus verschiedenen Sportarten (Langstreckenlauf, Sportspiel, Radsport, Triathlon, Kraftsport [Ringen/Judo] und Ballett), unspezifisch trainierte Sportstudierende sowie untrainierte Kontrollpersonen auf ihre Knochenmineraldichte überprüften. Im Bereich der Lendenwirbelsäule (2.-4. Lendenwirbel) wiesen die "Kraftsportler/innen", gefolgt von den Sportspielern/innen und Sportstudenten/innen die höchsten Dichtewerte auf. Die Knochendichte im Bereich des proximalen Femurs lag bei den Frauen bei den Sportspielerinnen und "Kraftsportlerinnen" über den Werten der anderen Sportarten und bei den Männern fand sich eine graduelle Abstufung von "Kraftsportlern" und Sportspielern über Sportstudenten, Läufern und Triathleten zu Nichtsportlern. Die Autoren verweisen selbst darauf, daß bei aller Vorsicht, mit der Querschnittsvergleiche interpretiert werden sollten, die Ergebnisse die große Bedeutung von kraftbetontem Training und einer großen Muskelmasse für die Knochenmasse bestimmter Skelettbereiche (Lendenwirbelsäule und Femur) belegen (vgl. auch CHAE u.a. 1994, 669). SABO u.a. (1995, 39) kontrollierten an Hochleistungssportlern der internationalen Ebene (28 Gewichtheber, Altersdurchschnitt 22; 6 Boxer, Altersdurchschnitt 22; 6 Radrennfahrer, Altersdurchschnitt 26; durchschnittliche Sportaktivität 24 h/Woche) die Effekte des langjährigen spezifischen Trainings (7-9 Jahre) auf die Knochenmineraldichte von Lendenwirbelsäule sowie Hüftregion und verglichen diese mit den Daten einer Kontrollgruppe (21 alterskorrelierte Freizeitsportler mit gemischtdisziplinärer Sportaktivität von durchschnittlich 2,4 h/Woche, Altersdurchschnitt 24). Die Dichtewerte der Gewichtheber lagen signifikant ($p<0,01$) über denen der Kontrollpersonen (Lendenwirbel 1-4: + 23 %; proximaler Femur: + 29 %; Ward's Dreieck: + 46 %) und auch über denen der anderen Hochleistungssportler. Damit konnten zugleich Ergebnisse von KARLSSON/JOHNELL/OBRANT (1993, 213) bestätigt werden, wo ebenfalls bei Gewichthebern Knochendichteerhöhungen gegenüber einem Kontrollkollektiv um 13 Prozent an den Lendenwirbeln und 12 Prozent im Trochanter beobachtet wurden. LAVAGETTO u.a. (1996, 109), überprüften die Knochenmineraldichte von Bodybuildern (n=24, Altersdurchschnitt 28) und Ausdauersportlern (n=33, Altersdurchschnitt 28), die eine vergleichbare wöchentliche Trainingsdauer (3-5 Stunden pro Woche) aufwiesen. Die körpergewichtsbezogenen Knochendichtewerte (Gesamtskelett, Arme, Beine und Wirbelsäule) der Kraftsportler lagen alle signifikant über denen der Ausdauertrainierten, wobei die größten Differenzen (11 %, $p<0,001$) bezüglich der Arm-Knochendichte festgestellt wurden, was auf die spezifischen Kraftbelastungen in dieser Körperregion durch Bodybuilding im Gegensatz zum Ausdauertraining zurückzuführen ist.

Weitere Studien an Gewichthebern bzw. Powerliftern zeigen eine im Vergleich zu Untrainierten wesentlich höhere Mineraldichte der die Hauptbelastung tragenden Knochen (Hüft-/Lendenregion) und gleichzeitig eine signifikante Beziehung dieser zur maximalen Trainings- bzw. Wettkampfleistung (GRANHED/JONSON/HANSSON

1987, 147; CONROY u.a. 1990, 77). COLLETTI u.a. (1989, 13) führten Vergleichsuntersuchungen zwischen 12 Männern (Durchschnittsalter 25), die seit mindestens einem Jahr Krafttraining (wenigstens zweimal pro Woche 45 Minuten) absolvierten und 50 nichttrainierenden Kontrollpersonen (Durchschnittsalter 29) durch. Während sich die Knochendichtewerte beider Gruppen im Bereich des mittleren Radius nicht unterschieden, wiesen die Kraftsportler einen höheren Mineralisierungsgrad (g/cm²) im Bereich der Lendenwirbel (1,35 gegen 1,22; $p<0{,}01$), des Trochanter major (0,99 gegen 0,87; $p<0{,}01$) und des Oberschenkelhalses (1,18 gegen 1,02; $p<0{,}001$) auf, was auf eine Zunahme der Knochendichte unter Krafttraining hinweist.

Da die Muskeln über ihre Ursprünge und Ansätze unmittelbar die Kontraktionskräfte auf die entsprechenden Skelettabschnitte übertragen und die Höhe der mechanischen Knochenbelastung maßgeblich durch das Muskelkraftniveau mitbestimmt wird, ist zu vermuten, daß vor allem bezüglich anatomisch unmittelbar verbundener Muskel- und Skelettabschnitte Beziehungen zwischen Muskelkraft bzw. -masse und Knochenmasse bestehen (ENDERLE u.a. 1976, 12; LAURITZEN/MINNE 1990, 49; HINRICHS 1990, 38; MINNE 1993, 1; SIEGRIST 1993, 16).

PLATEN (1995, 51-52) kommt in Auswertung von acht Querschnittsstudien, die den Einfluß von Muskelkraft auf die Knochenmasse bei Männern und Frauen unterschiedlichen Alters überprüften, zu dem Ergebnis, daß übereinstimmend in allen Untersuchungen ein beachtlicher Zusammenhang besonders in tangierenden Muskel- und Skelettregionen gefunden wurde, was durch die in eigenen Analysen weiterer Studien festgestellten signifikanten Korrelationen (SINAKI u.a. 1986, BEVIER u.a. 1988, PETERSON u.a. 1991, SNOW-HARTER 1992, EICKHOFF u.a. 1993) erhärtet werden konnte.

DOYLE u.a. (1970, 391) weisen darüber hinaus mit ihrer Untersuchung, wo an männlichen und weiblichen Leichen ($n=46$, Altersdurchschnitt 58) eine signifikante Korrelation ($r=0{,}72$; $p<0{,}001$) zwischen dem Gewicht der Lendenmuskulatur und dem Gewicht der Asche des dritten Lendenwirbels festgestellt wurde, auf eine wesentliche Beziehung zwischen Muskelmasse und Knochenmasse, was ausgehend von obigen Ergebnissen zu erwarten war, wenn man bedenkt, daß die Muskelmasse eine die Muskelkraft determinierende Größe darstellt. Bestätigt wird dieser Befund durch weitere Querschnittsstudien. POGRUND/BLOOM/WEINBERG (1986, 209) fanden an 234 Probanden (je 117 Frauen und Männer im Alter von 55 bis 84 Jahren) einen wesentlichen Zusammenhang ($r=0{,}67$; $p<0{,}001$) zwischen dem radiografisch ermittelten Querschnitt des dritten Lendenwirbelkörpers und der in gleicher Höhe gemessenen Lendenmuskelquerschnittsfläche. NICHOLS u.a. (1992, 46; zit. nach CHILIBECK/SALE/WEBBER 1995, 109) wiesen bei jungen Frauen eine signifikante

Korrelation (r=0,59) zwischen der Beinmuskelmasse und der Beinknochendichte (gemessen mit Dual Energy X-ray Absorptiometrie) nach. RIEDEL (1994, 695-696) konnte bei Frauen (n=27, Altersdurchschnitt 40) zwischen der sonografisch in Höhe des Hüftgelenks erfaßten Querschnittsfläche des Lenden-Darmbeinmuskels und der Knochenmineraldichte im Bereich der Lendenwirbelsäule (2.-4. Lendenwirbel) einen signifikanten Zusammenhang (r=0,81; p<0,001) feststellen. Es zeigte sich zugleich eine nicht signifikante negative Korrelation zwischen Body Mass Index und Muskelfläche, so daß trotz fehlender statistischer Absicherung anzunehmen ist, daß nicht das Körpergewicht, sondern eher die Beanspruchung des Lenden-Darmbeinmuskels mit ihren muskelzugbedingten Auswirkungen auf den Lendenwirbelsäulenbereich den dominierenden Faktor für den lokalen Knochenmineralgehalt darstellt. HARRISON (1984, 293) untersuchte 78 Frauen und Männer im Alter zwischen 20 und 80 Jahren mittels "Neutron Activation Analysis" und konnte signifikante Korrelationen (p<0,01) zwischen der Gesamtkörperknochenmasse (Kalzium-Knochen-Index) und der Gesamtkörpermuskelmasse (Gesamtkörperprotein) bei beiden Geschlechtern sowohl für die jüngeren wie auch älteren Teilprobandengruppen nachweisen.

Auch wenn die aufgeführten Ergebnisse der Querschnittsstudien zu den Wirkungen kraftorientierter sportlicher Aktivitäten auf den Knochen angesichts nicht auszuschließender, die Aussagekraft einschränkender Faktoren (u.a. Selektionseffekte, Anabolikawirkungen) keinesfalls überbewertet werden dürfen, weisen sie genauso wie die Zusammenhängen zwischen Muskelkraft bzw. -masse und Knochenmasse darauf hin, daß *ein muskelaufbau- bzw. muskelkraftförderndes Training eine den Knochenaufbau stimulierende Maßnahme darstellt* (vgl. auch SUOMINEN 1993, 318; CHILIBECK/SALE/WEBBER 1995, 107-109).

Diese Einschätzung wird von der Mehrzahl der Längsschnittstudien, die die Wirkung dynamischen Krafttrainings auf den Knochen (Knochenmineraldichte) zum Gegenstand haben und bis auf zwei Ausnahmen ausschließlich mit Frauen durchgeführt wurden, zumindest tendenziell gestützt.

Zunächst seien die Untsuchungsergebnisse bei prämenopausalen Frauen kurz dargestellt (vgl. Tab. 13; Studiendesigns vgl. Anhang Tab. 8A).
LANE u.a. (1988, 51) überprüften an Studentinnen (Altersdurchschnitt 20) den Einfluß eines fünfmonatigen Trainings, welches sowohl Ausdauerbelastungen (Jogging) als auch intensive Kraftbelastungen enthielt. Die Studierenden, die das Krafttraining über die gesamte Zeit regelmäßig absolvierten (dreimal pro Woche 30-45 min.), wiesen im Gegensatz zu denjenigen, die nur Ausdauertraining betrieben, eine signifikante Steigerung der Knochendichte im 2. bis 4. Lendenwirbel von 3,9 Prozent

(p<0,01) auf. Bestätigt werden diese Ergebnisse durch die Studie von SNOW-HARTER u.a. (1992, 763-764), die ebenfalls bei Studentinnen (n=12, Altersdurchschnitt 20) im Ergebnis eines achtmonatigen intensiven Kraft-Kreistrainings eine signifikante Zunahme der Knochendichte im Lendenbereich um 1,2 Prozent (p<0,05), nicht jedoch beim proximalen Femur, ermittelten. GLEESON u.a. (1990, 155-156) untersuchten die Effekte eines einjährigen kraftausdauerorientierten Trainings. Bei den im Vergleich zu den beiden vorangegangenen Studien etwas älteren Frauen der Versuchsgruppe (n=34, Altersdurchschnitt 33), war ein nichtsignifikanter Anstieg der Knochendichte im Lendenbereich von 0,8 Prozent sowie eine geringfügige Knochendichteabnahme beim Fersenbein zu verzeichnen. In der nicht Krafttraining betreibenden, altersentsprechenden Kontrollgruppe verringerten sich die Knochendichtewerte (Lendenbereich -0,5 %, Fersenbein -0,4 %) nichtsignifikant, wodurch am Studienende ein statistisch gesicherter Unterschied (p<0,05) in der Knochendichte der Lendenregion zwischen beiden Gruppen existent war. Die Autoren selbst gehen unter Berücksichtigung der Knochendichteabnahme in der Kontrollgruppe, die der allgemein normalen Verlustrate bei Frauen dieses Alters entspricht, von klinisch wesentlichen Effekten des moderaten Krafttrainings auf die

Tab. 13: Effekte des Krafttrainings auf die Knochenmineraldichte (Längsschnittstudien) (DPA=Dual Photon Absorptiometrie, DEXA=Dual Energy X-ray Absorptiometrie, CST= Compton scattering Technik; KG=nichttrainierende Kontrollgruppe, s>KG = signifikant größere Veränderung im Vergleich zur KG; Signifikanzniveau: *=p≤0,05, **= p≤0,01, ***=p≤0,001; ns=nicht signifikant; oA=ohne Angabe; [1]KG umfaßt sportlich Aktive [keine Kraftsportler]; [2]Frauen mit chirurgisch vorverlegter Menopause und Estrogenbehandlung [ebenso die Kontrollgruppe]; [3]Oberschenkelhals)

Jahr	Autoren	Prob.		Trai	Trai.-	Kraftentw.		Knochendichte						Methode
		n	Alt. Ø	monate	häuf. jeWo.	Ø (d%)	sig	Wirbelkörper (d%)	sig	Femur (d%)	sig	Radius (d%)	sig	
PREMENOPAUSALE FRAUEN														
Intensives Krafttraining														
Isotonisches Krafttraining bei konstantem Widerstand														
1988	Lane u.a.		20	5	3			3,9	** s>KG					DPA
1990	Rockwell u.a.	10	36	9	2	57		-3,9	** s>KG	-1,0	ns ns>KG			DE-XA
1992	Snow-Harter u.a.	12	20	8	3	29,9	** s>KG	1,2	* s>KG	-0,4	ns ns<KG			DE-XA
Kraftausdauertraining														
Isotonisches Krafttraining bei variablem Widerstand														
1990	Gleeson u.a.	34	33	12	3	83,2	* s>KG	0,8	ns s>KG					DPA

Tab. 13 (Forts.): Effekte des Krafttrainings auf die Knochenmineraldichte (Längsschnittstudien)

Jahr	Autoren	Prob. n	Prob. Alt. Ø	Trai mo-nate	Trai.-häuf. je Wo.	Kraftentw. Ø (d%)	Kraftentw. sig	Knochendichte Wirbelkörper (d%)	Wirbelkörper sig	Femur (d%)	Femur sig	Radius (d%)	Radius sig	Me-thode
POSTMENOPAUSALE FRAUEN														
Intensives Krafttraining														
Isotonisches Krafttraining bei konstantem Widerstand														
1989	Sinaki u.a.	34	56	24	5	25,1	** s>KG	-1,4	*** ns>KG					DPA
1992	Smidt u.a.	22	57	12	2-4	28	* s>KG [1]	-1,5	ns ns<KG[1]	1,1	ns ns>KG[1]			DPA
1992	Pruitt u.a.	17	54	9	3	29,4	***	1,6	oA s>KG	-2,7 [3]	oA ns>KG			DPA
1996	Hartard u.a.	16	64	6	2	62,4	***	0,3	ns ns>KG	-1,5	ns ns<KG			DE-XA
Isotonisches Krafttraining bei variablem Widerstand														
1991	Notelovitz u.a. [2]	9	43	12	3			8,3	** ns>KG			4,1	** s>KG	DPA
1994	Nelson u.a.	20	61	12	2	61,3	o.A. s>KG	1,0	oA s>KG	0,9 [3]	oA s>KG			DE-XA
Kraftausdauertraining														
Isotonisches Krafttraining bei konstantem Widerstand														
1987	Ayalon u.a.	14	63	5	3							3,8 s>KG	**	CST
MÄNNER														
Intensives Krafttraining														
Isotonisches Krafttraining bei variablem Widerstand														
1993	Menkes u.a.	9	59	4	3	45	** s>KG	2,0	* ns>KG	3,8 [3]	* s>KG			DE-XA
1994	Ryan u.a.	21	61	4	3	40	***	-0,1	ns	2,8 [3]	***			DE-XA

Knochendichte der Wirbelkörper aus. Im Gegensatz zu den bisher dargestellten Befunden stehen die Untersuchungsergebnisse von ROCKWELL u.a. (1990, 990-991), wo ein neunmonatiges moderates bis intensives Krafttraining überprüft wurde. Die Frauen der Versuchsgruppe (n=10, Altersdurchschnitt 36) zeigten im Ergebnis des Trainings unveränderte Knochendichtewerte des Oberschenkelhalses und unerwartet signifikante Rückgänge der Knochendichte von 3,9 Prozent im Lendenbereich ($p<0,01$). Bei einer nichttrainierenden altersentsprechenden Kontrollgruppe, waren dagegen keine wesentlichen Knochendichteveränderungen im Untersuchungszeitraum festzustellen. Da der größte Knochendichteverlust der Wirbelkörper (-2,9 %, $p<0,05$) in der Versuchsgruppe bereits in den ersten viereinhalb Monaten des Experiments zu verzeichnen war, schließen die Autoren nicht aus, daß das Krafttraining eine Neueinstellung der Knochengrundumsatzrate bewirkte und es deshalb längerer

Zeit als die der Studie bedarf, um die tatsächlichen Effekte auf die Knochenmasse abschätzen zu können.

Betrachtet man zusammenfassend die Krafttrainingsbefunde der Längsschnittstudien an premenopausalen Frauen, dann ist einzuschätzen, daß bis auf die letztgenannte Studie, deren abweichende Ergebnisse nicht eindeutig erklärbar sind, von einem knochenstimulierenden Effekt des Krafttrainings in der Lendenregion ausgegangen werden kann. Die fehlenden protektiven Einflüsse auf die anderen untersuchten Knochen (Femur, Fersenbein) können - so ist zumindest anzunehmen - zum einen darauf zurückgeführt werden, daß die Belastung dieser Knochen durch Alltags- bzw. Freizeitaktivitäten im untersuchten Altersbereich relativ hoch ist und dadurch die mittels Krafttraining hervorgerufenen zusätzlichen Belastungen nicht den notwendigen Schwellenwert für weitere Anpassungen erreichten. Zum anderen ist besonders bezüglich des Femurs davon auszugehen, daß dieser bedingt durch den erhöhten kortikalen Anteil einen geringeren Turnover besitzt, wodurch faßbare Trainingseffekte eine längere Zeitdauer erfordern als die, die den Studien zugrunde lag (ROCKWELL u.a. 1990, 992; SNOW-HARTER u.a. 1992, 768; CHILIBECK/SALE/ WEBBER 1995, 109-110).

Zu den Krafttrainingswirkungen auf den Knochen bei postmenopausalen Frauen konnten sieben Längsschnittstudien ausgewertet werden (vgl. Tab. 13, Studiendesigns vgl. Anhang Tab. 8A). AYALON u.a. (1987, 282) überprüften die Effekte gezielter Armkraftübungen mit Überwindung des Körpergewichts bzw. Partnerwiderstandes, die insbesondere auf Zug-, Druck-, Biege- sowie Torsionsbeanspruchung der Unterarme ausgerichtet waren, hinsichtlich der Knochendichte des distalen Radius. Während sich bei den Frauen der Versuchsgruppe (n=14, Altersdurchschnitt 63) im Jahr vor dem Experiment die Radiusknochendichte um 2 Prozent ($p<0,02$) verringerte, konnte nach fünfmonatigem Training eine signifikante Zunahme der Knochendichte von 3,8 Prozent festgestellt werden. In einer altersentsprechenden nichttrainierenden Kontrollgruppe kam zu der Knochendichtereduzierung von 2,8 Prozent im Jahr vor der Untersuchung eine weitere Abnahme der Dichtewerte um 1,9 Prozent ($p<0,02$) im Experimentalzeitraum hinzu. Die Ergebnisse zeigen, daß durch die Kraftbelastungen nicht nur der für den Altersbereich typische Rückgang der Knochendichte verhindert, sondern sogar ein Gewinn an Knochensubstanz erzielt werden konnte. Divergierend dazu stehen die Resultate von SINAKI u.a. (1989, 763-764), die den Einfluß einer fünfmal wöchentlich im Heim-Training durchgeführten Rückenkräftigungsübung (Rumpfheben aus der Bauchlage mit Zusatzlast von 30 % der individuellen statischen Maximalkraft der Rückenstreckmuskulatur bzw. höchstens 22,7 kg) auf die Knochendichte im Lendenbereich über 2 Jahre hinweg kontrollierten. Die Krafttrainingsgruppe (VG) (n=34, Altersdurchschnitt 56) und die Kontrollgruppe (KG) (n=31, Altersdurchschnitt 57), die sich beide aus körperlich aktiven, gesunden Frauen zusammensetzten, wiesen im Untersuchungszeitraum annähernd gleiche signifikante Verlustraten der Knochendichte der 2. bis 4. Lendenwirbelkörper auf (VG: -1,4 % pro Jahr, p<0,001; KG: -1,2 % pro Jahr, p=0,006). Die nicht nachweisbaren Effekte der Kraftbelastung auf die Knochendichte bei den sich in guter körperlicher Verfassung befindlichen Frauen, wo ein größerer inaktivitätsbedingter Knochenverlust unwahrscheinlich ist, führen die Autoren u.a. auf die geringe Übungsintensität und -dauer (nur 1 Übungsserie von 10 Wiederholungen) zurück, die unzureichend waren, um den involutionsbedingten Knochenabbau kompensieren zu können. Auch eine nicht völlige Identifikation der Probanden mit dem Heim-Übungsprogramm und eine damit verbundene, nicht voll den Vorgaben entsprechende Programmrealisierung wird als mögliche Ursache diskutiert. NOTELOVITZ u.a. (1991, 586) untersuchten im Rahmen einer einjährigen Längsschnittstudie bei Frauen mit chirurgisch vorverlegter Menopause die Wirkung einer alleinigen Estrogentherapie und einer mit intensivem Krafttraining gekoppelten Estrogenbehandlung auf die Knochendichte. Bei den trainierenden Frauen (n=9, Altersdurchschnitt 43) zeigten sich nach einem Jahr durchweg signifikante Zunahmen der Knochendichte (Wirbelkörper 8,3 %, p=0,002; Radius 4,1 %, p=0,01; Gesamtskelett 2,1 %, p=0,003). Die Gruppe mit ausschließlicher Estrogentherapie (n=11, Altersdurchschnitt 46) wies dagegen nur unwesentliche Knochendichteveränderungen auf (Wirbelkörper 1,5 %, p=0,44; Radius 0,3 %, p=0,33; Gesamtskelett 0,6 %, p=0,3). Die Autoren folgern, daß bei postmenopausalen Frauen die Estrogenbehandlung allein aufgrund ihrer Osteoklastenaktivitätshemmung zu einem Erhalt der Knochenmasse beitragen kann, wogegen gleichzeitig damit gekoppelte regelmäßige Kraftbelastungen durch zusätzliche Osteoblastenaktivitätsstimulierung eine Zunahme der Knochendichte bewirken können. SMIDT u.a. (1992, 281-282) untersuchten die Wirkung eines einjährigen intensiven Rumpf-Krafttrainings, was als Heimtraining absolviert wurde, auf die Knochendichte der 2. bis 4. Lendenwirbelkörper sowie des proximalen Femurs. Für die Krafttrainingsgruppe (n=22, Altersdurchschnitt 57) wurde ein nichtsignifikanter Verlust an Knochendichte von 1,5 Prozent im Lendenbereich sowie ein Anstieg der Femur-Dichte von 1,1 Prozent festgestellt. Die Kontrollgruppe (n=27, Altersdurchschnitt 55) verzeichnete demgegenüber eine größere, signifikante Knochendichteabnahme der Wirbelkörper um 2,3 Prozent (p<0,05) und eine geringere Zunahme beim Femur von 0,7 Prozent. Unter Berücksichtigung der Tatsache, daß die Mehrzahl der Frauen der Kontrollgruppe im Experimentalzeitraum ebenfalls regelmäßig sportlichen Aktivitäten, jedoch keinem Krafttraining, nachgingen, wodurch ein protektiver, die Gruppendifferenzen verringernder Einfluß auf die Knochendichte nicht auszuschließen ist, schlußfolgern die Autoren, daß das Krafttrainingsprogramm zur Verzögerung des Knochenabbaus beigetragen hat, selbst wenn die Unterschiede in den Knochendichtewerten zwischen Versuchs- und Kontrollgruppe am Studienende statistisch nicht gesichert werden konnten. In einer weiteren Studie kontrollierten PRUITT u.a. (1992, 182-183) die Effekte eines neunmonatigen dreimal wöchentlich durchgeführten moderaten Krafttrainings (10-15 Wiederholungen pro Übung, Widerstandsintensität 50-60 % der individuellen Maximalkraft) auf die Knochendichte. Im Ergebnis des Trainings kam es in der Versuchsgruppe (n=17, Altersdurchschnitt 54) neben wesentlichen Zuwächsen an Maximalkraft (Beinpresse: 29 %, Bankdrücken: 23 %, Rumpfextension: 36 %; $p<0,001$) zur Steigerung der Knochendichte im Lendenwirbelsäulenbereich (LW 2-4) um 1,6 Prozent, wogegen in der nichttrainierenden Kontrollgruppe (n=9, Altersdurchschnitt 56) eine Abnahme von 3,6 Prozent ermittelt wurde, woraus signifikante Gruppenunterschiede ($p<0,001$) hinsichtlich der lumbalen Knochendichtewerte resultierten. Im Unterschied dazu zeigten sich am Ende des Untersuchungsabschnittes - genauso wie zu Beginn - keine statistisch gesicherten Differenzen zwischen den Gruppen in der Knochendichte des Oberschenkelhalses und des distalen Handgelenkes wie auch in wesentlichen den Knochenstoffwechsel beeinflussenden Parametern (u.a. Osteocalcin, alkaline Phosphatase, Parathyroid Hormone, Follicle-stimulating Hormone). Die Autoren erklären die unterschiedlichen Trainingswirkungen vordergründig mit dem Hinweis auf den größeren trabekulären Knochenanteil der Wirbelkörper, wodurch diese bedingt durch den damit verbundenen höheren Turnover eine verbesserte Ansprechbarkeit auf Trainingsreize besitzen. Zugleich zeigt die Untersuchung, daß auch weniger intensive Kraftbelastungen, die in Richtung Kraftausdauerbeanspruchung tendieren, bei postmenopausalen Frauen gesundheitsprotektive Knochen-Remodeling-Effekte auslösen können. Zur Feststellung des Einflusses eines intensiven Krafttrainings auf die multiplen Risikofaktoren für osteoporotische Frakturen führten NELSON u.a. (1994, 1911-1912) eine einjährige Studie bei postmenopausalen Frauen durch. Die Versuchsgruppe (n=20, Altersdurchschnitt 61) absolvierte im Gegensatz zu einer Kontrollgruppe (n=19, Altersdurchschnitt 57) zweimal wöchentlich ein intensives Krafttrainingsprogramm. Im Verlaufe des Untersuchungszeitraumes stieg die Knochendichte des Oberschenkelhalses und der Lendenwirbel (LW 2-4) in der Krafttrainingsgruppe um 0,9 bzw. 1,0 Prozent, wogegen sie in der Kontrollgruppe um 2,5 bzw. 1,8 Prozent abnahm, was zu signifikanten ($p<0,05$) Gruppenunterschieden führte. Diese Veränderungen gingen in der Versuchsgruppe mit moderaten Zunahmen von den Knochenturnover stimulierenden Knochenstoffwechselparametern (Parathyroid-Hormone, Osteocalcin) einher. Ähnlich wie bei den Knochendichtewerten kam es im Unterschied zu den

Untrainierten bei den Krafttrainierten gleichfalls zu wesentlichen Verbesserungen der Muskelmasse (1,2 kg), Maximalkraft (61 %) und dynamischen Gleichgewichtsfähigkeit. Die Autoren folgern, daß Krafttraining im Gegensatz zur traditionellen medikamentösen bzw. ernährungsbezogenen Therapie der Osteoporose die Potenzen besitzt, osteoporotischen Frakturen durch simultane protektive Beeinflussung wesentlicher Risikofaktoren (Knochendichte, Muskelmasse und -kraft, Gleichgewichtsvermögen) wirksam vorzubeugen. HARTARD u.a. (1996, 22-23) untersuchten die Einflüsse eines sechsmonatigen zweimal wöchentlich absolvierten intensiven Ganzkörper-Krafttrainings auf die Knochendichte der 2. bis 4. Lendenwirbelkörper sowie den Bereich der linken Hüfte (Oberschenkelhals) bei Frauen mit Osteopenie. Am Ende der Trainingsperiode konnte neben signifikanten Maximalkraftsteigerungen aller trainierten Muskelgruppen in der Versuchsgruppe (n=16, Altersdurchschnitt 64) in der Lendenwirbelsäulenregion ein leichter, nichtsignifikanter Zuwachs von 0,3 Prozent beobachtet werden, während in der nichttrainierenden Kontrollgruppe (n=15, Altersdurchschnitt 67) eine Abnahme von 6,2 Prozent zu verzeichnen war, die jedoch zu keinem signifikanten Unterschied zwischen beiden Gruppen führte. Im Bereich des Oberschenkelhalses wies die Krafttrainingsgruppe eine geringfügige Knochendichteabnahme (-1,5 %, $p>0,05$) und die Kontrollgruppe einen signifikanten Verlust (-8,5 %, $p<0,05$) auf, ohne daß daraus ein wesentlicher Gruppenunterschied resultierte. Mit den Untersuchungsergebnissen konnten die Erwartungen der Autoren, daß durch die Kraftbelastungen innerhalb des relativ kurzen Trainingszeitraumes zwar keine signifikante Zunahme an Knochendichte, aber die Verhinderung eines Verlustes an Knochensubstanz in den erfaßten Skelettanteilen erreichbar ist, erfüllt werden.

Nur zwei Längsschnittstudien sind bekannt, die sich mit den Auswirkungen von Kraftbelastungen auf den Knochen bei älteren untrainierten gesunden Männern auseinandersetzen (vgl. Tab. 13, Studiendesign vgl. Anhang Tab. 8A). MENKES u.a. (1993, 2480-2482) konnten in der Versuchsgruppe (n=9, Altersdurchschnitt 59) nach 16wöchigem intensiven Krafttraining neben Steigerungen der Oberkörper- (43 %, $p<0,01$) und Unterkörperkraft (47 %, $p<0,01$) signifikante Zunahmen der Knochendichte im Lendenbereich (2.-4. Lendenwirbel) von 2,0 Prozent ($p<0,05$) und im Oberschenkelhals von 3,8 Prozent ($p<0,05$) feststellen. Die nichttrainierende altersentsprechende Kontrollgruppe (n=7, Altersdurchschnitt 55) wies dagegen im Untersuchungszeitraum keine signifikanten Veränderungen in den Kraft- bzw. Knochendichtewerten auf. Eine gleichzeitige Analyse von Hormonen und Isoenzymen des Knochenstoffwechsels ergab bei den Trainierenden eine wesentliche Steigerung der Serumkonzentration von Osteocalcin (16 %, $p<0,05$) und skelettaler alkaliner

Phosphatase (26 %), denen eine die Osteoblastenaktivität stimulierende Funktion zukommt, bei unverändertem Niveau der die Osteoklastenaktivität fördernden "tartrate resistant acid Phosphatase" (saure Phosphatase). Die Autoren folgern basierend auf diesen Ergebnissen, daß das durchgeführte Krafttraining in den beanspruchten Knochenregionen zu einer Zunahme der Knochendichte bei den älteren Probanden geführt hat. Durch eine Folgestudie von RYAN u.a. (1994, 1680-1681) wurde die Wirksamkeit des gleichen Krafttrainingsprogrammes bei identischem Untersuchungsdesign an einer größeren altersentsprechenden Stichprobe (21 gesunde untrainierte Männer, Altersdurchschnitt 61) mit höheren Knochendichteausgangswerten nochmals überprüft. In Übereinstimmung mit der vorangegangenen Untersuchung war auch hier im Gegensatz zu einer nichttrainierenden Kontrollgruppe (n=16, Altersdurchschnitt 59) nach 16wöchigem intensiven Krafttraining neben wesentlichen Kraftsteigerungen (Oberkörper: 39 %, Unterkörper: 38 %; p<0,001) eine signifikante Zunahme (p<0,001) der Knochendichte im Oberschenkelhals von 2,8 Prozent zu verzeichnen. Nicht bestätigt wurden dagegen die übrigen Befunde. So konnten in allen weiteren Knochendichtemessungen (2.-4. Lendenwirbel, Ward's Dreieck, großer Rollhügel) wie auch bezüglich der den Knochenaufbau fördernden Enzyme (alkaline Phosphatasen) sowie Hormone (Osteocalcin, Wachstumshormone, Testosteron, insulinartige Wachstumsfaktoren) keine wesentlichen trainingsinduzierten Veränderungen festgestellt werden. Die Autoren folgern auf der Grundlage der Ergebnisse, daß längerfristig angelegte Studien nötig sind, um die realen Möglichkeiten und Grenzen, die das Krafttraining in seiner skelettalen Wirkung besitzt, einschätzen zu können. Darauf weist auch ein von den Autoren angeführter Befund, wonach bei zwei Probanden der oben genannten Versuchsgruppe, die das Krafttraining über insgesamt neun Monate absolvierten, ein zusätzlicher Anstieg der Knochendichte im Oberschenkelhals von 2 Prozent zu beobachten war.

Bei aller Vorsicht, die bei der Interpretation der wenigen und dazu noch unterschiedlich konzipierten Längsschnittuntersuchungen an postmenopausalen Frauen bzw. älteren Männern geboten ist, kann aufgrund der Ergebnisse davon ausgegangen werden, daß *mittels der Kraftbelastungen vor allem dem inaktivitätsbedingten Knochensubstanzverlust im Alter entgegengewirkt werden kann.*

Das bestätigen ebenfalls Längsschnittstudien an postmenopausalen bzw. gemischt pre-/postmenopausalen Frauengruppen, die die Effekte von Aerobic plus Krafttraining auf die Knochendichte (Rumpf bzw. Extremitäten) untersuchten. Im Gegensatz zu den nichttrainierenden Kontrollgruppen, konnten die Trainingsgruppen ihre Knochendichte weitestgehend stabilisieren bzw. geringfügig vergrößern (CHOW/HAR-

RISON/NOTARIUS 1987, 1443; SMITH u.a. 1989, 316; RIKLI/MCMANIS 1990, 246) (vgl. auch Anhang Tab. 9A).

Daß muskuläre Aktivität bis ins hohe Alter positiven Einfluß auf das Skelettsystem haben kann, zeigen zwei weitere Längsschnittstudien. RINGE u.a. (1988, 88) untersuchten den Einfluß eines dreimal wöchentlich absolvierten milden allgemeinen Gymnastikprogrammes der Rumpf- und Extremitätenmuskulatur ohne Bevorzugung einer Region auf die Knochenmineralisierung bei untrainierten im Mittel 80jährigen Männern und Frauen. In der Gymnastikgruppe (n=11) trat über 14 Monate keine signifikante Änderung des Knochenmineralgehaltes des distalen Radius auf, während eine alters- und geschlechtsentsprechende Kontrollgruppe (n=35) ohne Training im gleichen Zeitraum eine signifikante Verminderung von 2,7 Prozent (Radius 1/3) ($p<0{,}01$) bzw. 2,9 Prozent (Radius 1/10) ($p<0{,}05$) aufwies. Eine ähnliche Studie an hochbetagten Frauen führten SMITH/REDDAN/SMITH (1981, 62) durch. Bei der Kontrollgruppe (n=18, Altersdurchschnitt 82) ohne Training fiel der Radiusmineralgehalt in 3 Jahren Studiendauer um im Mittel 3,3 Prozent ($p<0{,}01$) ab. In einer Gruppe (n=10, Altersdurchschnitt 80) mit täglicher Kalzium- und Vitamin D2-Einnahme stieg der Mineralgehalt um 1,6 Prozent ($p<0{,}07$) und eine Trainingsgruppe (n=12, Altersdurchschnitt 83) mit minimalem allgemeinen Körperübungsprogramm, welches dreimal wöchentlich 30 Minuten sitzend auf einem Stuhl absolviert wurde, bot nach 3 Jahren eine mittlere signifikante Zunahme des Knochenmineralgehaltes des Radius von 2,3 Prozent ($p<0{,}05$).

Die dargestellten Untersuchungsergebnisse weisen auf die Notwendigkeit einer kontinuierlichen, bis ins hohe Alter betriebenen, ganzkörperbezogenen sportlichen Betätigung für die Aufrechterhaltung der Knochenmasse, -struktur und -funktion. *Muskuläre Aktivität darf deshalb für den alternden bzw. bereits gealterten Menschen als wirkungsvolle Prophylaxe gegenüber einer frühzeitigen bzw. fortschreitenden Inaktivitätsatrophie des Knochens angesehen werden* (RINGE u.a. 1988, 90; STRAUZENBERG u.a. 1990, 193; STEEGER, 1993, 1916).

Zu der wichtigen und interessanten Frage nach der günstigsten Art der muskulären Aktivität und damit des adäquaten Reizes für optimale Effekte hinsichtlich der Ausbildung der Knochenmasse und -struktur gibt es bisher nur wenig Informationen. Ausgehend von vorliegenden Untersuchungen ist einzuschätzen, daß dynamische Belastungen im Vergleich zu statischen (LANYON/RUBIN 1984, 904; SMITH/GILLIGAN 1987, 96; PESCH 1991, 242 u. 244; MINNE 1993, 1; ZERNICKE/LOITZ 1994, 91) und dabei wiederum Kraftbeanspruchungen gegenüber Ausdauerbeanspruchungen (STONE 1994, 285) vorzuziehen sind. D.h., *durch ein dynamisches Krafttraining kann ausgehend vom gegenwärtigen Erkenntnisstand am wirkungs-*

vollsten dem Knochenabbau begegnet bzw. der Knochenaufbau gefördert werden. Nach STONE (1994, 285) spricht für das dynamische Krafttraining vor allem, daß es hinsichtlich der Intensität sowie der Intensitätsänderung pro Zeiteinheit, beides sind seiner Meinung nach die Knochenneubildung auslösende Faktoren, eher den Anforderungen als beispielsweise ein Ausdauertraining oder statische Kraftbelastungen gerecht wird. Dabei scheint der Mittelweg einer moderaten, individuell angepaßten, vielseitig ausgerichteten, regelmäßigen und langfristigen Belastung der vielversprechendste für die Regulierung der Ab- und Aufbauvorgänge innerhalb des Knochens zu sein. Sehr hohe Belastungen können zu Knochengewebsschäden bzw. auch zu zu festen Knochenstrukturen, die die "Elastizität" des subchondralen Knochens verringern und so einen verstärkten Knorpelabrieb initiieren, führen. Abbruch bzw. Diskontinuität der Belastung geht dagegen mit einem Verlust der Trainingsgewinne einher (SCHMIDT 1988, 18-19; FROBÖSE/HARDELAUF 1993, 11; WILHELM 1994, 8; SIMKIN/AYALON 1994, 134; PLATEN 1995, 54; WEINECK 1997, 214-215).

Auf welchen Mechanismen die Transformation der belastungsinduzierten mechanischen Stimuli in biochemische Signale für den Knochenum- und -aufbau beruht, ist gegenwärtig ebenfalls noch nicht ausreichend geklärt. Diesbezügliche mehr oder weniger noch hypothetischen Charakter tragende Erklärungsansätze schließen u.a. die Wirkung elektrischer Potentiale (piezoelektrische bzw. strömungsbedingte Potentiale), den Einfluß erhöhten Knochenblutflusses sowie hormonelle Mechanismen ein (vgl. ausführlichere Darstellung dazu bei CHILIBECK/SALE/WEBBER 1995, 115-118). Dabei scheinen diese Wirkfaktoren nicht alternativ, sondern eher kumulativ zum tragen zu kommen.

5.2.3 Trainingseffekte auf Sehnen, Bänder und Knorpel

Ähnlich wie der Knochen sind auch Sehnen, Bänder und Knorpel zu belastungsabhängigen positiven biologischen Reaktionen fähig.

So weisen beispielsweise die Strecksehnen des Beines, die allgemein höheren mechanischen Belastungen ausgesetzt sind, eine um 20 Prozent größere Zugfestigkeit auf als die entsprechenden Beugesehnen (BENEDICT/WALKER/HARRIS 1968, 53). Da diese Unterschiede am Föten noch nicht bestehen, muß ein Trainingseffekt angenommen werden (BLANTON/BIGGS 1970, 181). Nach VIIDIK (1968, 377) bzw. TIPTON u.a. (1970, 894) bewirkt physische Belastung eine erhöhte Rißfestigkeit der Sehnen verschiedener Muskeln und der vorderen Kreuzbänder am Kniegelenk. Diese belastungs- bzw. trainingsbedingte Zunahme der Zugfestigkeit der Sehnen und Bänder ist die Folge sowohl qualitativer (Verfestigung des Micellargerüstes) als auch quantitativer Anpassungen (Hypertrophie der kollagenen Fibrillen) (TITTEL 1973, 151; THAU 1987, I; WEINECK 1990, 141; KRAHL 1994, 874). So berichten INGELMARK (1948, 113) sowie TITTEL/OTTO (1970, 30) über eine belastungsabhängige Dickenzunahme der Achillessehne. JEROSCH/RITCHEN/MARQUARDT (1991, 147-148) untersuchten bei 51 Bodybuildern die Durchmesser der Rotatorenmanschettensehnen und verglichen diese mit Werten von 200 altersentsprechenden schultergesunden untrainierten Probanden. Bei den Kraftsportlern war die Supraspinatussehne durchschnittlich 50 Prozent ($p<0,001$), teilweise sogar 100 Prozent, dikker. Ähnliche Befunde konnten auch für die Infraspinatus- und Subskapularissehne erhoben werden, wenngleich hier die Unterschiede nicht ganz so deutlich ausfielen. Für alle gemessenen Sehnenparameter ergaben sich bei den Bodybuildern hochsignifikante positive Korrelationen zwischen Trainingszeit (Schultertrainingszeit/Woche x Trainingsjahre) und den Sehnendurchmessern. Deutlich geringere Werte zeigten sich bei der Berechnung der Korrelationskoeffizienten von wöchentlichem Trainingsaufwand und Sehnendurchmesser, was darauf hinweist, daß das langfristige Trainingskonzept einen günstigeren Einfluß auf die adaptiven Prozesse der Sehnen als kurzfristiges, selbst intensives Training hat.

So dynamisch und progressiv das kollagene straffe Bindegewebe auf regelmäßige körperliche Beanspruchung biopositiv reagiert, so rasch und empfindlich antwortet es auch bionegativ auf eine passive Ruhestellung. Immobilisation führt nachweislich u.a. zur Verringerung der Sehnen- und Bänderquerschnitte und reduziert erheblich deren Zug- bzw. Rißfestigkeit. Bereits nach drei Tagen läßt sich beispielsweise bei Sehnen eine verminderte Fibrillendicke nachweisen (WILHELM/KREUSSER 1990, 19) und nach 8wöchiger Immobilisation beträgt die Rißfestigkeit unverletzter Bänder nur noch 61 Prozent der ursprünglichen (EINSINGBACH 1990, 20). Dieser Tatbestand weist darauf hin, daß auch die im allgemeinen mit dem fortschreitenden Alter zunehmende muskuläre Inaktivität mit dafür verantwortlich ist, daß sich bereits nach dem 2. bis 3. Lebensjahrzehnt die Belastungsfähigkeit des Sehnen- und Bandgewebes wieder verringert.

Die oben angeführten Befunde unterstreichen die Möglichkeit, mittels regelmäßiger, dem biologischen Alter angepaßter, körperlicher Betätigung wie beispielsweise dem Krafttraining, diesen inaktivitätsbedingten gesundheitsbeeinträchtigenden Veränderungen des kollagenen straffen Bindegewebes entgegenzuwirken, wodurch der Beginn und Verlauf der Abbauvorgänge im Alternsgang verzögert werden kann (STRAUZENBERG u.a. 1990, 177; STONE 1994, 281).

Auch für den hyalinen Gelenkknorpel existieren Hinweise auf Anpassungserscheinungen, ausgelöst durch körperliche Beanspruchung. Bei kurz- bzw. längerfristigen muskulären Mehrbelastungen lassen sich akute und chronische Anpassungsphänomene beobachten. Nach kurzzeitigen Beanspruchungen (bereits nach 10 Minuten) kommt es aktuell zu einer Dickenzunahme des hyalinen Knorpels durch eine zeitlich begrenzte Flüssigkeitsaufnahme um 12 bis 13 Prozent, die nach etwa 30- bis 60minütiger Erholungsphase wieder auf die Vorbelastungswerte zurückgeht (HOLMDAHL/INGELMARK 1948, 309). Längerzeitige Belastungen - z.B. in Form eines regelmäßigen Trainings - bewirken eine Hypertrophie des Knorpels, wobei sich die Knorpelzellen und die Chondrone vergrößern, die Zahl der Zellen innerhalb der Chondrone zunimmt (zumindest bis zum Abschluß des Längenwachstums) und die Stoffwechselaktivität der Knorpelzellen erhöht wird (HOLMDAHL/INGELMARK 1948, 309; PAUL/SCHULZE/MARX 1979, 83). Auf die Anpassungsfähigkeit des hyalinen Knorpels deuten u.a. auch Untersuchungsergebnisse von PUHL (1980; zit. nach THIEL 1985, 163), wo gezeigt werden konnte, daß die Dicke des Gelenkknorpels am Kniegelenk dem Bereich der größten Drucke entsprach. Diese Adaptationen an körperliche Belastung erhöhen die mechanischen Eigenschaften der Druckelastizität durch Verbesserung der Kongruenz der Gelenkflächen und damit die Fähigkeit des Gelenkknorpels zur Stoßdämpfung (TITTEL 1973, 153; BADTKE 1995, 73).

Als wesentliche Voraussetzung für das Auslösen dieser biopositiven Reaktionen des hyalinen Knorpels ist die dynamische, intermittierende körperliche Beanspruchung zu nennen, da nur dadurch die erforderliche Knorpelernährung mittels ausreichender "Wechseldruckbeanspruchung" und dem dadurch entstehenden "Pump-Saug-Mechanismus" gewährleistet werden kann. Im Gegensatz dazu reagiert das Knorpelgewebe auf längere statische Mehrbelastung - ähnlich wie auf Immobilisation - negativ. Beobachtet wurden in diesem Zusammenhang eine beanspruchungsbedingte Hemmung des Chondrozytenstoffwechsels (auffällige Reduktion der Zellzahl und -größe, Rückgang der alkalischen Phosphatase) verbunden mit einer Resistenzminderung des Knorpels gegenüber mechanischen Druck- und Zugbeanspruchungen und daraus resultierender Knorpelgefährdung (BERTHOLD/THIERBACH 1981, 167; THIEL 1985, 166; STRAUZENBERG u.a. 1990, 185; EINSINGBACH 1990, 21; ULLRICH 1991, 11; EGGLI 1994, 23).

Dem hyalinen Gelenkknorpel vergleichbare Adaptationsmechanismen ergeben sich für den Faserknorpel, nur erfolgt hier die Synthese der verschiedenen Knorpelanteile in entsprechend modifizierter Form (WEINECK 1990, 140; STRAUZENBERG u.a. 1990, 187; ZERNICKE/LOITZ 1994, 97-98).

5.2.4 Zusammenfassung

Der funktionellen Einheit des aktiven und passiven Halte- und Bewegungsapparates entsprechend ist die durch das Krafttraining erreichbare harmonische Entwicklung der die Wirbelsäule und Gelenke umgebenden Muskulatur eine unabdingbare Voraussetzung für die Funktionsstabilisierung der passiven Strukturen. Erst dadurch kann die physiologische Körperhaltung und die muskuläre Absicherung von Wirbelsäule und Gelenken gewährleistet sowie Haltungsfehlern und damit verbundenen vorzeitigen Verschleißerscheinungen bzw. Schädigungen des Binde- und Stützgewebes vorgebeugt werden.

Dynamische Kraftbelastungen führen aufgrund der durch sie verursachten mechanischen Beanspruchung zu adaptogenen Reizen auf den passiven Halte- und Bewegungsapparat. Dabei ist von folgenden Wirkungen auszugehen:

- Querschnitts- und Längsschnittstudien zeigen, daß intensives Krafttraining wie auch Kraftausdauertraining, wenn es längerfristig (mindestens 4-5 Monate) regelmäßig wenigstens zwei- bis dreimal pro Woche betrieben wird,

  ⇒ bei Männern und (prämenopausalen) Frauen jüngeren bis mittleren Lebensalters eine Vergrößerung der Knochenmasse vor allem der vermehrt beanspruchten Skelettteile bewirken und

  ⇒ bei Männern und (postmenopausalen) Frauen höheren Lebensalters (ab 5. Lebensdekade) vor allem dem inaktivitätsbedingten Knochensubstanzverlust entgegenwirken kann.

- Korrelationsstudien, die bezüglich anatomisch unmittelbar verbundener Muskel-Skelettabschnitte signifikante Zusammenhänge zwischen Muskelkraft bzw. -masse und Knochenmasse ausweisen, lassen gleichfalls annehmen, daß muskelkraft- bzw. muskelaufbauförderndes Training eine den Knochenaufbau stimulierende Maßnahme darstellt.

- Ähnlich wie der Knochen reagieren auch das kollagene straffe Bindegewebe (Sehnen und Bänder) sowie hyaliner und faseriger Knorpel biopositiv auf regelmäßige, individuell angepaßte, moderate intermittierende muskuläre Beanspruchungen. Es kommt zur Dickenzunahme und damit verbunden zu einer Erhöhung der Festigkeit und Belastbarkeit dieser Binde- und Stützgewebestrukturen.

Die Vorteile eines allgemeinen, den ganzen Körper erfassenden Krafttrainings liegen dabei vor allem in der großen Reizausbreitung. D.h., die trainingsinduzierten positiven Effekte sind nicht lokal auf bestimmte Strukturen beschränkt, sondern er fassen global und ausgewogen den gesamten passiven Halte- und Bewegungsapparat.

5.3 Muskelkrafttraining und Herz-Kreislauf-System

Die Frage, wie sich Krafttraining auf das Herz-Kreislauf-System auswirkt, ist nach wie vor Gegenstand kontroverser Diskussionen. Ihre Beantwortung kann nicht pauschal, sondern nur unter Berücksichtigung der verschiedenen Krafttrainingsformen erfolgen. Nachfolgend sollen aus dieser differenzierten Sicht kurzfristige und langfristige Reaktionen des kardiovaskulären Systems erörtert werden, die sich aktuell während Kraftbelastungen bzw. als Adaptationen im Verlaufe eines Krafttrainings einstellen.

5.3.1 Aktuelle Herz-Kreislaufreaktionen unter Kraftbelastungen

Während rein statischer und hochintensiver bzw. intensiver dynamischer Kraftbelastungen - letztere beinhalten zu großen Teilen statische Muskelarbeit (MARTIN/CARL/LEHNERTZ 1991, 102) - kommt es zu deutlichen Anstiegen von Herzfrequenz sowie systolischem und diastolischem Blutdruck (HOLLMANN 1987, 412; STONE u.a. 1991, 215; HOFFMANN 1993, 154; FLECK 1994, 306). In verschiedenen Untersuchungen wurden Zunahmen der Herzfrequenz bis auf über 150 Schläge pro Minute sowie Steigerungen des systolischen Blutdrucks bis auf über 300 mmHg und des diastolischen Blutdrucks bis auf über 250 mmHg festgestellt (ALLEN/BYRD/SMITH 1976, 300; MACDOUGALL u.a. 1983, 158; HURLEY u.a. 1984, 485; VÖLKER/RÖDDER 1988, 32; HOFFMANN 1993, 154; FLECK 1994, 306; BUSKIES/BOECKH-BEHRENS/ZIESCHANG 1996, 177).

Als wesentliche Ursachen für die erheblichen Herz-Kreislaufreaktionen werden die periphere Widerstandserhöhung infolge der mechanischen Kompression der Blutgefäße während der Muskelkontraktion in der arbeitleistenden Muskulatur, die mit einer reflektorischen Vasokonstriktion in nichtbeanspruchten Körperregionen verbunden ist, sowie der bei hohen Kraftbelastungen ausgelöste Preßdruck angesehen (BERG/KEUL 1985, 61; ROST 1989, 10-11; MEYER u.a. 1992, 536; HOFFMANN 1993, 154).

Die periphere Widerstandserhöhung ist sowohl bei statischen als auch bei dynamischen Kraftanforderungen von der Belastungsintensität und Belastungsdauer abhängig (MEYER/GREINACHER/WEIDEMANN 1991, 57). Auch die Größe der eingesetzten Muskelgruppen beeinflußt über die Weite der komprimierten Gefäßgebiete die Höhe des peripheren Gesamtwiderstandes mit (SEALS u.a. 1983, 436; VÖLKER/RÖDDER 1988, 31; ROST 1989, 10; HILL/BUTTLER 1991, 2).

Bei statischer Muskelarbeit tritt bereits ab 15 Prozent des maximal möglichen willkürlichen Krafteinsatzes eine zunehmende Beeinträchtigung der Muskeldurchblutung auf und ab 50 bis 60 Prozent des maximalen Krafteinsatzes kommt die Durchblutung völlig zum Erliegen (WEINECK 1990, 165; EINSINGBACH 1988, 23; VÖLKER/RÖDDER/HOLLMANN 1988, 6; DE MAREES/MESTER 1991, 83). Diese von der Höhe der Kraftintensität abhängige Minderdurchblutung wird u.a. von Chemorezeptoren in der Muskulatur registriert und signalisiert, worauf es zu einer Steigerung des sympathischen Antriebs, damit zu einer Erhöhung des venösen Tonus und als Folge zu einer Steigerung des venösen Blutangebotes an das Herz kommt (ROST 1989, 10). Obwohl die darauffolgende Steigerung des Herzminutenvolumens - die vor allem über eine Zunahme der Herzfrequenz entsteht und wahrscheinlich mit einem verringerten Schlagvolumen einhergeht - relativ gering ist, gleichzeitig die Senkung des peripheren Gefäßwiderstandes jedoch ausbleibt, führt dies zu einer erheblichen Steigerung sowohl des systolischen als auch diastolischen Blutdrucks (ROST 1989, 10; FLECK 1994, 306). Durch die gleichsinnige Erhöhung des systolischen und diastolischen Blutdrucks steigt der arterielle Mitteldruck und damit der Sauerstoffbedarf des Herzens an.

Ähnlich sind die Auswirkungen hochintensiver bzw. intensiver dynamischer Kraftbelastungen einzuschätzen, wo man ab etwa 70 Prozent der individuellen Maximalkraft von einem weitestgehenden Durchblutungsstopp in der Muskelkontraktionsphase ausgehen kann (HUMPHREYS/LIND 1963, 134; VILLIGER u.a. 1991, 9). Im Unterschied zur statischen Kraftanforderung kommt es hier jedoch nicht zu einer stetig gleichbleibenden intramuskulären Gefäßkompression. Wie Untersuchungsergebnisse zeigen (MACDOUGALL u.a. 1985, 786; MILES u.a. 1987, 12), ist bei hochintensiver bzw. intensiver überwindender Muskelarbeit während der konzentrischen Kontraktionsphase bedingt durch die höhere Muskelbeanspruchung eine stärkere Gefäßkompression verbunden mit dadurch verursachtem höheren Blutdruckanstieg als in der exzentrischen Phase zu verzeichnen. Es ist davon auszugehen, daß durch diese wechselnde intramuskuläre Gefäßkompression ein Pumpeffekt hervorgerufen wird, der die Blutzirkulation (vor allem den venösen Blutrückstrom) fördert, so daß es selbst im maximalen Belastungsbereich beim dynamischen Krafttraining zu keinem längerandauernden völligen Durchblutungsstopp kommt (MACDOUGALL u.a. 1985, 789; EINSINGBACH 1988, 24).

Der Blutdruckanstieg und die damit in Verbindung stehende Zunahme der Herzfrequenz bei statischen und intensiveren dynamischen Kraftbelastungen hängt jedoch nicht nur von der Höhe des Krafteinsatzes, sondern auch von der Belastungsdauer ab. So konnten HETTINGER/HOLLMANN/SCHOENENBORN (1973, 330) zeigen, daß sowohl die Herzfrequenz als auch der systolische und diastolische Blutdruck bei gleichbleibender statischer Muskelanspannung mit zunehmender Anspannungsdauer steigen. FLECK (1994, 308) berichtet über die Abhängigkeit des Blutdruckanstiegs bei dynamischem Muskeltraining von der Wiederholungszahl. Danach werden die höchsten Druckwerte dann erreicht, wenn Wiederholungsserien im Bereich von 70 bis 95 Prozent der individuellen Maximalkraft bis zur völligen muskulären Erschöpfung ausgeführt werden.

Statische oder hochintensive bzw. intensive dynamische Muskelbeanspruchungen bedeuten damit für das Herz bedingt vor allem durch die Blutdrucksteigerung im wesentlichen Druckarbeit, die mit erhöhtem Sauerstoffbedarf des Herzmuskels selbst verbunden ist, und nicht Volumenarbeit (MEYER/GREINACHER/WEIDEMANN 1991, 57).

Im Bereich annähernd maximaler Krafteinsätze von 80 Prozent der individuellen Maximalkraft und mehr kommt durch den Preßdruck eine weitere das Kreislaufverhalten modifizierende Komponente hinzu. Infolge der dabei entstehenden hohen intrathorakalen und intraabdominellen Druckwerte wird eine Behinderung des venösen Blutrückstromes hervorgerufen. Dadurch bedingt kommt es zu einer Verringerung des Herzminutenvolumens bis auf die Hälfte des Ausgangswertes, zur vorübergehenden Abnahme des Schlagvolumens bis auf weniger als ein Drittel des Ausgangswertes sowie zum kompensatorischen Anstieg der Herzfrequenz (HOLLMANN 1987, 408). Mit der Überlagerung des Blutdrucks in den zentralen Arterien durch den Preßdruck entstehen hohe Blutdruckspitzen, die aufgrund des fehlenden venösen Nachstromes zunächst nach kurzer Zeit wieder abfallen, um dann bedingt durch die reflektorische Engstellung in der Peripherie wieder anzusteigen (STRAUZENBERG u.a. 1990, 43). Der Blutdruckanstieg wird bei Kraftbelastungen somit durch den Einsatz des Preßdrucks erheblich verstärkt. ZERZAWY (1987, 36-37) konnte beispielsweise mittels telemetrischer Blutdruckmessungen bei Kraftübungen mit überlagerter Preßatmung Verschiebungen des arteriellen Blutdruckprofils um durchschnittlich 90 mmHg nachweisen.

Nach Beendigung des Pressens entsteht zunächst ein Blutdruckabfall durch den Abbau des hohen intrathorakalen und intraabdominellen Drucks. Anschließend steigt der Druck jedoch wieder an, da das Herz jetzt wieder vermehrt Blut in die noch immer eng gestellte Peripherie pumpt, wodurch reflektorisch eine Vagotonie und daraus resultierende Pulsverlangsamung ausgelöst wird. In dieser Phase können gefährliche Herzrhythmusstörungen entstehen (HOLLMANN/HETTINGER 1980, 53-54).

Resümierend ist einzuschätzen, daß *die bei statischen und intensiveren dynamischen Kraftbelastungen zu verzeichnenden Herz-Kreislaufreaktionen zumindest auf die Gefahr der Gesundheitsbeeinträchtigung hinweisen.* Das trifft sowohl auf die peripher verursachten Blutdrucksteigerungen, die mit Herzfrequenzanstieg ohne adäquate Schlagvolumenzunahme verbunden sind und dadurch zu einem Sauerstoffmehrbedarf des Herzens führen, zu, als auch auf den durch die Preßatmung zusätzlich hervorgerufenen Blutdruckanstieg, die postpressorischen Rhythmusstörungen und das Absinken des Herzminutenvolumens in der Preßphase, welches zu einer Abnahme der Koronardurchblutung von etwa 45 Prozent führt (Hollmann/Liesen/Rost 1983, 35; Hollmann 1987, 408; Bringmann 1987, 1238; Rost 1989, 11; Gottschalk/Schrader/Naumann 1989, 36).

Im Gegensatz zu den bisher dargestellten Befunden stehen Untersuchungsergebnisse, die die Herz-Kreislauf-Belastung bei dynamischem kraftausdauerorientierten Muskeltraining widerspiegeln. So wurden bei Kraftbelastungen mit geringer bis mittlerer Intensität (30-60 % der individuellen Maximalkraft) und Dauer (10-25 Wiederholungen je Übung) sowie moderatem Übungstempo Herz-Kreislaufreaktionen registriert, die tendenziell denen von dynamischem Ausdauertraining entsprechen.

Seiffert u.a. (1990, 92) berichten bei Kraftausdauerbelastungen (nach der extensiven Intervallmethode) über durchschnittliche arterielle Blutdruckwerte von 118 bis 137 mmHg systolisch zu 85 bis 92 mmHg diastolisch und Mitteldruckwerte zwischen 99 bis 107 mmHg. Nach Aussage der Autoren entsprechen diese Werte in etwa den Befunden, die bei submaximalen Fahrradergometerbelastungen ermittelt wurden. Zu ähnlichen Ergebnissen kommen Harris/Holly (1987, 249) bei der Überprüfung der kardiovaskulären Auswirkungen von Kraftausdaueranforderungen (20-25 Übungswiederholungen bei 40prozentiger Widerstandsintensität) im Rahmen des Kreistrainings mit Personen, die leicht erhöhte Blutdruckwerte (140/90 bis 160/95 mmHg) aufwiesen. Der systolische Blutdruck stieg hier bei den verschiedenen Übungen im Durchschnitt um 5 Prozent auf Werte zwischen 144 bis 155 mmHg. Die diastolischen Blutdruckwerte verringerten sich um durchschnittlich 8 Prozent und erreichten in Abhängigkeit von der jeweiligen Übung Werte zwischen 87 bis 81 mmHg. Kelemen (1989, 676) bestätigt die nur geringen systolischen Blutdrucksteigerungen beim Kreistraining mit Herzpatienten und verweist auf "Spitzenwerte" des systolischen Blutdrucks von 141 mmHg. Weitere Autoren stellten bei Kraftausdauerbelastungen mit Herz-Kreislauf-Patienten klinisch akzeptable Blutdruckwerte fest (Butler/Beierwaltes/Rogers 1987, Haslam u.a. 1988, Kelemen u.a. 1989, Stewart 1989, McKelvie/ McCartney 1990, Verrill u.a.

1992) und empfehlen das Krafttraining in Form des Kreistrainings mit Widerständen von 30 bis maximal 60 Prozent der individuellen Maximalkraft als eine Methode zur Konditionierung im Rahmen der Herz-Kreislauf-Rehabilitation.

Selbst wenn berücksichtigt wird, daß die belastungsbedingten Blutdruckwerte im allgemeinen mittels indirekter Messungen erhoben wurden, bei denen im Vergleich zur direkten Blutdruckerfassung (intraarterieller Katheter) die systolischen Werte um etwa 10 bis 20 Prozent unterschätzt werden (MCKELVIE/MCCARTNEY 1990, 359; EHRSAM/AESCHLIMANN 1994, 72), ist bei dynamischen kraftausdauerorientierten Belastungen von einem aus gesundheitlicher Sicht vertretbaren Blutdruckverhalten auszugehen.

In allen aufgeführten Untersuchungen gingen die Blutdruckveränderungen mit einem moderaten Anstieg der Herzfrequenz einher. Die Belastungsherzfrequenzen bewegten sich im Mittel entsprechend der unterschiedlichen Übungsanforderungen zwischen 97 bis 121 Schlägen pro Minute.

Die im Vergleich zu statischen und hochintensiven bzw. intensiven dynamischen Kraftbelastungen andersgearteten Herz-Kreislaufreaktionen des dynamischen kraftausdauerorientierten Muskeltrainings sind vor allem durch die relativ niedrige Intensität des Krafteinsatzes und dem damit verbundenen geringeren Anteil der statischen Komponenten an der Muskelarbeit bedingt (SEIFFERT u.a. 1990, 92).

Neben der Belastungsintensität besitzt jedoch auch hier die Belastungsdauer eine nicht unerhebliche Bedeutung für die hämodynamischen Wirkungen. Darauf weisen Untersuchungsergebnisse von MEYER u.a. (1992, 534), wo trotz relativ geringer Widerstandsintensität (ca. 50 % der individuellen Maximalkraft) , aber vergleichsweise langer Belastungsdauer (60 Sekunden Übungszeit), vor allem der systolische Blutdruck wesentlich höhere Werte (zwischen 170 und 206 mmHg) als in den anderen Untersuchungen erreichte, während beim diastolischen Druck, nur mittlere Steigerungen bis auf Werte von 84 bis 98 mmHg zu verzeichnen waren. Bestätigt wird dies auch von FLECK/DEAN (1987, 117) bzw. MCCARTNEY u.a. (1993, 1057), die bei Kraftübungen unabhängig von der Widerstandsintensität die höchsten Blutdruckwerte (diastolisch und systolisch) und auch Frequenz-Druck-Produkte (Doppelprodukt aus Herzfrequenz und systolischem Blutdruck) während der letzten 1 bis 3 Wiederholungen der bis zur muskulären Erschöpfung ausgeführten Sätze beobachteten.

Geringe bis mittlere Intensität von Kraftbelastungen bei moderater Dauer scheinen damit wesentliche Voraussetzungen für eine "schonende" Belastung des Herz-Kreislauf-Systems bei dynamischen Kraftbeanspruchungen zu sein. Ein so gestaltetes Krafttraining verursacht einerseits keinen Preßdruck und andererseits aufgrund der verringerten Gefäßkompression nur einen geringen Anstieg des peripheren Gefäßwiderstandes. D.h., es können im wesentlichen die Faktoren in ihrer Wirkung ausgeschlossen bzw. eingegrenzt werden, die hauptsächlich für die überschießenden Herz-Kreislaufreaktionen des statischen und hochintensiven bzw. intensiven dynamischen Krafttrainings verantwortlich sind.

Auf die veränderten peripheren Strömungsverhältnisse bei Kraftausdaueranforderungen weist vor allem die Tatsache, daß der diastolische Blutdruck - als Indikator des peripheren Gefäßwiderstandes - wenn überhaupt, dann nur relativ gering ansteigt. Auch die festgestellten im Gegensatz zu statischen bzw. intensiveren dynamischen Kraftanforderungen nur leicht erhöhten Plasma-Katecholaminspiegel (vor allem Noradrenalin) sprechen eher gegen als für eine markante Erhöhung des Widerstandes in den peripheren Blutgefäßen (HURLEY u.a. 1984, 485; MEYER u.a. 1992, 535; HOFFMANN 1993, 154).

Es ist damit davon auszugehen, daß bei einem moderaten dynamischen kraftausdauerorientierten Muskeltraining den erhöhten energetischen Anforderungen der Körperperipherie, die von der Größe der eingesetzten Muskelgruppen mit bestimmt sind, durch Steigerung der Herzfrequenz bei gleichzeitiger Erhöhung des Herzschlagvolumens begegnet werden kann. Die Zunahme des Schlagvolumens ist dabei neben dem geringen Gefäßwiderstand vor allem auch auf den sich mehrfach vollziehenden Wechsel zwischen Spannungszunahme und -abnahme in der beanspruchten Muskulatur zurückzuführen. Eine so arbeitende Muskulatur wirkt als den Blutfluß unterstützende Muskelpumpe und fördert auf diesem Wege vor allem die Volumenarbeit des Herzmuskels (HETTINGER 1983, 68).

Die bei dynamischem kraftausdauerorientierten Muskeltraining zu verzeichnenden Zunahmen des systolischen Blutdrucks bei relativ konstantem bzw. leicht ansteigendem diastolischen Druck bzw. arteriellen Mitteldruck, sind damit vorrangig als Ergebnis der geleisteten Herzvolumenarbeit und nicht erhöhter Druckarbeit zu werten. Dafür spricht auch der Befund, daß das Druck-Frequenz-Produckt - als Ausdruck des Sauerstoffbedarfs des Myokards - bei moderaten dynamischen Kraftausdauerbelastungen wesentlich geringer als bei statischem bzw. intensiverem dynamischen Krafttraining ist und in etwa dem bei dynamischen Ausdaueranforderungen nahe kommt (ZERZAWY 1987, 35; KELEMEN 1989, 676; STEWART 1989, 681; MEYER u.a. 1992, 535). Moderates dynamisches Kraftausdauertraining ist damit als eine das Herz-Kreislauf-System schonendere Trainingsform einzustufen.

5.3.2 Anpassungen des Herz-Kreislauf-Systems durch Krafttraining

Konventionelles Krafttraining im Sinne hochintensiver bzw. intensiver dynamischer Kraftbelastungen führt genauso wie statisches Krafttraining im allgemeinen zu keinem wesentlichen Anstieg der maximalen Sauerstoffaufnahme und trägt damit nicht zur Verbesserung der Herz-Kreislauf-Funktion bei (NAGLE/IRWIN 1960, FAHEY/BROWN 1973, ALLEN/BYRD/SMITH 1976, HICKSON/ROSENKOETTER/BROWN 1980; HETTINGER 1983, HOLLMANN 1983; HURLEY u.a. 1984; FLECK/KRAEMER 1988).

Nach BERG/KEUL (1985, 67) ist bei Kraftsportlern verschiedener Disziplinen im Vergleich zu gesunden gleichaltrigen Normalpersonen, eine mit dem Anstieg des relativen Körpergewichts, welches bei den Kraftsportlern vorrangig durch Muskelmassezunahme bedingt ist, einhergehende Tendenz zu erniedrigten maximalen Sauerstoffaufnahmewerten zu verzeichnen. In weiteren Querschnittsstudien erhobene Befunde, wonach hochtrainierte Kraftathleten (Gewichtheber, Powerlifter, Bodybuilder) im Vergleich zu Untrainierten über keine wesentlich höheren Werte der maximalen Sauerstoffaufnahme verfügen, bestätigen die kardiovaskuläre Insuffizienz hochintensiver und intensiver Kraftbelastungen (FAHEY/AKKA/ROLPH 1975, 560; HÄKKINEN/ALEN/KOMI 1984, 101; HURLEY u.a. 1984, 510).

Auf die fehlende Herz-Kreislaufwirksamkeit des intensiveren Krafttrainings weisen auch - bis auf eine Ausnahme - die dazu durchgeführten Längsschnittstudien, deren Ergebnisse gleichfalls auf keine wesentliche Veränderung der maximalen Sauerstoffaufnahme deuten (vgl. Tab. 14).

Die einzige von STONE u.a. (1983, 136) methodisch gut konzipierte Untersuchung, in der im Zusammenhang mit intensivem Krafttraining positive Herz-Kreislaufeffekte (Steigerung der absoluten VO_2max um 7,9 % und der körpergewichtsbezogenen VO_2max um 6,3 %; $p<0,05$) nachgewiesen werden konnten, läßt vermuten, daß intensive Kraftbelastungen (3-5 Sätze bei 5-10 Wiederholungen pro Übung bis zur muskulären Erschöpfung) dann zu einer Erhöhung der maximalen Sauerstoffaufnahme führen können, wenn dominant Ganzkörperübungen mit freien Gewichten bei gleichzeitig sehr hohem Trainingsumfang (dreimal wöchentlich jeweils 2 Trainingseinheiten pro Tag) absolviert werden. Darüber hinaus beinhaltete das Trainingsprogramm an zwei zusätzlichen Tagen pro Woche noch allgemeinbildende Körperübungen, wie Klappmesser und Vertikalsprünge, was ebenfalls zur Herz-Kreislaufwirksamkeit beigetragen haben kann.

Als Hauptursachen für die allgemein fehlende kardiovaskuläre Trainingswirksamkeit des hochintensiven bzw. intensiven dynamischen Krafttrainings werden die periphere Widerstandserhöhung infolge der mechanischen Kompression der Blutgefäße

Tab. 14: Veränderungen der kardiovaskulären Leistungsfähigkeit (VO_2max) durch hochintensives u. intensives Krafttraining (Längsschnittstudien bei untrainierten bzw. wenig trainierten Männern)
(E=Bein-Ergometertest, L=Laufbandtest; d%=prozentuale Veränderung; sig=n Studien m. signifikanten Ergebnissen, $p < 0,05$)

Studienzahl	Probanden n	Probanden Ø Alter	Trainingswochen	Train.-häufigk. je Wo.	maximale Sauerstoffaufnahme (l/min)	(d%)	sig	(ml/kg·min)	(d%)	sig	Test
HOCHINTENSIVES KRAFTTRAINING											
Isotonisches Krafttraining bei konstantem Widerstand											
4	55	20,52	9,3	3,5	0,00	-0,2	0	-1,1	-2,4	0	E/L
Isotonisches Krafttraining bei variablem Widerstand											
1	15	21	10	3				1,7	3,8	0	L
INTENSIVES KRAFTTRAINING											
Isotonisches Krafttraining bei konstantem Widerstand											
5	87	19	9,4	4,2	0,09	1,1	1	0,4	1,0	1	E/L
Isotonisches Krafttraining bei variablem Widerstand											
3	38	36	14	3,3	0,15	5	0	2,1	5,4	0	L

während der Muskelkontraktion sowie der bei hohen Kraftbelastungen ausgelöste Preßdruck angesehen. Beide Faktoren verhindern eine Zunahme des Herzschlagvolumens, wie sie ausgehend von der Übungsintensität und den damit verbundenen energetischen Anforderungen notwendig wäre, und führen kompensatorisch zu einem verstärkten Anstieg der Herzfrequenz. Konventionelles Krafttraining führt daher im allgemeinen zwar zu solch hohen Belastungsherzfrequenzen, wie sie bei aeroben Ausdauertraining als wesentliche Voraussetzung zur Verbesserung der Herz-Kreislauf-Funktion angesehen werden, kann aber dennoch keine wesentliche kardiovaskuläre Trainingswirksamkeit erreichen, da diese Herzfrequenzsteigerung - im Gegensatz zu aeroben Trainingsformen - nicht mit einer entsprechenden Zunahme des Herzschlagvolumens einhergeht und damit der aeroben Stoffwechselsituation widerspricht. D.h., die eingeschränkte Herzvolumenarbeit und die damit im Zusammenhang stehende ungenügend hohe Sauerstoffaufnahme während hochintensiven und intensiven Krafttrainings, sind als wesentliche Ursachen für den fehlenden fördernden Einfluß auf die Herz-Kreislauf-Funktion zu betrachten (ALLEN/BYRD/SMITH 1976, 305; STEWART 1989, 678; STEMPER 1994, 170-171). Wie Untersuchungen zeigen, ist *beim intensiven dynamischen Krafttraining von einer durchschnittlichen belastungsbedingten Sauerstoffaufnahme auszugehen, die unterhalb des Schwellenwertes für kardiovaskuläre Anpassungen (etwa 45-50 % VO_2 max) bei Untrainierten liegt* (HURLEY u.a. 1984, 487; HEMPEL/WELLS 1985, 92) (vgl. Tab. 15).

Tab. 15: Belastungsbedingte Herzfrequenz und Sauerstoffaufnahme beim Krafttraining (Männer und Frauen)
([1]Werte beinhalten die Übungs- und Pausenphasen, [2]trainierte Probanden; gMG=große Muskelgruppen [Kniebeuge, Beinpresse u.ä.]; KT=Kreistraining, ST=Stationstraining; RM=Wiederholungsmaximum [10 RM=Widerstand, der gerade 10mal hintereinander überwunden werden kann]; SZ/DZ=Satz- bzw. Durchgangszahl, WHZ=Wiederholungszahl, KÜ=Körperübung; Hf=Herzfrequenz, MK=Maximalkraft)

Jahr	Autoren	Prob.		Org.-form	KÜ-Anzahl	SZ/DZ	Intensität (RM o.% d. ind. MK)	WHZ je Übg.	Paus.-länge (sec)	Hf [1]	O_2-Aufn.[1]	
		n	Ø Alt.							(% d. ind. Max.) Ø	Ø	gMG
INTENSIVES KRAFTTRAINING												
MÄNNER												
Isotonisches Krafttraining bei variablem Widerstand												
1984	Hurley u.a.	13	44	KT	14	1	8-12 RM	8-12	5	80	45	
1985	Hempel/Wells [2]	10	27	KT	14	1	8-20 RM	8-20		77,5	38	46
FRAUEN												
Isotonisches Krafttraining bei variablem Widerstand												
1985	Hempel/Wells [2]	10	27	KT	14	1	8-20 RM	8-20		73	36	45
KRAFTAUSDAUERTRAINING												
MÄNNER												
Isotonisches Krafttraining bei konstantem Widerstand												
1978	Wilmore u.a. [2]	20	24	KT	10	3	40 %	15-18	15	78	41	
1979	Strathman u.a.	9		KT	10	2	50 %	12	30	67	41	
1987	Harris/Holly	10	32	KT	10	3	40 %	20-25	15	79	63	
Isotonisches Krafttraining bei variablem Widerstand												
1985	Katch u.a.	20	24	ST	3	3	16-22 RM	16-22	20	84,5	53	57
1987	Ballor u.a. [2]	13	24	KT	7	3		7-25	30-60	81	41	52
1989	Ballor u.a. [2]	20	25	KT	9	3		13-21	30	ca. 80	44	
1988	Petersen u.a. [2]	16	19	KT	6	2-3		20-24	20-60	80	58	
Isokinetisches Krafttraining												
1978	Gettman	5	28	KT	7	3		12	30	69	49	
1978	Gettman	5	28	KT	7	3		12	30	69	49	
FRAUEN												
Isotonisches Krafttraining bei konstantem Widerstand												
1978	Wilmore u.a. [2]	20	20	KT	10	3	40 %	15-18	15	88	47	
Isotonisches Krafttraining bei variablem Widerstand												
1989	Ballor u.a. [2]	15	23	KT	9	3		11-18	30	ca. 80	47	

Ein kraftausdauerorientiertes Muskeltraining in Form des Kreistrainings - mit 8 bis 15 Körperübungen, 10 bis 25 Wiederholungen pro Übung, Widerständen von 40 bis 60 Prozent der individuellen Maximalkraft, geringen Pausen von maximal 30 Sekunden zwischen den Übungen und 2 bis 3 Kreisdurchgängen - *bewirkt bei gesunden weiblichen und männlichen untrainierten Personen im jüngeren bis mittle-*

ren Erwachsenenalter einen moderaten, signifikanten Anstieg der maximalen Sauerstoffaufnahmekapazität (vgl. Tab. 16).

Wie die Ergebnisse aus verschiedenen Untersuchungen zeigen, beträgt nach einem 8 bis 20wöchigen derartigen Training (3 Übungseinheiten pro Woche) die durchschnittliche Zunahme der maximalen Sauerstoffaufnahme bezogen auf das Körpergewicht bei den Männern 8,0 Prozent und bei den Frauen 11,5 Prozent. Diese Resultate bestätigen tendenziell die von weiteren Autoren durch zusammenfassende Analysen verschiedener Studien ermittelten Ergebnisse des kraftausdauerorientierten Kreistrainings mit vergleichbarer Belastungsstruktur bei Untrainierten. GETTMAN/POLLOCK (1981, 49) stellen dabei trainingsinduzierte Zunahmen der durchschnittlichen relativen maximalen Sauerstoffaufnahme (ml/kg·min) bei Männern von 5,1 Prozent und bei Frauen von 8,0 Prozent fest. STEMPER (1994, 151) verweist auf Verbesserungen der körpergewichtsbezogenen maximalen Sauerstoffaufnahme zwischen 3,2 und 11,4 Prozent sowohl bei Männern als auch Frauen.

Daß ein entsprechend höher dosiertes Kreistraining selbst bei trainierten Personen zum Anstieg der maximalen Sauerstoffaufnahmekapazität führen kann, zeigt eine

Tab. 16: Veränderungen der kardiovaskulären Leistungsfähigkeit (VO_2max) sowie der allgemeinen aeroben Ausdauerleistungsfähigkeit durch kraftausdauerorientiertes Kreistraining (Längsschnittstudien bei gesunden untrainierten Männern u. Frauen)
(E=Bein-Ergometertest, L=Laufbandtest; d%=prozentuale Veränderung; sig=Studien mit signifikanten Ergebnissen, p<0,05 [4/3=von 4 Studien weisen 3 signifikante Ergebnisse auf])

Studienzahl	Probanden		Trainingswoch.	Train.-häufigk. je Wo.	maximale Sauerstoffaufnahme							aerobe Ausd.		
	n	Ø Alter			(l/min)	(d%)	sig	(ml/kg·min)	(d%)	sig	Test	(d%)	sig	Test
MÄNNER														
Isotonisches Krafttraining bei konstantem Widerstand														
9	118	28	10,6	2,8	0,3	9,2	4/4	3,2	8	8/7	L/E	12,1	5/5	L/E
Isotonisches Krafttraining bei variablem Widerstand														
3	41	29	14	3	0,3	7,1	2/2	4,7	10,8	3/3	L	8,8	2/2	L
Isokinetisches Krafttraining														
4	49	31	12	3	0,18	5,1	2/2	2,5	6	4/4	L	8,7	2/2	L
FRAUEN														
Isotonisches Krafttraining bei konstantem Widerstand														
5	65	25	10	2,8				5	11	4/4	L/E	13,5	2/2	L/E
Isotonisches Krafttraining bei variablem Widerstand														
1	14	36	12	3				4,4	13,4	1/1	L	13,4	1/1	L

Studie von PETERSEN u.a. (1988, 341). Nach 5wöchigem viermal pro Woche absolvierten Kreistraining (6 Stationen, 2-3 Durchgänge, 20-24 Wiederholungen pro Übung, jede Übung innerhalb eines Durchganges 2mal hintereinander mit 20 sec Pause absolviert, 4minütige aktive Pause [Walking] zwischen den Kreisdurchgängen), konnte eine signifikante Verbesserung ($p<0,001$) der relativen maximalen Sauerstoffaufnahme von 9,2 Prozent erzielt werden. Dieser Zuwachs überrascht nicht, wenn man berücksichtigt, daß die kardiorespiratorische Beanspruchung durch mittlere Trainingsherzfrequenzen von ca. 158 pro Minute (entspricht etwa 80 % des Herzfrequenzmaximums) und eine durchschnittliche Sauerstoffaufnahme von 58 Prozent des Maximums gekennzeichnet war.

Da die maximale Sauerstoffaufnahme das Bruttokriterium der kardiovaskulären Leistungsfähigkeit darstellt (HOLLMANN u.a. 1992, 1705; FLECK 1994, 309), sind die erzielten diesbezüglichen Steigerungsraten als vorrangiger Ausdruck der Funktionsverbesserung des Herz-Kreislauf-Systems zu werten und spiegeln damit die Herz-Kreislaufwirksamkeit des kraftausdauerorientierten Kreistrainings wider.

Bestätigt wird letzteres auch durch die im Ergebnis von Kreistraining bei Untrainierten erreichten Verbesserungen in der allgemeinen aeroben Ausdauerleistungsfähigkeit (vgl. Tab. 16). Die dazu auf dem Laufband bzw. Fahrradergometer durchgeführten Überprüfungen ergaben durchschnittliche signifikante Leistungszuwächse von 10,7 Prozent bei den Männern bzw. 13,5 Prozent bei den Frauen. Diese Anstiege sind neben der Kraftsteigerung der dabei eingesetzten Muskulatur und der Veränderung der Körperzusammensetzung vor allem auf die Zunahme der aeroben Kapazität, die ihrerseits wesentlich durch das Funktionsniveau von Herz und Kreislauf bestimmt wird, zurückzuführen (GETTMAN u.a. 1978, 174; GETTMAN/CULTER/STRATHMAN 1980, 270).

In diesem Zusammenhang seien auch Befunde aus dem Kanurennsport angeführt, wonach Kraftausdauerbelastungen mittels Kreistraining (Belastungsintensität 30 % der individuellen Maximalkraft, 20-30 Wiederholungen je Übung, Beanspruchung großer Muskelpartien, keine Pause zwischen den Übungen, Gesamttrainingszeit 20 min) bei Laktatwerten zwischen 3 und 4 Millimol pro Liter realisiert werden. Diese Ergebnisse stützen die Annahme, daß mittels dieser Trainingsform neben der Verbesserung der lokalen Kraftausdauer gleichfalls zur Förderung der allgemeinen aeroben Ausdauer und der damit verbundenen Herz-Kreislauffunktion beigetragen werden kann (SUCHOTZKI 1989, 107).

Auch die in verschiedenen Untersuchungen festgestellten signifikanten Abnahmen der Ruheherzfrequenz (WILMORE u.a. 1976, 60 u. 1978, 82; GETTMANN u.a. 1979,

119), des diastolischen Ruheblutdrucks (WILMORE u.a. 1976, 60; HARRIS/HOLLY 1987, 249; KATZ/BRADLEY/WILSON 1992, 301; STEMPER 1994, 263) sowie der Blutlaktatkonzentration auf gegebener Belastungsstufe (LAGERSTROM/GEIST/HOLLMANN 1985, 555; NIESTEN-DIETRICH 1992, 164) weisen auf Verbesserungen der kardiovaskulären Funktion im Ergebnis von Kreistraining.

GETTMAN/WARD/HAGAN (1982, 233) folgern u.a., daß die durch das Kreistraining erreichten Anstiege der maximalen Sauerstoffaufnahme wahrscheinlich u.a. durch eine Zunahme des Herzschlagvolumens bedingt sind, da bei gleichbleibender maximaler Herzfrequenz der Sauerstoffpuls, der als indirekter Meßwert des Herzschlagvolumens anzusehen ist, trainingsbedingt signifikant anstieg. Desweiteren gehen die Autoren davon aus, daß Veränderungen in der Körperperipherie, wie u.a. Zunahme der Kapillarisierung, der Größe und Anzahl der Mitochondrien und der oxidativen Enzymkapazität in den beanspruchten Muskelzellen, für die Zuwachsraten der maximalen aeroben Kapazität mit verantwortlich sind.

Auf die Herz-Keislaufwirksamkeit des Kreistrainings deuten auch Untersuchungsergebnisse, die an Herz-Kreislauf-Patienten gewonnen wurden, hin. HAENNEL/QUINNEY/KAPPAGODA (1991, 162) berichten bei 8 Patienten von einer moderaten Entwicklung der maximalen Sauerstoffaufnahmekapazität von 11 Prozent im Ergebnis eines achtwöchigen Kreistrainings (3 Übungseinheiten/Woche, 8-16 Wiederholungen/Übung, Pause zwischen den Übungen 20-60 sec). STEWART (1989, 679) stellte nach 10wöchigem kraftausdauerorientierten Kreistraining mit Herzpatienten eine signifikante Verbesserung der kardiovaskulären Ausdauerleistung von 12 Prozent auf dem Laufband fest und KELEMEN (1989, 676) berichtet bei Patienten mit leichtem Bluthochdruck nach ebenfalls 10 Wochen Kreistraining von einer signifikanten Senkung der systolischen und diastolischen Ruheblutdruckwerte (vgl. auch KELEMEN u.a. 1986). Die genannten Autoren schätzen übereinstimmend ein, daß das Kreistraining eine verträgliche und wirksame Krafttrainingsform für Herz-Kreislauf-Patienten darstellt, zu ähnlichen positiven Ergebnissen führt wie bei Gesunden und deshalb Bestandteil des Rehabilitationsprogramms dieser Patienten sein sollte.

Unter Berücksichtigung der angeführten empirischen Befunde, ist resümierend einzuschätzen, daß *ein kraftausdauerorientiertes Muskeltraining - wie es als Kreistraining Anwendung findet - zumindest bei Untrainierten einen fördernden Einfluß auf das Herz-Kreislauf-System ausübt.*

Ausgehend von den in vergleichbaren traditionellen allgemeinen Ausdauertrainingsprogrammen erreichten Steigerungen der maximalen Sauerstoffaufnahme von 15 bis

20 Prozent, sind die durch das Kreistraining erzielten Zunahmen der maximalen Sauerstoffaufnahme als vergleichsweise moderate aerobe Entwicklungseffekte einzuordnen (GETTMAN/POLLOCK 1981, 49; FLECK 1994, 310).

Gleichzeitig zeigen die durchgeführten Untersuchungen, daß die kardiovaskuläre Wirksamkeit des Muskelkrafttrainings vor allem durch die Belastungskomponenten Intensität, Dauer und Dichte bestimmt wird. Dabei ist festzustellen, daß - eine gegebene Anzahl der Körperübungen und Übungsdurchgänge vorausgesetzt - bei einem relativ geringen Gewichtswiderstand (etwa 40-60 % der individuellen Maximalkraft) die Trainingseffizienz mit der Zunahme der Wiederholungszahl je Übung und der Abnahme der Pausenzeit zwischen den einzelnen Übungen steigt (WILMORE u.a. 1978, 81; KIMURA/ITOW/YAMAZAKI 1981, 595; GETTMAN/WARD/HAGAN 1982, 233; HARRIS/HOLLY 1987, 250; GORDON u.a. 1989, 327).

Ein auf dieser Belastungsgestaltung basierendes Krafttraining nähert sich von seiner Anforderungscharakteristik her dem aeroben Ausdauertraining und bewirkt bei Beanspruchung relativ großer Muskelgruppen die für kardiovaskuläre Entwicklungen bei Untrainierten notwendige trainingswirksame Belastungsherzfrequenz (mindestens 60 % der maximalen Herzfrequenz) und Sauerstoffaufnahme (mindestens 45-50 % der maximalen Sauerstoffaufnahme) (GETTMAN u.a. 1979, 119; GETTMAN/POLLOCK 1981, 46; GAESSER/RICH 1984, 272; DOHMEIER u.a. 1984, 126; HARRIS/HOLLY 1887, 250; ACSM 1990, 267) (vgl. auch Tab. 15).

Ein regelmäßig durchgeführtes kraftausdauerorientiertes Muskeltraining in Form des Kreistrainings kann damit als beitragsfähig angesehen werden, eine in jungen Jahren normal ausgebildete Herz-Kreislauffunktion in den Folgejahren zu stabilisieren und alternsbegleitenden Funktionseinbußen entgegenzuwirken.

5.3.3 Zusammenfassung

Krafttraining führt zu aktuellen Reaktionen des Herz-Kreislauf-Systems, die sich während der Belastungen einstellen, wie auch relativ stabilen kardiovaskulären Anpassungen, die Ergebnis eines längerfristigen Trainings sind. In Abhängigkeit von der Belastungsstruktur ist dabei von folgenden Effekten auszugehen:

- Statisches und hochintensives bzw. intensives dynamisches Krafttraining bewirken primär bedingt durch die Erhöhung des peripheren Gefäßwiderstandes (intramuskuläre Gefäßkompression) und die Preßdruckatmung erhebliche Anstiege aller Blutdruckwerte und verursachen dadurch vorrangig mit Sauerstoffmehrbedarf verbundene Druckarbeit des Herzmuskels, was aus gesundheitlicher Sicht kritisch zu bewerten ist.

- Moderates dynamisches Kraftausdauertraining mit nicht bis zur muskulären Erschöpfung ausgeführten Sätzen erhöht dagegen - unter Ausschluß der Preßdruckatmung sowie geringerer peripherer Gefäßwiderstandserhöhung - primär den systolischen Blutdruck auf klinisch akzeptable Werte infolge vor allem gesteigerter Herzvolumenarbeit. Es ist damit als eine das Herz-Kreislauf-System "schonendere" Trainingsform anzusehen, deren hämodynamische Wirkungen denen des dynamischen Ausdauertrainings nahe kommen.

- Statisches wie auch hochintensives und intensives dynamisches Krafttraining führen längerfristig im allgemeinen zu keinem bedeutsamen Anstieg der maximalen Sauerstoffaufnahmekapazität und tragen damit nicht zur Verbesserung der Herz-Kreislauffunktion bei. Als Hauptursachen hierfür werden die o.g. aktuellen kardiozirkulatorischen Reaktionen während dieser Kraftbelastungen angesehen, die eine wesentliche belastungsbedingte Zunahme des Herzschlagvolumens verhindern und damit zu durchschnittlichen trainingsinduzierten Sauerstoffaufnahmewerten führen, die unterhalb des Schwellenwertes für kardiovaskuläre Anpassungen liegen.

- Wie Längsschnittuntersuchungen zeigen, bewirkt kraftausdauerorientiertes Muskeltraining - als Kreistraining organisiert und von der Belastungsstruktur her der extensiven Intervallmethode entsprechend - mittelfristig (8-20 Trainingswochen, 3 Übungseinheiten pro Woche) bei gesunden untrainierten Erwachsenen jüngeren bis mittleren Lebensalters moderate, statistisch gesicherte Anstiege des körpergewichtsbezogenen maximalen Sauerstoffaufnahmevermögens (Männer 8 %, Frauen 11,5 %), was als vorrangiger Ausdruck der Funktionsverbesserung des Herz-Kreislauf-Systems zu werten sind. Ähnlich wie bei aeroben Ausdauerbelastungen werden durch das kraftausdauerorientierte Kreistraining bei Beanspruchung relativ großer Muskelgruppen die für kardiovaskuläre Adaptationen notwendige trainingswirksame Belastungsherzfrequenz (mind. 60 % des individuellen Maximums) und Sauerstoffaufnahme (mind. 45-50 % des individuellen Maximums) erreicht.

5.4 Muskelkrafttraining und Stoffwechsel

Die stoffwechselbeeinflussende Funktion des Krafttrainings mit ihrer Bedeutung für die Energiebilanz und den damit im Zusammenhang stehenden Auswirkungen auf die Körperkomposition sowie Parameter des Lipid- und Lipoprotein- bzw. Kohlenhydratstoffwechsels sollen im folgenden Gegenstand der Betrachtungen sein.

5.4.1 Energieverbrauch beim Krafttraining

Wie bereits angeführt, ist die Skelettmuskulatur neben der Leber das wichtigste Stoffwechselorgan des Menschen. Unter Ruhebedingungen verbraucht sie zwischen 20 und 40 Prozent der Gesamtenergie des Körpers. Bei hoher physischer Belastung kann der Anteil am Gesamtenergieverbrauch bis zu 90 Prozent betragen (TITTEL 1974, 89; MARKWORTH 1983, 16; KONOPKA 1988, 43; NÖCKER 1989, 21-22). Das allein zeigt bereits die Bedeutsamkeit der Muskulatur für die Aufrechterhaltung des Stoffwechselgleichgewichts.

Dabei besteht zum einen ein Zusammenhang zwischen der Masse der Skelettmuskulatur des gesamten Körpers und der Höhe des Energieverbrauchs (VÖLKER 1986, 13). D.h., bei gleicher Muskelarbeit - und selbst unter Ruhe - verbraucht derjenige mit der größeren Muskelmasse mehr Kalorien.

TZANKOFF/NORRIS (1977, 1003) konnten in einer Querschnittsstudie an 959 gesunden Männern im Alter zwischen 20 und 97 Jahren eine vom Alter unabhängige signifikante korrelative Beziehung ($r=0,64$; $p<0,05$) zwischen Energiegrundumsatzrate und Gesamtkörpermuskelmasse (ermittelt über Urin-Kreatinin-Gehalt) nachweisen. KRAUT (1981, 44) geht in Zusammenfassung verschiedener empirischer Befunde davon aus, daß der bei Männern um durchschnittlich 10 bis 15 Prozent höhere Grundumsatz im Vergleich zu den Frauen vor allem durch die höhere Muskelmasse bedingt ist, da diese die beste Korrelation zum Grundumsatz aufweist (vgl. auch HÜLLEMANN 1983, 148; WILLIAMS 1997, 76). Der Zusammenhang zwischen Muskelmasse und Energieverbrauch kommt außerdem in der für Männer wie Frauen statistisch gesicherten direkten Beziehung zwischen Muskelkraft - die ihrerseits eng mit dem Muskelquerschnitt und damit der Muskelmasse korreliert - und Grundumsatz zum Ausdruck (HETTINGER 1983, 57).

Untersuchungsergebnisse von WILMORE u.a. (1978, 77) bestätigen darüber hinaus die Beziehung zwischen Gesamtkörpermuskelmasse und Leistungsumsatz. Bei vergleichbarer relativer Muskelkraftbeanspruchung (Kreistraining: Belastungsdauer 22,5 min, 10 Körperübungen pro Kreis bei 40 %iger Widerstandsintensität, 15-18

Wiederholungen je Übung, Pausenlänge 15 sec, 3 Kreisdurchgänge) wiesen Männer (9 kcal/min) im Vergleich zu den Frauen (6,1 kcal/min) einen erheblich höheren Gesamtenergieverbrauch auf, während bei dem auf die fettfreie Körpermasse bezogenen relativen Energieverbrauch keine wesentlichen Unterschiede festzustellen waren. Zu ähnlichen Befunden kommen gleichfalls BALLOR/BECQUE/KATCH (1989, 8) in ihrer Studie zum Energiekonsum des als Kreistraining absolvierten Krafttrainings (vgl. auch Tab. 18).

Unter Berücksichtigung dieser Zusammenhänge ist anzunehmen, daß die mit zunehmendem Alter zu verzeichnende Abnahme der Gesamtkörpermuskelmasse (vgl. Abschnitt 5.1.2.1) zu einer Verringerung des Energieverbrauches führt. KEYS/TAYLER/GRANDE (1973, 581-584) überprüften die Veränderungen des Stoffwechselgrundumsatzes im Alternsgang sowohl mittels Längs- als auch Querschnittsstudie. Der Querschnittsvergleich zwischen männlichen Studenten (n=168, Altersdurchschnitt 22) und Männern mittleren Alters (n=205, Altersdurchschnitt 50) erbrachte für letztere einen um 9,8 Prozent geringeren Energiegrundumsatz, was nach Angabe der Autoren in etwa einer Abnahme von 3,5 bis 4 Prozent pro Lebensdekade entspricht. Für 63 Versuchspersonen der jüngeren Versuchsgruppe, die zusätzlich im Längsschnitt nach 19,4 Jahren wiederholt überprüft wurden, konnte außerdem ein Rückgang des Stoffwechselgrundumsatzes von 3,2 Prozent je Lebensjahrzehnt ermittelt werden. Daß diese lebensbegleitende Verringerung des Grundstoffwechsels nicht einfach die Folge eines Alterungsprozesses per se ist, zeigen die gleichfalls bei diesen Untersuchungen erhobenen Daten des auf die fettfreie Körpermasse bezogenen Energieumsatzes. Der Vergleich der diesbezüglichen Werte zwischen jüngeren und älteren Männern im Querschnitt wie auch bei den Jüngeren im Längsschnitt erbringt wesentlich geringere Rückgänge der Grundstoffwechselleistung, die altersbedingte Einbußen von höchstens 1 bis 2 Prozent pro Lebensdekade annehmen lassen. Diese Ergebnisse, die durch weitere empirische Befunde gestützt werden (TZANKOFF/NORRIS 1977, 1002-1005; KRAUT 1981, 46; POLOCK/WILMORE/FOX 1984, 131-132), deuten darauf hin, daß die Muskelmassereduzierung im Alter wesentlich zur Abnahme des Energiegrundumsatzes beiträgt.

Weitere Untersuchungen zeigen darüber hinaus, daß *ähnlich wie der Grundumsatz auch der Energieverbrauch bei körperlicher Betätigung durch die Muskelmasseverringerung mit beeinträchtigt wird.* Danach ist der Leistungsumsatz bei vergleichbarer physischer Belastung beim 65jährigen etwa 200 Kilokalorien niedriger als beim 45jährigen und bei diesem wiederum ca. 200 Kilokalorien geringer als beim 25jährigen. D.h., der tägliche Energieverbrauch reduziert sich vom 25. Lebensjahr an um etwa 10 Kilokalorien pro Lebensjahr (KRAUT 1981, 76).

Da ein nicht unwesentlicher Teil der Muskelmasseabnahme im fortschreitenden Alter inaktivitätsbedingt ist, kann davon ausgegangen werden, daß mittels regelmäßiger lebensbegleitender gezielter muskulärer Aktivitäten, wie sie das Krafttraining verkörpert, der Verringerung des Energieverbrauchs wirksam vorgebeugt werden kann. Für diese Annahme spricht auch eine Längsschnittstudie von PRATLEY u.a. (1994, 134-135), die die Auswirkungen eines 16wöchigen intensiven Krafttrainings (3 Trainingseinheiten pro Woche, 14 Übungen, 1-2 Serien pro Übung, 15 Wiederholungen je Serie bei Muskelausbelastung, Serienpause 90 sec) auf den Energiegrundumsatz bei gesunden untrainierten älteren Männern (n=13; Alter 50-65 Jahre) untersuchte. Im Ergebnis des Trainings kam es neben einer durchschnittlichen Steigerung der Maximalkraft von 40 Prozent ($p<0,001$) bei unverändertem Körpergewicht zu einer Abnahme des Körperfettanteils um 1,9 Prozent ($p<0,001$) und einer Zunahme der fettfreien Körpermasse von 2,6 Prozent ($p<0,05$). Gleichzeitig erhöhte sich der mittels indirekter Kalorimetrie ermittelte Stoffwechselgrundumsatz um 7,7 Prozent ($6,449 \pm 217$ vs. $6,998 \pm 226$ kJ/24 h; $p<0,01$). Die Autoren gehen davon aus, daß die krafttrainingsinduzierte Muskelmassezunahme neben der gleichfalls durch das Training signifikant angestiegenen Basal-Plasma-Norepinephrinkonzentration maßgeblich für die Erhöhung des Energiegrundumsatzes verantwortlich ist.

Neben dem Zusammenhang zwischen Muskelmasse und Stoffwechselumsatz ist aus gesundheitlicher Sicht zum anderen die Beziehung zwischen dem Aktivierungsgrad der Muskelmasse und dem Energieumsatz relevant. D.h., bei gleicher Masse der Skelettmuskulatur steht der Kalorienverbrauch im direkten Verhältnis zum Ausmaß der Muskelbeanspruchung. Damit kommt der Frage nach dem beim Krafttraining erzielbaren zusätzlichen Stoffwechselumsatz wesentliche Bedeutung zu.

STONE u.a. (1991, 224) stellen im Ergebnis der Auswertung verschiedener Untersuchungen fest, daß der Gesamtenergieverbrauch beim Krafttraining von der durch Belastungsumfang (Gesamtwiederholungszahl) und Belastungsintensität (Widerstandsgrößen) bestimmten Gesamtbelastung wesentlich abhängig ist. Zusätzlich beeinflußt die Größe der beim Krafttraining eingesetzten Muskelgruppen maßgeblich den Kalorienumsatz. Bei der Belastung großer Muskelgruppen liegt der Energieverbrauch deutlich höher als das bei kleineren der Fall ist (HICKSON u.a. 1984, 23; HEMPEL/WELLS 1985, 92; BALLOR u.a. 1987, 365). SCALA u.a. (1987, 50) konnten beispielsweise bei männlichen Versuchspersonen für große Muskelpartien beanspruchende Übungen (u.a. Kniebeugen, Reißen, Hyperextensionen) einen wesentlich höheren Energieumsatz (11,5 kcal/min) ermitteln im Vergleich zu den kleinere Muskelgruppen belastenden Übungen (u.a. Armbeugen, Armstrecken, Armseitheben) (6,8 kcal/min).

Tab. 17: Energieverbrauch beim intensiven Krafttraining
([1]Werte beinhalten die Übungs- und Pausenphasen, [2]Training der Arm- u. Schultermuskulatur, [3]Training der Bein- u. Rumpfmuskulatur, [4]übergewichtige Probanden; BEV= Bruttoenergieverbrauch, KT=Kreistraining, ST=Stationstraining; RM=Wiederholungsmaximum [10 RM=Widerstand, der gerade 10mal hintereinander überwunden werden kann]; SZ/DZ=Satz- bzw. Durchgangszahl, WHZ=Wiederholungszahl; KÜ=Körperübung, MK=Maximalkraft)

Jahr	Autoren	Prob. n	Prob. Ø Alt.	Org.-form	TE-Länge (min)	KÜ-Anzahl	SZ/DZ	Intensität (RM o.% d. ind. MK)	WHZ je Übg.	Übgs-zeit (sec)	Paus.-länge (sec)	Ø BEV[1] (kcal/min)
MÄNNER												
Isotonisches Krafttraining bei konstantem Widerstand												
1967	Durnin/Passmore											8,2
1969	McArdle/Foglia	6	19	ST		4	1	8 RM	8	24-36		6,0
1976	Allsen u.a.											8,4
1984	Hickson u.a.[2]	4	23	ST	36	6	3	75-80%	6-9	30	60-150	6,7
1984	Hickson u.a.[3]	4	23	ST	36	6	3	75-80%	6-9	30	60-150	8,2
1987	Scala u.a.	3	31	ST	36	4-5	3	62,5 %	10		140	9,4
Isotonisches Krafttraining bei variablem Widerstand												
1982	Liverman/Groden	6		KT	14-19	12	1	8-12 RM	8-12		15-30	6-7
1985	Hempel/Wells	10	27	KT	22	14	1	8-20 RM	8-20			7,9
FRAUEN												
Isotonisches Krafttraining bei konstantem Widerstand												
1976	Allsen u.a.											6,9
1988	Ballor u.a.[4]	5		ST	42	8	3	12 RM	10-12			4,1
Isotonisches Krafttraining bei variablem Widerstand												
1985	Hempel/Wells	10	27	KT	22	14	1	8-20 RM	8-20			5,2
MÄNNER u. FRAUEN												
Isotonisches Krafttraining bei konstantem Widerstand												
1992	Elliot u.a.	9	25	ST	40	8	3	80-90%	3-8		60-120	6,2

Analysiert man die zum Energieverbrauch des Krafttrainings vorliegenden verschiedenen Untersuchungsergebnisse[4] (vgl. Tab. 17 u. 18), dann ist verallgemeinernd festzustellen, daß der mittlere Bruttoenergiebedarf beim intensiven Krafttraining - unabhängig von der Trainingsvariante - für weibliche Probanden zwischen 4 und 7 Kilokalorien pro Minute und bei männlichen Versuchspersonen zwischen 6 und 9 Kilokalorien pro Minute beträgt. Für das mehr kraftausdauerorientierte Kreistraining weisen die zwei für Frauen vorliegenden Studien auf einen Bruttoenergieumsatz von etwas über 6 Kilokalorien pro Minute, während für die Männer Umsatzraten zwi-

[4] Die Ergebnisse zum Energieverbrauch, die in Kilokalorien pro Minute angegeben sind, resultieren aus dem Quotienten aus Gesamttrainingsenergieverbrauch und Gesamttrainingszeit und beinhalten somit sowohl die Belastungs- als auch Pausenphasen.

schen 8,5 und 10 Kilokalorien pro Minute, die damit tendenziell über denen des intensiven Krafttrainings liegen, erhoben wurden.

Tab. 18: Energieverbrauch beim kraftausdauerorientierten Muskeltraining ([1]Werte beinhalten die Übungs- und Pausenphasen, [2]trainierte Probanden; BEV=Bruttoenergieverbrauch, KT=Kreistraining, ST=Stationstraining; RM=Wiederholungsmaximum [10 RM=Widerstand, der gerade 10mal hintereinander überwunden werden kann]; SZ/DZ=Satz- bzw. Durchgangszahl, WHZ=Wiederholungszahl; KÜ=Körperübung, MK=Maximalkraft)

Jahr	Autoren	Prob.		Org.-form	TE-Länge (min)	KÜ-Anzahl	SZ/DZ	Intensität (RM o.% d. ind. MK)	WHZ je Übg.	Übgs-zeit (sec)	Paus.-länge (sec)	Ø BEV[1] (kcal/min)
		n	Ø Alt.									
MÄNNER												
Isotonisches Krafttraining bei konstantem Widerstand												
1978	Wilmore u.a.[2]	20	24	KT	22,5	10	3	40%	15-18	30	15	9,0
1983	Reilly	13	37	KT	10	10	1		10-20		16	8,6
Isotonisches Krafttraining bei variablem Widerstand												
1985	Katch u.a.	20	24	ST	15	3	3	16-22 RM	16-22	20	20	9,0
1987	Ballor u.a.[2]	13	24	KT	24,4	7	3		7-25	30	30-60	9,8
1989	Ballor u.a.[2]	20	25	KT	27	9	3		13-21	30	30	9,9
Isokinetisches Krafttraining												
1978	Gettman	5	28	KT	26	7	3		12		30	9,6
1978	Gettman	5	28	KT	19	7	3		12		30	9,9
1979	Gettman u.a.	16	29	KT	25	8	2	50%	10-15		30	9-10
FRAUEN												
Isotonisches Krafttraining bei konstantem Widerstand												
1978	Wilmore u.a.[2]	20	20	KT	22,5	10	3	40%	15-18	30	15	6,1
Isotonisches Krafttraining bei variablem Widerstand												
1989	Ballor u.a.[2]	15	23	KT	27	9	3		11-18	30	30	6,6
MÄNNER u. FRAUEN												
Isotonisches Krafttraining bei konstantem Widerstand												
1992	Elliot u.a.	9	25	KT	40	8	4	50%	15		≤ 30	9,1

Der höhere Energieverbrauch bei den extensiven Kraftausdauerbelastungen ist vor allem zum einen auf die geringeren Pausenzeiten zwischen den Körperübungen und zum anderen auf die größere Gesamtmuskelarbeit bzw. höhere Gesamttrainingsbelastung (Produkt aus Gesamtwiederholungszahl und Widerstandsgrößen) zurückzuführen. Darauf verweist u.a. eine Studie von KUEHL/ELLIOT/GOLDBERG (1990, 64), die an 10 regelmäßig trainierenden Männern und Frauen (Durchschnittsalter 27) den Kalorienverbrauch bei 8 verschiedenen Körperübungen, die mit einem unterschiedlichen Verhältnis von Widerstandsintensität und Wiederholungszahl (50:15, 70:8, 90:4) absolviert wurden, überprüfte. Bei jedem Satz der verschiedenen Übungen konnte eine hochsignifikante Beziehung (p<0,005) zwischen der geleisteten Muskelarbeit (Produkt aus Widerstandsgröße und Gesamtwegstrecke) und dem Energieverbrauch sowie zwischen dem bewältigten totalen Gewicht (Produkt aus Übungsgewicht und Wiederholungszahl) und dem Energieumsatz festgestellt werden. Zugleich wurde beobachtet, daß nach etwa zweiminütiger Pause zwei Drittel bis drei Viertel des belastungsbedingten Mehrenergieverbrauches verloren gegangen und nach etwa dreiminütiger Pause die Ausgangswerte wieder erreicht waren. Die Autoren schätzen basierend auf ihren Untersuchungsergebnissen ein, daß bei einem Krafttraining mit relativ geringen Widerständen und hohen Wiederholungszahlen, wie es als Kreistraining Anwendung findet, die verrichtete Gesamtmuskelarbeit bzw. die Summe der bewältigten Lasten und damit der trainingsbedingte Mehrenergieverbrauch über denen eines intensiveren Krafttrainings liegen.

Berücksichtigt man die oben genannten Werte des krafttrainingsbedingten Energieumsatzes, dann *führt ein moderates kraftausdauerorientiertes Kreistraining von 30 Minuten Dauer zu einem Energieverbrauch von ca. 200 Kilokalorien bei Frauen und 250 bis 300 Kilokalorien bei Männern* (WILMORE u.a. 1978, 77; GETTMAN 1978, 31; GETTMAN u.a. 1979, 116).

Dieser Energieumsatz ist annähernd vergleichbar mit dem, der in der gleichen Zeit beim Joggen (8 km/h) (DURNIN/PASSMORE 1967, 95; WILLIAMS 1997, 78), beim Radfahren (ca. 20 km/h) (ADAMS 1967, 542; NEUMANN/ENGELHARDT 1994, 323), beim Schwimmen (2 km/h) (NEUMANN/ENGELHARDT 1994, 323) bzw. bei einem dynamischen Volleyball- oder Tennisspiel (ASTRAND/RODAHL 1970, 439) erreicht wird.

Unter Berücksichtigung dieser Energieumsatzraten ist zu folgern, daß ein dreißigminütiges kraftausdauerorientiertes Kreistrainingsprogramm, welches dreimal pro Woche absolviert wird, bei Männern nach 8 Wochen einen zusätzlichen durchschnittlichen Energieverbrauch von bis zu 7200 Kilokalorien bewirkt. Legt man zugrunde, daß etwa jeweils die Hälfte davon aus Fett bzw. Kohlenhydraten gewonnen wird, dann führt dieser durch Kreistraining erzielte zuzügliche Kalorienumsatz - eine gleichbleibende Energieaufnahme vorausgesetzt - zu einem Verlust von etwa 0,5 Kilogramm Körperdepotfett (STEMPER/WASTL 1994, 13).

Bei den bisherigen Betrachtungen des krafttrainingsinduzierten Energieverbrauchs wurde vernachlässigt, daß körperliche Aktivität auch den Stoffwechsel in der sich anschließenden Erholungsphase steigert. Durch trainingsbedingte, selbst nach der Belastung noch für eine gewisse Zeit zu verzeichnende erhöhte Körpertemperatur sowie vermehrt zirkulierende Streßhormone, insbesondere Adrenalin, kommt es zu einer nachklingenden Stimulation zellulärer Aktivitäten bzw. metabolischer Prozesse und damit speziell des Blutkreislaufes und der Atmung, ein Vorgang, der als metabolischer Nachbelastungseffekt bezeichnet wird (WILLIAMS 1997, 85). Deshalb ist die Feststellung HOLLMANNS (1987, 27) berechtigt, wonach die in den üblichen Tabellen aufgeführten Werte des Energieumsatzes meist zu niedrig liegen, da sie die sogenannten "Nachfolgekalorien" nicht berücksichtigen. Damit wird auch für das Krafttraining die Frage nach dem Ausmaß des Nachbelastungsmehrenergieumsatzes aufgeworfen.

Die bisher dazu vorliegenden wenigen empirischen Befunde sind aufgrund unterschiedlicher Trainings- und Untersuchungsdesigns schwer vergleichbar und erlauben vorerst nur tendenzielle Ableitungen. Bei allen Untersuchungen war unmittelbar nach Beendigung des Krafttrainings ein statistisch gesicherter erhöhter Mehrenergieverbrauch zu verzeichnen. Dauer und Höhe des zusätzlichen Nachbelastungsmehrenergieumsatzes variieren dagegen mehr oder weniger stark. Beim intensiven Krafttraining erstreckt sich das Spektrum vom über 15 Minuten hinweg erzielten Mehrenergieverbrauch von 13,5 Kilokalorien (MURPHY/SCHWARZKOPF 1992, 90) über den in 30 Minuten bewirkten Mehrumsatz von 51 Kilokalorien (ELLIOT/GOLDBERG/KUEHL 1992, 79) bis hin zum 60minütigen Mehrenergieverbrauch von 19 bzw. 23 Kilokalorien (MELBY/TINCKNELL/SCHMIDT 1992, 133; OLDS/ABERNETHY 1993, 150). Ähnlich unterschiedlich fallen die Ergebnisse bezüglich des kraftausdauerorientierten Muskeltrainings aus. Hier reichen die Ergebnisse vom über 20 Minuten erreichten Mehrenergieverbrauch von 24,9 Kilokalorien (MURPHY/SCHWARZKOPF 1992, 90), über den 30minütigen Mehrumsatz von etwa 50 Kilokalorien (BURLESON u.a. 1989, 114; ELLIOT/GOLDBERG/KUEHL 1992, 79) bis hin zum 60 Minuten andauernden Mehrenergieverbrauch in Höhe von 23 Kilokalorien (OLDS/ABERNETHY 1993, 150). Eine vergleichende Analyse der diesen Ergebnissen zugrundeliegenden Untersuchungsprogramme läßt annehmen, daß ähnlich wie für den Belastungsenergieverbrauch die Belastungsstruktur für die Dauer und Höhe des Nachbelastungsmehrenergieumsatzes bestimmend ist. Dabei scheinen vor allem die geleistete Gesamtmuskelarbeit, die Belastungsdichte sowie die Größe der beanspruchten Muskelpartien in direktem Bezug zur Höhe des zusätzlichen Nachbelastungsenergieverbrauches zu stehen.

Vergleicht man den krafttrainingsbedingten Nachbelastungsmehrenergieverbrauch mit dem des allgemeinen Ausdauertrainings, dann ist festzustellen, daß beide Trainingsformen zu ähnlichen Ergebnissen führen. Wie Untersuchungen zum aeroben Training (Laufen, Radfahren: 15-60 min bei 35-75 % der VO_2max) zeigen, beträgt hier der über 15 bis 60 Minuten andauernde Nachbelastungsmehrumsatz zwischen 5 und 30 Kilokalorien (MELBY/TINCKNELL/SCHMIDT 1992, 128; OLDS/ABERNETHY 1993, 151). Auch die Studie von BURLESON u.a. (1989, 114), die den Energieverbrauch nach einem Krafttraining (Kreistraining: 2 Durchgänge mit je 8 Übungen bei 60 %iger Widerstandsintensität, Belastungs-/Pausenverhältnis von 45/60 sec) mit dem nach einem Ausdauertraining (Laufbandtraining) bei gleicher Gesamtdauer (27 min) und annähernd identischer Sauerstoffaufnahme direkt verglichen, weist auf ähnliche, wenngleich das Krafttraining leicht favorisierende Verläufe des Nachbelastungsmehrenergieumsatzes. Der totale Sauerstoffverbrauch der der Belastung folgenden 90minütigen Erholungsphase war infolge des Kreistrainings (19 l) größer als beim Lauftraining (12,7 l), wobei die wesentlichsten Unterschiede in den ersten 30 Minuten der Erholung zu verzeichnen waren.

Unter Beachtung der "Nachfolgekalorien" sind damit beim Krafttraining ähnlich wie beim Ausdauertraining die belastungsbedingten Energieumsatzraten nach oben zu korrigieren. Bei entsprechender Belastungsgestaltung scheint es vor allem beim kraftausdauerorientierten Kreistraining möglich, durch ein etwa 30minütiges Training einen Gesamtenergieverbrauch von 300 bis 350 Kilokalorien zu erreichen.

Die genannten Ergebnisse und Erkenntnisse berücksichtigend ist einzuschätzen, daß *mittels Krafttraining auf effektivem Wege zur Aufrechterhaltung bzw. Wiederherstellung des Stoffwechselgleichgewichtes beigetragen und damit körperfettbedingtem Übergewicht sowie den dadurch verursachten Nachfolgekrankheiten ("metabolisches Syndrom") wirksam vorgebeugt werden kann.*

Interessant sind in diesem Zusammenhang auch die Studien von PFAFFENBARGER u.a. (1978, 1984, 1986) an ehemaligen Harvardabsolventen, wo beobachtet wurde, daß ein zusätzlicher wöchentlicher Energieverbrauch von 500 bis 2000 Kilokalorien durch körperliche Aktivität in der Freizeit eine Reduktion der Häufigkeit des Herzinfarktes um 28 Prozent im Vergleich zu Personen, die unterhalb der 500-Kilokalorien-Marke lagen, bewirkt. Gleichzeitig wiesen die Ergebnisse das geringste Risiko des Auftretens eines Herzinfarktes bei einem Mehrenergieverbrauch von 2000 bis 3000 Kilokalorien in der Woche bzw. 300 bis 400 Kilokalorien pro Tag durch physische Beanspruchung aus. Zu ähnlichen Befunden kamen LEON u.a. (1987, 2390), die Patienten mit einem hohen koronaren Risiko untersuchten. Im Vergleich mit einer geringer belasteten Kontrollgruppe führten Freizeitaktivitäten mittlerer Intensität bei einem Energieverbrauch von wöchentlich 600 bis 1400 Kilokalorien zu einer Abnahme der Häufigkeit des tödlichen Herzinfarktes um 63 Prozent. Nach diesen Daten ist im Rahmen der Primärprävention der koronaren Herzkrankheit weniger die Form, sondern mehr das Ausmaß der muskulären Aktivität entscheidend, also die Menge der verbrauchten Kalorien unabhängig von der Form, in der sie "ausgegeben" werden. Eine solche Aussage scheint berechtigt, wenn man bedenkt, daß die wesentlichen Risikofaktoren für die Arterioskleroseentstehung, wie Übergewicht, Bluthochdruck, Fettstoffwechselstörungen, Diabetes, stoffwechselabhängig sind. Aus der Sicht der Primärprävention der koronaren Herzkrankheit ist somit nicht nur allein dem konventionellen Ausdauertraining, sondern jeglicher Form körperlicher Betätigung - u.a. auch dem Krafttraining -, bedingt durch den dabei erzielten Kalorienverbrauch, Bedeutung beizumessen (ROST 1991, 58-62 u. 1992, 360-361; SCHLICHT 1993, 66; ROST 1995, 71).

5.4.2 Körperzusammensetzung und Krafttraining

Die stoffwechselfördernde Wirkung des Krafttrainings kommt auch in der Anthropometrie zum Ausdruck. Studien an gesunden Untrainierten jüngeren bis mittleren Erwachsenenalters zum hochintensiven und intensiven isotonischen Krafttraining bei konstantem Widerstand, die durchschnittlich über etwa 10 Wochen bei 3 Trainingseinheiten wöchentlich durchgeführt wurden, zeigen im allgemeinen bei unverändertem Körpergewicht (Frauen) bzw. tendenziell zunehmendem Körpergewicht (Männer) neben einer gesteigerten fettfreien Körpermasse eine deutliche Reduzierung des Körperfettanteils (vgl. Tab. 19 u. 20).

Bei den männlichen Versuchspersonen konnten relativ geringe mittlere Zuwächse des Körpergewichtes von 0,7 Kilogramm bzw. 0,9 Prozent (hochintenives Krafttraining) und 0,8 Kilogramm bzw. 1 Prozent (intensives Krafttraining) ermittelt werden, die in der Mehrzahl nicht statistisch gesichert sind. Die Frauen, wo nur Ergebnisse zum intensiven Krafttraining vorliegen, weisen keinerlei signifikante Veränderungen des Körpergewichtes (Mittelwerte: -0,01 kg bzw. -0,1 %) auf.

Die fettfreie Körpermasse, deren Veränderung als primärer Ausdruck der Muskelmasseveränderung angesehen werden kann, nimmt bei beiden Geschlechtern meistens statistisch signifikant zu. Bei den Männern beträgt der Anstieg im Durchschnitt 1,5 Kilogramm bzw. 2,3 Prozent (hochintensives Krafttraining) und 1,8 Kilogramm bzw. 2,9 Prozent (intensives Krafttraining). Für die Frauen wurden bezüglich des intensiven Krafttrainings mit 0,9 Kilogramm bzw. 2 Prozent tendenziell ähnliche, jedoch absolut geringere Werte festgestellt (vgl. auch Abschnitt 5.1.1.1).

Der prozentuale Körperfettanteil reduziert sich in der Regel signifikant bei den Männern im Mittel um 1,2 Prozent (hochintensives Krafttraining) bzw. 1,4 Prozent (intensives Krafttraining) sowie bei den Frauen um 1,3 Prozent (intensives Krafttraining). Ähnliche Veränderungen ergeben sich für das Fettgewicht. Das intensive

Tab. 19: Veränderungen der Anthropometrie durch isotonisches Krafttraining bei konstantem Widerstand (gesunde kraftuntrainierte Männer)
(d%=prozentuale Veränderung; sig=n Studien m. signifikanten Ergebnissen, p<0,05; oA=ohne Angabe; [1]Durchschnittswert verschiedener Messungen)

Studien-zahl	Probanden		Trai-nings-wochen	Train.-häufigk. je Wo.	Krafttraining								
	n	∅Alter			hochintensiv			intensiv			kraftausd.orient.		
					Körpergewicht								
					kg	d%	sig	kg	d%	sig	kg	d%	sig
5	63	23	10,6	3,4	0,7	0,9	2						
15	240	27	9,8	3,3				0,8	1,0	6			
8	114	29	10,9	2,8							0,1	0,1	2
					Fettfreie Körpermasse								
					kg	d%	sig	kg	d%	sig	kg	d%	sig
3	43	24	11	3	1,5	2,3	2						
13	173	28	9,5	3,4				1,8	2,9	11			
7	99	26	10,6	2,7							1,4	2,3	6
					Prozentualer Köperfettanteil								
					%	d%	sig	%	d%	sig	%	d%	sig
2	24	22	9,5	4	-1,2	-7,7	1						
15	233	25	9,6	3,4				-1,4	-7,9	11			
7	95	24	11,4	2,9							-1,3	-7,6	3
					Fettgewicht								
					kg	d%	sig	kg	d%	sig	kg	d%	sig
8	120	28	9,9	2,8				-1,1	-7,4	6			
4	50	27	11	2,8							-1,2	-8,6	2
					Hautfaltendicke[1]								
					cm	d%	sig	cm	d%	sig	cm	d%	sig
1	11	20	10	3	-2,6	-18,5	oA						
7	105	25	9,4	2,9				-1,2	-7,4	3			
4	47	31	12	3							-1,2	-6,6	3
					Hüftumfang								
					cm	d%	sig	cm	d%	sig	cm	d%	sig
6	69	25	8,8	3				-0,5	-0,5	2			
					Bauchumfang								
					cm	d%	sig	cm	d%	sig	cm	d%	sig
1	15	20	9	3	0,5	0,5	oA						
9	175	24	9,1	3				-0,4	-0,5	2			
1	12	23	12	3							0,1	0,1	0

Krafttraining führt hier zu durchschnittlichen Abnahmen von 1,1 Kilogramm bzw. 7,4 Prozent (Männer) und 1 Kilogramm bzw. 5,9 Prozent (Frauen).

Die Studien zum kraftausdauerorientierten isotonischen Muskeltraining bei konstantem Widerstand, die gleichfalls mit gesunden untrainierten Probanden jüngeren bis mittleren Erwachsenenalters im Durchschnitt etwa dreimal wöchentlich über 10 Wochen absolviert wurden, bestätigen den durch intensivere Krafttrainingsformen hervorgerufenen Trend zur Veränderung der anthropometrischen Parameter. Dabei scheinen jedoch bedingt durch die stärker zum Tragen kommende Ausdauerkomponente die körperfettreduzierenden Effekte ausgeprägter zu sein, was vor allem bei den Frauen deutlich wird.

Tab. 20: Veränderungen der Anthropometrie durch isotonisches Krafttraining bei konstantem Widerstand (gesunde kraftuntrainierte Frauen)
(d%=prozentuale Veränderung; sig=n Studien m. signifikanten Ergebnissen, p<0,05; oA=ohne Angabe; [1]Durchschnittswert verschiedener Messungen)

Studienzahl	Probanden		Trainingswochen	Train.-häufigk. je Wo.	Krafttraining					
	n	ØAlter			intensiv			kraftausdauerorientiert		
					Körpergewicht					
					kg	d%	sig	kg	d%	sig
6	104	22	10,5	3	-0,01	-0,1	0			
5	65	25	10	2,8				-0,7	-1,1	2
					Fettfreie Körpermasse					
					kg	d%	sig	kg	d%	sig
5	93	22	11	3	0,9	2,0	4			
4	58	27	9,5	2,8				0,6	1,3	2
					Prozentualer Köperfettanteil					
					%	d%	sig	%	d%	sig
7	124	23	10,7	3	-1,3	-5,7	6			
4	43	21	11	3				-1,7	-6,8	4
					Fettgewicht					
					kg	d%	sig	kg	d%	sig
3	71	20	13,7	2,7	-1,0	-5,9	1			
3	46	29	8,7	2,7				-1,4	-8,8	1
					Hautfaltendicke[1]					
					cm	d%	sig	cm	d%	sig
2	67	24	10	2,5	-2,5	-10,5	2			
1	12	20	10	3				-2,7	-17,0	1
					Hüftumfang					
					cm	d%	sig	cm	d%	sig
4	76	22	11,5	3	-0,6	-0,6	0			
					Bauchumfang					
					cm	d%	sig	cm	d%	sig
6	107	23	11	3	-0,2	-0,2	0			
1	7	21	12	3				-1,1	-1,6	0

Bezüglich des Körpergewichtes kommt es hier bei Männern zu keinen wesentlichen Veränderungen (Mittelwert: 0,1 kg bzw. 0,1 %), während Frauen eine Gewichtsabnahme von durchschnittlich 0,7 Kilogramm bzw. 1,1 Prozent aufweisen, die jedoch nicht durchgängig statistisch gesichert ist.

Das fettfreie Körpergewicht zeigt im Ergebnis der moderaten Kraftausdauerbelastungen ein ähnliches Verhalten, wenngleich etwas geringeren Ausmaßes, wie nach intensiverem Krafttraining. Die meist signifikanten mittleren Zunahmen liegen für die Männer bei 1,4 Kilogramm bzw. 2,3 Prozent und für die Frauen bei 0,6 Kilogramm bzw. 1,3 Prozent (vgl. auch Abschnitt 5.1.1.1).

Der prozentuale Körperfettanteil und das Fettgewicht sind infolge des Kraftausdauertrainings im Vergleich zu den intensiveren Kraftbelastungen vor allem bei den Frauen deutlicher reduziert. Im Durchschnitt verringert sich der Körperfettanteil der Männer um 1,3 Prozent und der Frauen um 1,7 Prozent. Die Abnahme des Fettgewichtes beträgt für Männer 1,2 Kilogramm bzw. 8,6 Prozent und für Frauen 1,4 Kilogramm bzw. 8,8 Prozent.

Die körperfettreduzierende Wirkung aller isotonisch konstanten Krafttrainingsformen wird desweiteren zumindest tendenziell durch die Studienergebnisse zu Hautfaltendicke sowie Hüft- und Bauchumfang gestützt (vgl. Tab. 19 u. 20).

Vergleicht man innerhalb des hochintensiven und intensiven Krafttrainings bzw. des kraftausdauerorientierten Muskeltrainings die durch vorliegende Studien überprüften Programmvarianten, dann sind zwischen isotonischem Krafttraining bei konstantem Widerstand und den übrigen Varianten (isotonisch-variable und isokinetische) prinzipiell ähnliche Wirkungen auf die Anthropometrie festzustellen (vgl. Anhang Tab. 10A) (GETTMAN u.a. 1980, 271; BOYER 1990, 93). Darüber hinaus ist davon auszugehen, daß sich andeutende einzelne tendenzielle Unterschiede bezüglich der Trainingseffekte unter Berücksichtigung der relativ kurzen Untersuchungszeiträume eher durch die Belastungsstruktur der Programme und das Ausgangsniveau der Probanden als durch die Programmvarianten selbst bedingt sind (KATCH/DRUMM 1986, 435; STEMPER 1994, 76).

Wie die Untersuchungsergebnisse zeigen, kann - ähnlich wie vom klassischen Ausdauertraining her bekannt - auch *durch regelmäßiges Krafttraining bei Untrainierten eine wesentliche Reduzierung des Körperfetts erreicht werden*. Da gleichzeitig jedoch Muskelgewebe aufgebaut wird, führt es im Gegensatz zu Ausdauerbelastungen kaum zu einer wesentlichen Abnahme des Gesamtkörpergewichtes. D.h., der Verlust an Fettgewicht wird durch den Gewinn an Magergewicht weitestgehend wieder ausbilanziert. Bei annähernd gleichbleibendem Gewicht kommt es jedoch zu einer erheblichen Veränderung der Körperzusammensetzung zu Gunsten der aktiven Körpermasse und dadurch bedingt u.a. zur Verringerung des Risikos des Auftretens von Stoffwechselstörungen. Damit können die Trends, die hinsichtlich der anthropometrischen Effekte des Krafttrainings durch weitere umfassende literaturanalytische Arbeiten von GETTMANN/POLLOCK (1981, 49 u. 53), KATCH/DRUMM (1986, 426 u. 435) sowie STEMPER (1994, 75) gewonnenen wurden, bestätigt werden.

Aufgrund der vorliegenden Befunde ist auch dem kraftausdauerorientierten Muskeltraining im fortschreitenden Lebensalter eine zumindest muskelerhaltende Funktion zuzuerkennen. Damit kann der Abnahme der fettfreien Körpermasse vorgebeugt und unter Berücksichtigung der gleichzeitig fettreduzierenden Trainingswirkung der Zunahme des Fettgewebes effizient entgegengewirkt werden. Es besitzt damit ähnlich wie intensivere Krafttrainingsformen wesentliche Bedeutung für den Erhalt einer die Gesundheit fördernden Körperzusammensetzung gerade auch beim älteren Menschen (HOLLMANN/HETTINGER 1980, 117; GETTMAN/POLLOCK 1981, 53; GRESSNER 1991, 137, LAUBE 1991, 159).

5.4.3 Beeinflussung des Lipid- und Lipoproteinprofils durch Krafttraining

Für die frühzeitige Entwicklung der Atherosklerose, die sich oft durch Herzinfarkt bereits im mittleren Lebensalter manifestiert, spielen Fettstoffwechselstörungen und insbesondere erhöhte Blutcholesterin- und Triglyceridspiegel als relativ eigenständige Risikofaktoren eine bedeutende Rolle (HALLE u.a. 1992, 2662). Die Ergebnisse prospektiver epidemiologischer und klinischer Untersuchungen haben die Bedeutung der einzelnen Lipoproteinfraktionen für die Pathogenese der Atherosklerose aufgezeigt. Danach besteht zwischen der Konzentration der High-Density-Lipoproteine (HDL) und dem atherogenen Risiko eine inverse Korrelation, wobei vor allem die HDL_2-Fraktion als spezifisch vasoprotektiver Anteil gilt. Der Cholesterinanteil der Low-Density-Lipoproteine (LDL) wird dagegen als atherogener Risikofaktor angesehen. Die Rolle der Triglyceride als Risikofaktor der atherosklerotischen Gefäßkrankheiten ist noch immer nicht unumstritten. Es mehren sich jedoch die Hinweise dafür, daß sie die Entstehung kleiner LDL-Partikel begünstigen und damit die Cholesterinablagerung in der Arterienwand fördern. Dafür sprechen auch die nachgewiesenen signifikanten positiven Korrelationen zwischen Triglycerid- und LDL-Cholesterinkonzentration sowie die signifikant negativen Zusammenhänge von Triglyceriden und HDL-Cholesterin (ASSMANN u.a. 1980, 454; FELDMANN 1987, 23; MYOUNG-JEI CHANG 1990, 63; HALLE u.a.1992, 2663; NIESTEN-DIETRICH 1992, 40; BAUMSTARK u.a. 1994, 479-480).

Während umfangreiches Untersuchungsmaterial die positiven Effekte eines Ausdauertrainings auf den Lipid- und Lipoproteinstoffwechsel belegt (Übersichten bei DUFAUX/ASSMANN/HOLLMANN 1882, HASKELL 1984, GOLDBERG/ELLIOT 1987, SUPERKO/HASKELL 1987), liegen zum Einfluß eines Krafttrainings nur relativ wenige und zudem noch uneinheitliche Untersuchungsergebnisse vor.

Bei Betrachtung der diesbezüglich publizierten Querschnittsstudien wird deutlich, daß vor allem Gewichtheber und Kraftdreikämpfer (Powerlifter) - auch ohne Anabolikaeinfluß - im Vergleich zu Ausdauersportlern über geringere HDL- und höhere LDL-Cholesterinwerte verfügen. Selbst gegenüber gesunden Untrainierten werden meist keine positiven Veränderungen des Lipoproteinmusters beschrieben (BERG/RINGWALD/KEUL 1980, 137; CLARKSON u.a. 1981, 253; FARRELL u.a. 1982, 79; BERG/KEUL 1985, 227; MORGAN u.a. 1986, 170). So verglichen beispielsweise HURLEY u.a. (1987, 14) das Lipoproteinprofil von langjährig aktiven Elite-Powerliftern (Altersdurchschnitt 52; durchschnittliche Anzahl der Trainingsjahre 22) mit altersentsprechenden Ausdauerläufern sowie Untrainierten bei vergleichbarem Körperfettanteil. Die hochintensiv trainierenden Kraftdreikämpfer (4-6 Trainingstage/Woche, 4-10 Sätze/Übung, 1-8 Wiederholungen/Satz [1-8 RM]) hatten signifikant geringere HDL-Cholesterinwerte (34±4 mg/dl) als die Untrainierten (48±12 mg/dl) und die Läufer (54±8 mg/dl). Der Gesamtcholesterin/HDL-Quotient - ein Indikator für das Risiko des Entstehens der koronaren Herzkrankheit - war bei den Kraftsportlern im Vergleich zu den Untrainierten und Läufern 41 bzw. 57 Prozent signifikant höher.

Gleichzeitig weisen einige Querschnittsuntersuchungen für Bodybuilder Lipoproteinprofile aus, die vergleichbar mit denen von Ausdauerathleten sind und sich demzufolge wesentlich günstiger als die von Gewichthebern bzw. Kraftdreikämpfern sowie Untrainierten darstellen (YKI-JÄRVINEN u.a. 1984, 256; ELLIOT u.a. 1987, 172; FELDMANN 1987, 107-108; TESCH 1994, 367). Letzteres belegt auch eine Querschnittsstudie von HURLEY u.a. (1984, 507), die den Lipoproteinstatus von mehrjährig aktiven anabolikafreien Athleten im Powerlifting, Bodybuilding und Langstreckenlauf verglichen. In der Gruppe der Powerlifter waren HDL- (38±2mg/dl) und HDL_2-Cholesterin (6±1mg/dl) signifikant erniedrigt gegenüber Bodybuildern (55±2; 12±1mg/dl) und Langstreckenläufern (47±2; 14±2mg/dl) bei vergleichbarem Alter und Körperfettanteil. LDL-Cholesterin und der LDL/HDL-Quotient waren dagegen bei den Powerliftern (138±10mg/dl; 3,7±0,7) deutlich erhöht im Vergleich zu Bodybuildern (104±7mg/dl; 2,0±0,2) und Langstreckenläufern (110±6mg/dl; 2,4±0,2).

Diese Ergebnisse lassen vermuten, daß die Wirkung des Krafttrainings auf das Lipoproteinprofil entscheidend durch die Art der Belastungsgestaltung bestimmt wird. Das Muskelaufbautraining der Bodybuilder unterscheidet sich vor allem durch höhere Serien- und Wiederholungszahlen bei submaximaler Belastung (Widerstandsintensität 60-80 % der individuellen Maximalkraft) und kürzeren Pausen von den Krafttrainingsmethoden der Gewichtheber und Powerlifter (geringere Serien- und Wiederholungszahl bei eher maximaler Belastung sowie langen Pausen) (BÜHRLE/WERNER 1985, 203-204). Danach scheinen Kraftbelastungen im submaximalen Intensitätsbereich bei höherem Belastungsumfang und größerer Belastungsdichte, eher positiv als negativ auf den Fettstoffwechsel zu wirken (FLECK/KRAEMER 1988, 66; STONE u.a. 1991, 219; Fleck 1994, 303).

Dafür sprechen auch die Untersuchungsergebnisse zu den akuten Effekten des Krafttrainings auf die Serumlipide bzw. -lipoproteine von WALLACE/MOFFATT (1989,116), die unmittelbar nach einer Krafttrainingseinheit mit submaximalen Belastungen (8-12 RM pro Übungsserie bei Serienpausen von 60 sec) signifikante Zunahmen der Lecithin Cholesterol Acetyl Transferase (LCAT) Aktivität (16 %), der Triglyceride (14 %), von HDL- (5 %) und HDL_2-Cholesterin (17 %) sowie zusätzliche Anstiege von HDL- (9 %) und HDL_3-Cholesterin (11 %) 24 Stunden nach dem Training ausweisen, während das nach nahezu maximalen Kraftbeanspruchungen (1-5 RM pro Übungsserie bei Serienpausen von 180 sec) nicht der Fall war.

Die durchgeführten Längsschnittstudien zu den Einflüssen von Krafttraining auf den Lipoproteinstatus bei untrainierten Männern und Frauen jüngeren bis mittleren Lebensalters, die in der Mehrzahl intensive Krafttrainingsformen (Methoden der submaximalen Belastung) überprüften, kommen zu divergierenden Ergebnissen (vgl. Tab. 21 u. 22).

Ein Teil der Untersuchungen konnte mittelfristig gesundheitsprotektive signifikante Veränderungen des Lipoproteinprofils (Abnahme von Gesamt-, LDL-Cholesterin und/oder der Gesamtcholesterin/HDL- bzw. LDL/HDL-Quotienten; Zunahme von HDL-Cholesterin und/oder der HDL/LDL- bzw. HDL/Geamtcholesterin-Quotienten) nachweisen (LOPEZ u.a. 1980, 938; JOHNSON u.a. 1983, 41; GOLDBERG u.a. 1984, 505; ULLRICH/REID/YEATER 1987, 329; BLESSING u.a. 1987, 27; WELTMAN u.a. 1987, 779; KIMURA/KUBOTA/YAMAZAKI 1989, 75; BOYDEN u.a. 1993, 98; BEUKER u.a. 1994, 107).

Diesen Studien ist weitestgehend gemein, daß die vasoprotektiven Lipoproteineffekte mit trainingsinduziertem verringerten prozentualen Körperfettanteil und/oder einer verbesserten maximalen Sauerstoffaufnahme einhergehen. Aufgrund von Hin-

Tab. 21: Wirkungen des Krafttrainings auf das Serum-Lipid-Lipoproteinprofil (Einzelparameter) (OF=Organisationsform, TW=Trainingswochen, TH=Trainingshäufigkeit; LDL=Low-Density-Lipoproteine, HDL=High-Density-Lipoproteine; d%=prozentuale Veränderung; ST=Stationstraining, KT=Kreistraining; [1]Probanden mit risikobehaftetem Lipid-Lipoproteinprofil, [2]übergewichtige Probanden; [3]nur Männer; Signifikanzniveau: *=p≤0,05, **=p≤0,01, ***=p≤0,001, ns=nicht signifikant; oA=ohne Angabe)

Jahr	Autoren	Prob.		OF	TW	TH	Triglyz.		Ges.chol.		LDL		HDL		HDL_2	
		n	Ø Alt.				(d%)	sig	(d%)	sig	(d%)	sig	(d%)	sig	(d%)	sig
MÄNNER																
Hochintensives Krafttraining																
1988	Kokkinos u.a.	15	21	ST	10	3	-11	ns	-4	ns	-5,8	ns	7,3	ns	14,3	ns
Intensives Krafttraining																
1980	Lopez u.a.	14	42	oA	12	3			-3,5	*	-13,8	*	20,8	*		
1983	Johnson u.a.	14	41	ST	12	3	18,8	ns	-4,5	*	-28	*	15,2	*		
1984	Goldberg u.a.	6	33	ST	16	3	1,2	ns	-6,8	ns	-16	*	15,8	ns		
1987	Blessing u.a.	9	45	ST	12	3			-0,9	ns			10,5	*		
1987	Fripp/Hodgson	14	16	ST	9	3			-5,2	ns	-21	***	28,6	**		
1987	Ullrich u.a.	25	27	ST	8	3	-5,5	ns	-3,1	*	-8,3	**	13,7	***		
1988	Hurley u.a.	11	44	KT	16	3-4	0,8	ns	-0,5	ns	-5,4	*	12,8	*	42,8	*
1988	Kokkinos u.a.	14	21	ST	10	3	8,1	ns	6,8	ns	9,9	ns	-2,5	ns	16,7	ns
1990	Lee u.a.	11	23	ST	10	3	1,3	ns	-4,1	ns	-3,7	ns	-6,9	*		
1991	Kokkinos u.a.[1]	16	46	ST	20	3	-11,4	ns	-1,4	ns	0		2,9	ns		
1993	Smutok u.a.[1]	14	48	ST	20	3	-8,3	ns	0,5	ns	0,8	ns	0			
Kraftausdauertraining																
1986	Weltman u.a.[1]	16	8	KT	14	3	-6,9	ns	-16	*			0,9	ns		
1989	Kimura u.a.	12	20-35	KT	10	3			-10,1	*			7,2	*		
1992	Niesten-Dietrich	10	44	KT	9	3	-18,1	*	-2,4	ns	-1,3	ns	4,5	ns	-8,6	ns
FRAUEN																
Intensives Krafttraining																
1984	Goldberg u.a.	8	27	ST	16	3	-28	*	-9,5	*	-18	**	4,8	ns		
1991	Manning u.a.[2]	16	35	ST	12	3	10,8	ns	0		0,8	ns	-8,5	ns		
1993	Boyden u.a.	46	34	ST	20	3	-4,9	ns	-6,9	**	-12	**	1,5	ns		
MÄNNER u. FRAUEN																
Kraftausdauertraining																
1994	Beuker u.a.[2]	52	20-50	KT	9	3	oA	ns	-5,6	oA			↑[3]	*		

weisen in der Literatur, wonach eine Steigerung der maximalen Sauerstoffaufnahme als wesentliche Voraussetzung für eine Veränderung des Lipoproteinstoffwechsels anzusehen ist (SCHNABEL/KINDERMANN 1982, 263; BERG/KEUL 1985, 229) sowie der Verlust an Körperfett das Lipoproteinprofil entscheidend modifizieren kann (WOOD u.a. 1988, 1178; DRINKWATER u.a. 1989, 113; KOKKINOS/HURLEY 1990, 269), ist eine indirekte Beeinflussung der Lipoproteine über die krafttrainingsbedingte Veränderung der beiden genannten Faktoren nicht auszuschließen (vgl. auch NIESTEN-DIETRICH 1992, 83).

Tab. 22: Wirkungen des Krafttrainings auf das Serum-Lipid-Lipoproteinprofil (Verhältnisparameter) und tangierende Einflußfaktoren
(TC=Gesamtcholesterin, LDL=Low-Density-Lipoproteine, HDL=High-Density-Lipoproteine; d%=prozentuale Veränderung; [1]Probanden mit risikobehaftetem Lipid-Lipoproteinprofil, [2]übergewichtige Probanden; [3]nur Männer; Signifikanzniveau: *=p≤0,05, **=p≤0,01, ***=p≤0,001, ns=nicht signifikant; oA=ohne Angabe)

Jahr	Autoren	Verhältnisparameter				fettfr.Körpermasse		proz. Körperfettant.		Hautfaltendicke		max. Sauerst.aufn.	
		a	(d%)	sig	Parameter	(d%)	sig	(d%)	sig	(d%)	sig	(d%)	sig
MÄNNER													
Hochintensives Krafttraining													
1988	Kokkinos u.a.	-0,3	-8,4	oA	TC/HDL	2,1	*	-8,3	ns			3,8	ns
Intensives Krafttraining													
1983	Johnson u.a.	-1,3	-25	**	TC/HDL	3,9	*	-9,8	**				
		oA	65,6	**	HDL/LDL								
1984	Goldberg u.a.	-0,9	-22	*	TC/HDL					-20	*		
		-0,8	-29	*	LDL/HDL								
1987	Blessing u.a.	-0,6	-9,5	*	TC/HDL	3,8	*	-9,4	*				
1987	Fripp/Hodgson	0,07	35	***	HDL/TC			2,5	ns	2,8	ns	-2,5	ns
		-1,3	-26,3	***	TC/HDL								
1987	Ullrich u.a.	-0,8	-16	oA	TC/HDL	14,2	*	-9,3	*			8,4	*
1988	Hurley u.a.	-0,4	-7,8	**	TC/HDL	1,5	ns	-3,7	ns			4,7	ns
		-0,5	-14	**	LDL/HDL								
1988	Kokkinos u.a.	0,4	10,8	oA	TC/HDL	1,3	*	-5,7	ns			6,4	ns
1990	Lee u.a.	0,15	4,1	ns	HDL/LDL	3,6	*	-5,2	*			0,9	ns
1991	Kokkinos u.a.[1]	-0,1	-1,7	ns	TC/HDL			-4	ns			4,9	ns
1993	Smutok u.a.[1]	-0,4	-8,4	ns	TC/HDL	0,2	ns	0,4	ns			3,6	ns
Kraftausdauertraining													
1986	Weltman u.a.[1]	-0,6	-18	*	TC/HDL					4,1	ns	13,8	*
1989	Kimura u.a.	oA	-22,5	*	TC/HDL	1,8	*	-6,2	*			7,5	*
		oA	-13,6	*	LDL/HDL								
1992	Niesten-Dietrich	-0,3	-6,2	ns	TC/HDL					1,2	ns	17,3	**
		0,03	7,7	ns	HDL/LDL								
FRAUEN													
Intensives Krafttraining													
1984	Goldberg u.a.	-0,4	-14	*	TC/HDL					-15	*		
		-0,3	-20	*	LDL/HDL								
1991	Manning u.a.[2]	0,2	5,5	ns	TC/HDL								
1993	Boyden u.a.	-0,3	-13,4	oA	LDL/HDL	2,6	***	-4,2	**				
MÄNNER u. FRAUEN													
Kraftausdauertraining													
1994	Beuker u.a.[2]	-2,4[3]	37,5	oA	TC/HDL								

Einige wenige Längsschnittstudien zeigen jedoch auch bei unveränderter Körperzusammensetzung und maximaler Sauerstoffaufnahme positive Wirkungen des Krafttrainings auf den Lipoproteinstatus (FRIPP/HODGSON 1987, 928-929; HURLEY u.a. 1988, 152).

Widerlegt werden die letztgenannten Ergebnisse durch methodisch besser konzipierte Studien (mit Kontrollgruppen, mehrfacher Blutentnahme jeweils vor und nach dem Trainingsabschnitt, genügend langem zeitlichen Abstand zwischen letzter Trainingseinheit und Blutentnahme, Ernährungskontrolle u.a.) neueren Datums (KOKKINOS u.a. 1988, 52; KOKKINOS u.a. 1991, 1136-1137; MANNING u.a. 1991, 1224; SMUTOK u.a. 1993, 179; NIESTEN-DIETRICH u.a. 1994, 25-26). Danach konnten bei unveränderter Körperkomposition und/oder maximaler Sauerstoffaufnahme keinerlei signifikante Veränderungen des Lipoproteinprofils festgestellt werden.

Aufgrund der widersprüchlichen Ergebnisse kann gegenwärtig keine eindeutige und zuverlässige Aussage über die Möglichkeit der direkten Beeinflussung der Lipoproteine durch Krafttraining getroffen werden. Am wahrscheinlichsten sind indirekte Effekte über eine krafttrainingsinduzierte Veränderung der Körperzusammensetzung und/oder maximalen Sauerstoffaufnahme (STONE u.a. 1991, 219).

Da beides gleichzeitig durch ein moderates kraftausdauerorientiertes Muskeltraining, welches als Kreistraining organisiert wird, am wirksamsten erreicht werden kann (vgl. Tab. 16, 19 u. 20), ist davon auszugehen, daß diese Trainingsform am ehesten eine günstige Beeinflussung der Lipoproteine bewirkt (GOLDBERG 1989, 671). Für diese Annahme spricht auch die Tatsache, daß das kraftausdauerbetonte Kreistraining von der Belastungsstruktur her gesehen dem allgemeinen Ausdauertraining, für welches protektive Effekte auf die Lipoproteine als gesichert scheinen, am nähesten kommt. So empfehlen eine ganze Reihe von Autoren zum Erreichen adaptiver Wirkungen auf den Fettstoffwechsel für das Ausdauertraining neben der Dauermethode auch die extensive Intervallmethode, die gleichfalls als bestimmende Methode beim kraftausdauerorientierten Kreistraining Anwendung findet. Die Begründung hierfür liegt darin, daß in den belastungsfreien Intervallen die Fettlösung in den Fettdepots (Lipolyse) infolge Adrenalinwirkung fortgesetzt wird, die Fettverbrennung (ß-Oxydation) aber stagniert. In der folgenden Belastungsphase ist dann die Fettverbrennung aufgrund des angestiegenen Substratdruckes erhöht (KOINZER 1990, 460).

Bisher sind nur vier Studien bekannt, die die Wirksamkeit des als Kreistraining durchgeführten Kraftausdauertrainings auf das Lipoproteinprofil überprüften (vgl. Tab. 21 u. 22). In der Untersuchung von WELTMAN u.a. (1987, 779) konnte die positive Beeinflussung des Lipoproteinprofils (signifikante Reduktion des Gesamtcholesterins sowie des Gesamtcholesterin/HDL-Quotienten) im Ergebnis eines 14wöchigen Kreistrainings (3 Übungseinheiten/Woche) bei präpuberalen Jungen nachgewiesen werden. KIMURA/KUBOTA/YAMAZAKI (1989, 75) bestätigen diese Ergebnisse durch Resultate, die nach einem 10wöchigen Kreistraining (3 Trainingseinheiten/Woche von je 30 min) bei Männern gewonnen wurden. Für die positive Beeinflussung des Lipoproteinmusters sprechen signifikante Abnahmen des Gesamtcholesterins und der Gesamtcholesterin/HDL- bzw. LDL/HDL-Quotienten sowie statistisch gesicherte Zunahmen der HDL-Cholesterinwerte. Vergleichbare Befunde sind auch aus einer 9wöchigen Diätstudie von BEUKER u.a. (1994, 107) bekannt, die u.a. die Wirkung eines kraftausdauerorientierten Kreistrainings (3 mal 1 Stunde je Woche) an übergewichtigen Männern und Frauen mittleren Alters untersuchte. Im Ergebnis des Kraftausdauertrainings kam es zur Reduktion der Gesamtcholesterinwerte von 213 auf 201 mg% (-5,6 %). Bei allen männlichen Versuchspersonen war darüber hinaus ein Anstieg des HDL-Cholesterins zu verzeichnen, wodurch das Verhältnis Gesamtcholesterin/HDL in den kardioprotektiv wünschenswerten Bereich von 4,0 (Vortrainingswert 6,4) sank (vgl. auch STEMPER 1994, 184).

Im Widerspruch zu diesen Ergebnissen steht die an männlichen Erwachsenen mittleren Alters durchgeführte Studie zum kraftausdauerorientierten Muskeltraining von NIESTEN-DIETRICH (1992, 171-172), in der bezüglich der das Lipoproteinprofil bestimmenden Einzel- und Verhältnisparameter keine wesentlichen Veränderungen festgestellt werden konnten (vgl. auch NIESTEN-DIETRICH u.a. 1994). Als eine mögliche Ursache für das Fehlen des positiven Einflusses auf die Lipoproteine, ist hier vor allem die Belastungsgestaltung des Kreistrainings zu nennen. Im Rahmen der 9wöchigen Studie entsprach diese unter besonderer Berücksichtigung der Belastungsdichte (Pausenlänge zwischen den Körperübungen in den ersten 6 Wochen 1-5 min) lediglich in den letzten 3 Wochen (30sekündige Pausen) den Anforderungen für das Erreichen der typischen kardiovaskulären und stoffwechselfördernden Wirkung (vgl. GETTMAN/POLLOCK 1881, 55; GETTMAN/WARD/HADEN 1982, 233; HARRIS/HOLLY 1987, 250). Dadurch - so vermuten die Autoren selbst (NIESTEN-DIETRICH u.a. 1994, 28) - ist von unzureichenden Voraussetzungen für eine effektive Lipolyse und Lipidutilisation, die ihrerseits protektive Cholesterinstoffwechselveränderungen bedingen können, auszugehen.

Weitere Untersuchungen gerade zum kraftausdauerorientierten Kreistraining sind notwendig, um die Möglichkeiten und Grenzen dieser Trainingsform hinsichtlich des Einflusses auf die Lipoproteine sicherer einschätzen zu können.

Erhebliche Erkenntnisdefizite bestehen auch bezüglich der Krafttrainingswirkung auf die Triglyceride. Die hierzu bisher vorliegenden Untersuchungsergebnisse weisen große, vorerst kaum interpretierbare Unterschiede aus (vgl. Tab. 21). Ausgehend von dem nachgewiesenen signifikanten Zusammenhang zwischen dem Plasma-Triglyceridspiegel und dem Körperfettanteil (YKI-JÄRVINEN 1984, 256; DRINKWATER 1988, 113; BROSCHE 1991, 174) ist anzunehmen, daß durch eine krafttrainingsbedingte Reduktion des prozentualen Körperfetts am ehesten zu einer Senkung der Triglyceride beigetragen werden kann. Eindeutige experimentelle Befunde zur Bestätigung dieser Annahme stehen derzeit jedoch noch aus.

Abschließend ist einzuschätzen, daß es Hinweise dafür gibt, *daß Krafttraining, wenn es nicht in Form hochintensiver Kraftbelastungen (Methode der kurzzeitigen maximalen Krafteinsätze) betrieben wird, zu einer günstigen Beeinflussung des Lipid- und Lipoproteinstatus führen kann* (FLECK/KRAEMER 1988, 66; STEMPER 1994, 182-185; FLECK 1994, 303). Dabei spricht gegenwärtig mehr gegen als für eine direkte krafttrainingsbedingte Einflußnahme. Eine indirekte vasoprotektive Wirkung auf die Serumlipide bzw. Lipoproteine über durch Krafttraining erreichte Veränderungen der Körperzusammensetzung und/oder der maximalen Sauerstoffaufnahme ist demgegenüber wahrscheinlicher. Es bleibt künftigen, gut konzipierten und vor allem längerfristig angelegten Untersuchungen vorbehalten, diese weitestgehend noch hypothetischen Charakter tragenden Positionen zu überprüfen und damit den Stellenwert des Krafttrainings bzw. einzelner Krafttrainingsformen im Rahmen der präventiven Maßnahmen zur Verhinderung der Atherosklerose zu bestimmen.

5.4.4 Beeinflussung des Kohlenhydratstoffwechsels durch Krafttraining

Als wesentliche Ursachen von Störungen des Kohlenhydratstoffwechsels im fortschreitenden Lebensalter werden neben Fehlernährung vor allem Mangel an körperlicher Aktivität und damit verbundene Veränderung der Körperzusammensetzung (Abnahme der Muskelmasse und Zunahme des Körperfetts) angesehen. Da die insulinvermittelte Glucoseverwertung hauptsächlich durch die Muskulatur stattfindet, ist davon auszugehen, daß zunehmender Bewegungsmangel sowie muskuläre Atrophie mitverantwortlich für das Entstehen der Insulinresistenz und der verminderten Glucosetoleranz im Alter sind (LAUBE 1991, 159; HALLE u.a. 1992, 2664; WIRTH/KRONE 1993, 305).

LAUBE (1991, 159) weist in diesem Zusammenhang darauf hin, daß bei Ausschluß der diabetogenen Faktoren Übergewicht und Bewegungsmangel sowie einer kohlenhydratarmen Ernährung lediglich ein Korrelationskoeffizient von 0,2-0,3 für Alter und Glucoseverwertungsstörung besteht und damit ein äußerst geringes Risiko des Entstehens der Altersdiabetes gegeben ist.

Da mittels regelmäßigen Muskelkrafttrainings die körperliche Aktivität merklich erhöht und der altersbedingten Abnahme der Muskelmasse wirksam begegnet werden kann (vgl. Abschnitt 5.1.2.1), liegt die Vermutung nahe, daß dadurch den Kohlenhydratstoffwechselstörungen entgegenzuwirken ist. WIRTH/KRONE (1993, 300) gehen davon aus, daß ein Krafttraining ähnlich wie Ausdauertraining die Plasmainsulinspiegel senkt, die Anzahl der Insulinrezeptoren erhöht und die Insulinwirkung verbessert.

Bisher haben nur einige wenige Querschnitts- und Längsschnittstudien, die ausschließlich mit männlichen Probanden durchgeführt wurden, den Einfluß von Krafttraining auf den Kohlenhydratstoffwechsel - speziell auf die Glucosetoleranz und Insulinsensitivität - untersucht.

CÜPPERS u.a. (1982, 158-159) überprüften in einer Querschnittsuntersuchung Krafttraining betreibende Athleten (n=7, Altersdurchschnitt 27), Langstreckenläufer (n=9, Altersdurchschnitt 22) und Untrainierte (n=8, Altersdurchschnitt 28) bezüglich ihrer Blutglucose- und Insulinspiegel. Sowohl die Insulinkonzentration im Nüchternplasma wie auch nach zusätzlicher kontrollierter oraler Glukoseverabreichung waren bei den Sportlergruppen im Vergleich zu den Nichttrainierten signifikant geringer. Die Kraftsportler wiesen ihrerseits wiederum signifikant niedrigere glukosestimulierte Insulinspiegel als die Ausdauersportler auf, was auf eine höhere Insulinsensitivität der Trainierten und dabei besonders der Kraftathleten hindeutet. Keine wesentlichen Unterschiede wurden bezüglich der Glucosetoleranz zwischen den Versuchsgruppen festgestellt.

YKI-JÄRVINEN/KOIVISTO (1983, 966-967) untersuchten die durchschnittliche insulinstimulierte Glucoseaufnahme, gemessen mit der Clamp-Technik, bei normalgewichtigen Untrainierten (UT) (n=7), Langstreckenläufern (LL) (n=8) und Kraftsportlern (KS) (n=8) entsprechenden Alters. Bei vergleichbaren Plasmainsulinkonzentrationen war eine ähnlich hohe auf das Körpergewicht bezogene Glucoseaufnahme bei den Ausdauerläufern ($10{,}03 \pm 1{,}02$ mg/kg/min) und Kraftathleten ($10{,}26 \pm 1{,}02$ mg/kg/min) festzustellen, die mit 40 bis 45 Prozent signifikant ($p<0{,}05$) über der der Nichttrainierten ($7{,}10 \pm 0{,}75$ mg/kg/min) lag. Wurde die Glucoseutilisation auf die Muskelmasse bezogen, war diese nur noch bei den Läufern signifikant höher, während die der Kraftsportler in etwa der der Untrainierten entsprach. Im Ergebnis weiterer korrelationsstatistischer Analysen zeigte sich bei den Läufern und Untrainierten eine signifikante Beziehung zwischen der Glucoseaufnahme und der maximalen Sauerstoffaufnahme (r=0,52; p<0,05). Gleichzeitg war bei allen Probanden ein statistisch gesicherter Zusammenhang zwischen Glucoseutilisation und Muskelmasse (r=0,54; p<0,05) nachzuweisen. Die Autoren kommen zu dem Schluß, daß bei den Ausdauersportlern die wesentlich höhere maximale Sauerstoffaufnahme (30 40 % höher als bei UT u. KS) und bei den Kraftsportlern die erheblich höhere Muskelmasse (35 % höher als bei UT u. LL) für die im Vergleich zu den Untrainierten signifikant erhöhten, gesundheitsprotektiven Glucosestoffwechselraten, die auf eine gesteigerte Insulinwirkung hindeuten, verantwortlich waren.

YKI-JÄRVINEN u.a. (1984, 255) verglichen die Veränderungen der Plasmaglucose- und Insulinspiegel nach zusätzlicher oraler Glucosegabe zwischen Bodybuildern (n=9, Altersdurchschnitt 24) und Untrainierten vergleichbaren Körpergewichtes (n=8, Altersdurchschnitt 27) sowie normalgewichtigen Untrainierten (n=8, Altersdurchschnitt 25). Die Ergebnisse weisen für die Bodybuilder eine signifikant geringere glucosestimulierte Insulinkonzentration aus. Ähnliches trifft für die Blutzuckerkonzentration zu. Auch hier verfügen die Bodybuilder über geringere Werte, die jedoch nur im Vergleich zu den "gleichgewichtigen" Nichttrainierten statistisch gesichert werden konnten.

Zu ähnlichen Ergebnissen kommt die Querschnittsstudie von SZCZYPACZEWSKA/NAZAR/KACIUBA-USCILKO (1989, 35-36), die die Glucosetoleranz und Insulinreaktion auf zusätzliche orale Glucoseverabreichung bei regelmäßig zweimal wöchentlich trainierenden männlichen Bodybuildern (n=10, Altersdurchschnitt 28, Trainingsalter 1-2 Jahre) und altersentsprechenden normalgewichtigen (n=11) sowie übergewichtigen Untrainierten (n=11, BMI>25 kg/m², Körperfettanteil>20 %) überprüften. Während die Basalglucose- und Basalinsulinkonzentration zwischen den Gruppen nicht wesentlich differierten, wiesen die Kraftsportler, die die günstigste Körperzusammensetzung (Verhältnis von fettfreier Körpermasse und Körperfettanteil) besaßen, die signifikant (p<0,05) geringsten und die Übergewichtigen die höchsten glucosestimulierten Blutzucker- sowie Plasmainsulinspiegel auf, was insgesamt für eine höhere Glucosetoleranz und Insulinsensitivität der Bodybuilder gegenüber den untrainierten Vergleichsgruppen spricht.

Alle Autoren der bisher angeführten Querschnittsuntersuchungen gehen davon aus, daß eine wesentlich Erklärung für den bei Kraftsportlern im Vergleich zu Untrainierten verbesserten Kohlenhydratstoffwechsel in deren deutlich höheren Muskelmasse und/oder geringeren Körperfettanteil zu sehen ist. Diese Folgerung wird vor allem durch die Untersuchungsergebnisse von YKI-JÄRVINEN/KOIVISTO (1983, 967) gestützt, die nachweisen konnten, daß die Insulinempfindlichkeit eine direkte signifikante Beziehung zur Muskelmasse besitzt und einen indirekten Zusammenhang zum

Körperfettanteil aufweist. Auch WIRTH/KRONE (1993, 309) erachten es aufgrund der Tatsache, daß die Glucose zu einem Großteil von der Muskulatur verwertet wird, als denkbar, daß allein durch die Muskelmassevermehrung ein "insulinogener" Effekt eintritt (vgl. auch TESCH 1994, 367).

In einer weiteren Querschnittsstudie verglichen HURLEY u.a. (1987, 15) die Reaktion des Blutzucker- und Insulinspiegels auf kontrollierte orale Glucosezufuhr an hochleistungsfähigen Powerliftern (n=5, Altersdurchschnitt 52) mit der von altersentsprechenden Läufern (n=10) und Untrainierten (n=9). Im Gegensatz zu den erstgenannten Untersuchungen waren bei den Powerliftern - trotz wesentlich erhöhter Muskelmasse - signifikant erhöhte Blutzucker- und Insulinspiegel als Ausdruck einer verschlechterten Glucosetoleranz und gesteigerten Insulinresistenz im Vergleich zu den anderen beiden Gruppen zu verzeichnen. Die Autoren selbst schränken die Aussagekraft der Ergebnisse aufgrund der kleinen Stichproben und der Möglichkeit, daß andere Komponenten (Ernährungsgewohnheiten, genetische Faktoren) als das Training zu den unterschiedlichen Resultaten führten, ein. Dennoch läßt sich bedingt durch die Befunde die Vermutung nicht ausschließen, daß hochintensives Krafttraining im Gegensatz zu umfangsbetonteren intensiven Kraftbelastungen, wie sie für Bodybuilder typisch sind, ähnlich wie bezüglich des Lipoproteinprofils auch ungünstigeren Einfluß auf die Glucosetoleranz und Insulinsensitivität ausübt.

Die wenigen Längsschnittstudien, die alle intensive Krafttrainingsprogramme bei gesunden Untrainierten überprüften, kommen gleichfalls zu keinen einheitlichen Aussagen bezüglich krafttrainingsinduzierter Kohlenhydratstoffwechselwirkungen bzw. der sie bedingenden Faktoren (vgl. Tab 23).

MILLER/SHERMAN/IVY (1984, 540-541) wiesen im Rahmen einer Längsschnittuntersuchung an jungen Männern (n=8) nach Absolvierung eines 10wöchigen dreimal pro Woche absolvierten Krafttrainingsprogrammes signifikant geringere Basal-Plasmainsulinspiegel (-37,5%) und glucoseinduzierte Insulinkonzentrationen (-18,9 %) nach. Die Glucosetoleranz verbesserte sich tendenziell, was aus der verringerten Glucosekonzentration (-7 %; $p<0{,}07$) nach oraler Glucosebelastung infolge des Trainings ersichtlich ist. Da gleichzeitig die reduzierte glucosestimulierte Insulinreaktion signifikant mit dem Anstieg der fettfreien Körpermasse ($r=-0{,}89$; $p<0{,}05$) korreliert, wird als wesentliche Ursache für diese in den Ergebnissen zum Ausdruck kommende Zunahme der Insulinsensitivität - wie bereits bei den Befunden der meisten Querschnittsstudien - die durch das Krafttraining bedingte Erhöhung der Muskelmasse angesehen.

Tab. 23: Wirkungen des intensiven Krafttrainings auf den Kohlenhydratstoffwechsel und tangierende Einflußfaktoren (Längsschnittstudien an gesunden untrainierten Männern) (TW=Trainingswochen, TH=Trainingshäufigkeit; BGK=Basalglucosekonzentration, BIK=Basalinsulinkonzentration, GK=Glucosekonzentration, IK=Insulinkonzentration; FKM=Fettfreie Körpermasse, PKF=prozentualer Körperfettanteil, FG=Fettgewicht; ↑=signifikante Zunahme, ↓=signifikante Abnahme, ≈=keine signifikante Veränderung; Signifikanzniveau: $p<0,05$)

Jahr	Autoren	Probanden		TW	TH	BGK	BIK	gluc.stimul.		FKM	PKF	FG
		n	Ø Alt.					GK	IK			
1984	Miller u.a.	8		10	3		↓	≈	↓	↑	≈	≈
1987	Ullrich u.a.	25	27	8	3		≈			↑	↓	
1988	Hurley u.a.	11	44	16	3-4	≈	≈	≈	↓	≈	≈	
1989	Rinehardt			9			≈					
1989	Smutok u.a.	13	49	18		≈	↓	↓	↓		≈	
1989	Craig u.a.	6	23	12	3	≈	↓	≈	↓	↑	↓	↓
		9	63	12	3	≈	↓	≈	↓	↑	↓	↓
1992	Gater u.a.	8	21	10		≈	↑	≈	≈			

Entgegen dieser Ergebnisse und Überlegungen, stellten HURLEY u.a. (1988, 152) bei männlichen Probanden (n=11, Altersdurchschnitt 44) einen wesentlich reduzierten glucosestimulierten Insulinspiegel (- 44,1 %) infolge eines 16wöchigen Krafttrainings (3-4 Übungseinheiten pro Woche) ohne signifikante Veränderung der Muskelmasse, des Körperfettanteils, der maximalen Sauerstoffaufnahme bzw. der Glucosetoleranz fest. Keine wesentlichen Effekte konnten hinsichtlich der Nüchterninsulin- und Basalglucosekonzentration ermittelt werden. In einer nichttrainierenden Kontrollgruppe (10 Untrainierte, Altersdurchschnitt 52) blieben alle Untersuchungsparameter unverändert. Das Resultat dieser Studie, so die Autoren, berechtigt zu der Annahme, daß Krafttraining eine direkte, eigenständige Wirkung auf die Insulinsensitivität besitzt.

Diese Vermutung wird durch eine Längsschnittuntersuchung von SMUTOK u.a. (1989, 33) gestützt, wo bei Männern mittleren Alters (n=13) nach 18wöchigem Krafttraining eine signifikante Verringerung des Nüchtern-Plasmainsulinspiegels und der glucosestimulierten Insulinkonzentration ohne wesentliche Veränderung der maximalen Sauerstoffaufnahme sowie des prozentualen Körperfettanteils festgestellt wurde. Gleichzeitig führten hier die Kraftbelastungen auch zu einer signifikant geringeren Plasmaglucosekonzentration nach zusätzlicher oraler Glucoseverabreichung. Beim Vergleich der Krafttrainingsresultate mit denen eines Lauftrainingsprogrammes, welches eine Gruppe altersentsprechender Untrainierter (n=12) im gleichen Zeitraum absolvierte, zeigten sich keine signifikanten trainingsinduzierten Unterschiede in den Parametern des Kohlenhydratstoffwechsels. Eine nichttrainierende Kontrollgruppe (n=12) wies keinerlei Parameterveränderungen auf. Die Autoren kommen zu der Folgerung, daß Krafttraining ähnlich wie Ausdauerlauf, jedoch ohne Veränderung der maximalen Sauerstoffaufnahmekapazität und des Körperfettanteils, die Glucosetoleranz und Insulinsensitivität erhöhen kann.

ULLRICH u.a. (1987, 329) konstatierten im Rahmen der Überprüfung der Effekte eines über 8 Wochen dreimal wöchentlich erfolgten Krafttrainings an 25 Männern im Alter zwischen 18 und 35 Jahren u.a. eine nichtsignifikante Abnahme der Basal-Plasmainsulinkonzentration (-6,4 %), die signifikant mit dem Triglyceridspiegel, nicht jedoch mit dem Körperfettanteil bzw. der fettfreien Körpermasse korrelierte. RINEHARDT (1988; zit. nach GATER u.a. 1992, 1282) stellte im Ergebnis eines 9wöchigen mit einer Diät gekoppelten Krafttrainings keine signifikanten Veränderungen der Nüchtern-Insulinspiegel fest.

Untersuchungsbefunde von CRAIG/EVERHART/BROWN (1989, 151-154), die bei 6 jüngeren (Altersdurchschnitt 23) und 9 älteren Männern (Altersdurchschnitt 63) nach 12wöchigem Krafttraining (3 Trainingseinheiten/Woche) erhoben wurden, weisen unabhängig vom Alter - neben signifikanten ($p<0,05$) Abnahmen des prozentualen Körperfettanteils und Zunahmen der fettfreien Körpermasse - auf eine trainingsinduzierte wesentliche Verbesserung der Insulinsensitivität. In beiden Altersgruppen kam es im Ergebnis des Krafttrainings bei weitestgehend unveränderten Basal- und glucosestimulierten Blutzuckerspiegeln zu statistisch gesicherten Abnahmen ($p<0,05$) der Basalinsulinkonzentration (Jüngere: -43 %, Ältere: -13 %) wie auch der glucosestimulierten Insulinkonzentration (in beiden Gruppen um durchschnittlich etwa 32 %).

Im Gegensatz dazu zeigen sich bei GATER u.a. (1992, 1281) nach einem Krafttrainingsprogramm, welches von jungen Männern (n=8, Altersdurchschnitt 21) über 10 Wochen absolviert wurde und zu wesentlichen Veränderungen der Körperkomposition (Zunahme des Anteils der fettfreien Körpermasse) führte, bis auf eine Ausnahme (signifikanter Anstieg der Basal-Insulinkonzentration), genauso wie bei einer nichttrainierenden altersentsprechenden Kontrollgruppe (n=7) keinerlei statistisch gesicherte Veränderungen der Parameter des Kohlenhydratstoffwechsels.

Die unterschiedlichen Ergebnisse der angeführten Studien weisen auf die Notwendigkeit weiterer empirischer Untersuchungen, um die Möglichkeiten und Grenzen der Wirkungen des Krafttrainings auf den Kohlenhydratstoffwechsel klarer und differenzierter aufzeigen bzw. abstecken zu können. Neben der Widersprüchlichkeit der Befunde ist beispielsweise auch bei den Untersuchungsergebnissen, die positive Veränderungen des Kohlenhydratstoffwechsels vermuten lassen, nicht ausreichend geklärt, ob es sich dabei tatsächlich um chronische Effekte oder lediglich um Auswirkungen der letzten akuten Belastung (Trainingseinheit) handelt. Auch das Fehlen von Untersuchungen zum Kraftausdauertraining wirkt sich erkenntnisdefizitär aus. Gerade von Kraftausdauerbelastungen ist eine wirksame Beeinflussung des Glucosemetabolismus zu erwarten, da diese neben der Körperzusammensetzung (Zunahme des Anteils aktiver Körpermasse) auch die Kapillarisierung bzw. oxydative Kapazität der Muskulatur - beides sind weitere stoffwechselstimulierende Faktoren - förden können (KOIVISTO/YKI-JÄRVINEN/DEFRONZO 1986, 472; WIRTH/ KRONE 1993, 309).

Unter Berücksichtigung der vorliegenden Untersuchungsbefunde ist einzuschätzen, daß gegenwärtig mehr für als gegen die Annahme spricht, *daß Krafttraining - wenn es nicht als Methode der kurzzeitigen maximalen Krafteinsätze betrieben wird - positive Effekte primär auf die Insulinsensitivität hervorruft*, vor allem bedingt durch die trainingsinduzierte Zunahme der Muskelmasse und/oder die Abnahme des Körperfettanteiles. Aufgrund der dadurch verursachten günstigen Beeinflussung des Kohlenhydratstoffwechsels liegt die Vermutung nahe, daß regelmäßigen Kraftbelastungen ähnlich wie Ausdauerbelastungen eine antidiabetische Wirkung und darüber hinaus Bedeutung bei der Prävention des metabolischen Syndroms zukommt (GOLDBERG 1989, 671; STONE u.a. 1991, 219; LAUBE 1991, 164; WIRTH/KRONE 1993, 309).

5.4.5 Zusammenfassung

Die Skelettmuskulatur ist neben der Leber das wichtigstes Stoffwechselorgan des Menschen. Krafttraining als muskelaktivierende und zugleich funktionelle bzw. morphologische muskuläre Adaptationen auslösende Belastungsform kommt deshalb wesentliche stoffwechselunterstützende Wirkung zu. Im einzelnen ist von folgenden Effekten auszugehen:

- Basierend auf dem Zusammenhang zwischen Muskelmasse und Stoffwechselumsatz besitzt das Krafttraining generell aufgrund seiner muskelmassefördernden bzw. -stabilisierenden Wirkungen wesentliche Bedeutung für Erhalt bzw. Wiederherstellung des Stoffwechselgleichgewichtes.

- Darüber hinaus ist der durch Krafttraining unmittelbar erzielbare zusätzliche Kalorienverbrauch für die Stoffwechselbilanz relevant. Wie Untersuchungsergebnisse zeigen, beträgt der mittlere Bruttoenergieverbrauch pro Minute beim intensiven

Krafttraining für untrainierte junge Frauen zwischen 4 und 7 Kilokalorien und bei untrainierten jungen Männern zwischen 6 und 9 Kilokalorien. Beim meist als Kreistraining absolvierten Kraftausdauertraining liegt der minutenbezogene Bruttoenergieumsatz bedingt durch die verrichtete größere Gesamtmuskelarbeit mit etwa 6 Kilokalorien für weibliche und 8,5 bis 10 Kilokalorien für männliche Untrainierte etwas höher.

- Krafttraining führt zu einer gesundheitsprotektiven Veränderung der Körperzusammensetzung. Längsschnittstudien an gesunden Untrainierten jüngeren bis mittleren Erwachsenenalters zeigen, daß mittelfristig (durchschnittlich 10 Trainingswochen, 3 Übungseinheiten pro Woche)

  ⇒ durch hochintenives bzw. intensives Krafttraining (KT) bei unverändertem (Frauen) bzw. tendenziell steigendem Körpergewicht (Männer: hochint. KT 0,7 kg u. int. KT 0,8 kg) neben einer wesentlich gesteigerten fettfreien Körpermasse (Männer: hochint. KT 1,5 kg u. int. KT 1,8 kg; Frauen: int. KT 0,9 kg) eine signifikante Reduzierung des prozentualen Körperfettanteils (Männer: hochint. KT -1,2 % u. int. KT -1,4 %; Frauen: int. KT -1,3 %) sowie des Körperfettgewichtes (Männer: int. KT -1,1 kg; Frauen: int. KT -1 kg) zu erreichen ist;

  ⇒ durch Kraftausdauertraining bei unverändertem (Männer) bzw. leicht abnehmendem Körpergewicht (Frauen: -0,7 kg) abgesehen von einer statistisch gesicherten Zunahme der fettfreien Körpermasse (Männer: 1,4 kg; Frauen: 0,6 kg) eine signifikante Abnahme des prozentualen Körperfettanteils (Männer: -1,3 %; Frauen: -1,7 %) sowie des Fettgewichtes (Männer: -1,2 kg; Frauen: -1,4 kg) zu bewirken ist.

- Quer- und Längsschnittstudien weisen darauf hin, daß kontinuierliches Krafttraining, wenn es nicht in Form hochintensiver Kraftbelastungen (Methode der kurzzeitigen maximalen Krafteinsätze) betrieben wird, zu einer gesundheitsprotektiven Beeinflussung des Lipoproteinprofiles (Abnahme von Gesamt-, LDL-Cholesterin und/oder der Gesamtcholesterin/HDL- bzw. LDL/HDL-Quotienten; Zunahme von HDL-Cholesterin und/oder der HDL/LDL- bzw. HDL/Gesamtcholesterin-Quotienten) bei Erwachsenen jüngeren bis mittleren Lebensalters beitragen kann. Dabei ist eine indirekte krafttrainingsbedingte Einflußnahme auf den Lipoproteinstatus über eine trainingsinduzierte Reduzierung des Körperfettanteils und/oder Verbesserung der maximalen Sauerstoffaufnahmekapazität am wahrscheinlichsten.

- Befunde aus Quer- und Längsschnittstudien, die sich meist auf intensive Kraftbelastungen ausschließlich bei gesunden Männern beziehen, sprechen gegenwärtig mehr für als gegen die Annahme, daß regelmäßiges Krafttraining positive Effekte bezüglich der Insulinsensitivität hervorruft, die vor allem durch eine trainingsinduzierte Zunahme der Muskelmasse und/oder Abnahme des Körperfettanteils bedingt sind.

5.5 Muskelkrafttraining und Nervensystem/Psyche

Im Vergleich zu den bisher dargestellten Wirkungsrichtungen des Krafttrainings sind die Effekte der kraftbetonten Muskelaktivitäten auf das Nervensystem bzw. die Psyche am wenigsten wissenschaftlich untersucht worden. Unter Berücksichtgung der das menschliche Wesen mitbestimmenden *psycho*physischen Prozesse und der engen Wechselbeziehungen zwischen Nerven- und Muskeltätigkeit sind jedoch auch hier ähnlich wie bei den bereits betrachteten körperlichen Strukturen und Funktionen gesundheitsrelevante Einflüsse anzunehmen, was nachfolgend mittels vorliegender Erkenntnisse, Erfahrungen und Beobachtungen überprüft werden soll.

5.5.1 Neurogene Wirkungen

Der überwiegende Teil des Nervensystems - KLINGBERG (1986, 11) und ISRAEL (1995, 35) sprechen von etwa 60 Prozent - ist für die Steuerung und Kontrolle der Tätigkeit der Skelettmuskulatur verantwortlich. Der weitaus geringere Teil zeichnet sich für psycho-emotionale und geistige Prozesse zuständig. Nach SALESSKI (1986, 115) stehen nur etwa 10 Prozent der Neuronen des Gehirns mit geistiger Tätigkeit in Zusammenhang. Schon allein diese Sachverhalte verweisen auf die große Bedeutung, die dem wechselseitigen Zusammenspiel von Nerven- und Muskelsystem gebührt.

Im Alternsgang kommt es zu Funktionseinschränkungen in den für die Muskeltätigkeit zuständigen Nervenzentren. Die funktionellen und strukturellen Veränderungen vollziehen sich dabei auf zentraler (u.a. Abnahme der Dendritenzahl, Reduzierung von Nissl-Schollen, Ribosomenabnahme, Synapsenhypotrophie), spinaler (u.a. Abnahme der Zahl der Vorderhornzellen bzw. Motoneurone) wie auch peripherer Ebene (u.a. Abnahme der Durchmesser der motorischen Nervenfasern und ihrer Leitungsgeschwindigkeit, Verringerung der Fläche der terminalen Nervenendigungen) (HERRMANN 1987, 405; DORNER 1991, 281; HOLLMANN 1991, 17).

Da viele funktions- und leistungseinschränkende morphologische Veränderungen an den Muskelfasern bereits auftreten, bevor neurogene Beeinträchtigungen (z.B. trophische Störungen der Nervenfasern) nachweisbar sind, scheinen für erstere andere

Ursachen, beispielsweise der Bewegungsmangel, maßgeblicher zu sein. Zugleich drängt sich damit die Annahme auf, daß mittels regelmäßiger Muskelbeanspruchungen - wie sie u.a. für das Krafttraining typisch sind - nicht nur den mit zunehmendem Alter einhergehenden funktionseinschränkenden myogenen, sondern auch den neurogenen Veränderungen entgegengewirkt und zum Erhalt der für die muskuläre Tätigkeit verantwortlichen Teile des Nervensystems auf leistungsfähigem Niveau beigetragen werden kann.

Für diese Vermutung sprechen zum einen die ausgehend vom gegenwärtigen Erkenntnisstand als gesichert anzusehenden Möglichkeiten der trainingsinduzierten Verbesserung der intra- bzw. intermuskulären Koordination als Ausdruck einer optimierten nervalen Ansteuerung der Muskulatur (SALE 1994, MORITANI 1994) (vgl. auch Abschnitt 5.1.1.2). Zum anderen kann auch *von weiteren muskelaktivitätsbedingten biopositiven strukturellen bzw. funktionellen neurogenen Veränderungen auf peripherer (Vergrößerung der motorischen Axone und deren Myelinscheide, Erhöhung der Nervenleitgeschwindigkeit, Flächenzunahme der motorischen Endplatte, Vermehrung der Transmittersubstanzen) wie auch spinaler Ebene (gesteigerte Stoffwechselaktivität der Motoneurone) ausgegangen werden* (HOLLMANN/HETTINGER 1990, 272; BADTKE 1995, 68).

Zu der Frage, ob darüber hinaus auch auf supraspinaler Ebene durch gezielte muskuläre Beanspruchungen bestimmten strukturellen Alternsveränderungen zu begegnen ist, liegen nur wenige und zudem meist nicht am Menschen erhobene Befunde vor. Dabei konnte in tierexperimentellen Untersuchungen gezeigt werden, daß systematische Bewegungsübungen eine Synapsenhypertrophie auslösen und die Zahl der Dendriten vergrößern (HOLLMANN 1991, 17). Inwieweit diese Ergebnisse auf alternsbedingte Veränderungen des menschlichen Gehirns im Sinne von deren biopositiven Beeinflussung übertragen werden können, muß vorerst offen bleiben.

Auf die Möglichkeit, stoffwechselbedingten Alternsveränderungen bestimmter Hirnregionen beim Menschen durch muskuläre Aktivitäten beeinflussen zu können, deuten Ergebnisse von KISELKOVA/DOBREV (1968, 689) hin, wonach durch ein Krafttraining im fortgeschrittenen Alter eine Steigerung der bioelektrischen Hirnaktivität und damit der Trophik der Hirnzellen erreicht werden kann.

Abschließend sei ISRAEL (1995, 72) zitiert, der im Zusammenhang mit dem Funktionserhalt des Nervensystems gleichfalls auf die Bedeutung und Notwendigkeit der stetigen Stimulierung mittels Muskeltätigkeit weist, indem er schreibt: "Bemerkenswert sind neuere Erkenntnisse, die eine Rückkopplung muskulärer Modifikationen mit zentralnervalen Strukturen bestätigen. Trophische Faktoren, die im Zielgewebe (Muskulatur) freigesetzt werden, wirken auf die innervierenden Zellen zurück.

Die motorischen Nervenzellen hängen bezüglich ihrer Reifung und Erhaltung von ihrem jeweiligen Zielmuskel ab. Die Muskelaktivität übt beeindruckende adaptive Einflüsse auf nervale Prozesse aus; motorische Nervenzellen bedürfen zu ihrer optimalen Entwicklung bzw. zur Verhinderung eines atrophiebedingten Abbaus zwingend adaptogener Stimuli !"

Resümierend kann eingeschätzt werden, daß körperliches Training in Form systematisch wiederholter muskulärer Beanspruchungen auch ein geeignetes Mittel darstellt, alternsbegleitenden neurogenen Leistungsverlusten entgegenzusteuern. Dabei bleibt es künftigen Untersuchungen vorbehalten, vor allem den wissenschaftlichen Nachweis zu erbringen, in wieweit diese Wirkungen über die spinale Ebene hinausgehend auch zu morphologischen Veränderungen innerhalb des supraspinalen Systems führen können.

Ein wesentlicher Vorzug eines die gesamte Körpermuskulatur ausgewogen beanspruchenden Krafttrainings gegenüber anderen motorischen Beanspruchungsformen ist in der breiten neurogenen Reizwirksamkeit zu sehen. D.h., durch diese Kraftbelastungen ist am ehesten zu sichern, daß alle wichtigen für die Skelettmuskulatur zuständigen Teile des Nervensystems ausreichend aktiviert werden.

5.5.2 Wirkungen auf das aktuelle psychische Befinden

Geht man von den in der Literatur ausgewiesenen Befunden zu den Effekten sportlicher Aktivitäten auf kurzfristige Veränderungen des subjektiven psychischen Befindens aus, dann ist festzustellen, daß bei gesunden wie auch psychisch beeinträchtigten untrainierten Erwachsenen unabhängig vom Geschlecht aktuelle Stimmungsverbesserungen bei angemessen dosiertem fitneßorientierten, nicht wettkampfmäßig betriebenen Sport (u.a. Ausdauerlauf, Schwimmen, Tanzen, Gymnastik) eher die Regel, denn die Ausnahme sind (DISHMAN 1985, BREHM 1987, ISRAEL 1990, MCDONALD/HODGDON 1991, ABELE/BREHM 1993, ALFERMANN/STOLL 1996).

So überprüfte beispielsweise WYDRA (1994, 9) bei 13 Männern (Durchschnittsalter 49) und 22 Frauen (Durchschnittsalter 43) mit allgemeinen psycho-vegetativen Erschöpfungszuständen, die Teilnehmer einer stationären Heilbehandlung waren, die aktuelle Wirkung eines jeweils 30minütigen intensiven Aerobic-Programmes und eines extensiven Gymnastik-Programmes auf Stimmungsmerkmale mittels der Befindlichkeitsskala von ABELE-BREHM/BREHM (1986, 218). Im Ergebnis beider Sportaktivitäten kam es zu Zunahmen bezüglich der Befindlichkeitsdimensionen "Aktiviertheit" und "Ruhe" sowie zur Abnahme der "Energielosigkeit" bei unveränderten Dimensionswerten für "Ärger". Der Autor schätzt ein, daß beide Programme unabhängig vom Geschlecht zu aus gesundheitlicher Sicht wünschenswerten signifikanten ($p<0,05$) Stimmungsänderungen führen.

Zu den Auswirkungen von reinen Krafttrainingseinheiten auf die aktuelle psychische Befindlichkeit waren im Schrifttum überraschender Weise keine empirischen Befunde zu finden. Die einzige Untersuchung, die zumindest systematische Kraftbelastungen als Teil eines Trainingsprogrammes hinsichtlich der Effekte auf die aktuelle Stimmungslage kontrollierte, liegt von BERGER/OWEN (1988, 156) vor. Im Rahmen eines Kurses absolvierten 28 Studenten eine 40minütige Körperkonditionierungseinheit, die jeweils zur Hälfte aus Intervallläufen (Belastungsherzfrequenz 90 % des individuellen Maximums) sowie einem nicht näher gekennzeichneten intensiven Krafttraining bestand. Die Überprüfung der unmittelbar durch die einzelne Trainingseinheit hervorgerufenen Befindlichkeit ergab, daß nur die Ermüdung signifikant höher war als vor dem Training, wogegen sich die übrigen psychischen Merkmale (Anspannung, Depression, Ärger, Aktivität, Konfusion) unverändert darstellten. Die weitestgehend fehlenden Auswirkungen des Trainingsprogrammes auf die Psyche führen die Autoren vor allem auf die (zu) hohe Belastungsintensität zurück, die neben den Ermüdungseffekten auch maßgeblich zum Ausscheiden von 12 der 28 Teilnehmer im Verlaufe des Kurses beitrug.

Daß Krafttraining ähnlich wie andere sportliche Betätigungen auch die Stimmung positiv beeinflussen kann, zeigt eine eigene Befragung von regelmäßig zwei- bis dreimal wöchentlich im Fitneßstudio trainierenden Männern (n=75, Alter 15-48) und Frauen (n= 20, Alter 19-43) (vgl. Tab. 24).

Während die Mehrzahl der Männer (87 %) ein intensives Krafttraining absolvierte, betrieben die Frauen zum überwiegenden Teil intensives Krafttraining (50 %) oder Kraftausdauertraining (40 %). *Die Frage, ob während bzw. unmittelbar nach dem Krafttraining eine Veränderung der Stimmung festzustellen ist, bejahten 89 Prozent der Männer und 90 Prozent der Frauen, wobei sämtliche Frauen und 85 Prozent aller Männer eine positive emotionale Zustandsänderung erlebten.* Zur Frage, wie die Stimmungsänderung sich äußert, konnten mittels der vorgegebenen Dimensionen "Angespanntheit", "Aktiviertheit/Elan" und "Ausgeglichenheit/innere Ruhe" (Mehrfachnennungen waren möglich) folgende Ergebnisse ermittelt werden:

- 39 Prozent der Männer und 78 Prozent der Frauen berichteten von einer Abnahme der Anspannung, wogegen nur 3 Prozent der Männer und keine Frau Spannungszunahmen verzeichneten;

- etwa ein Drittel der Befragten (27 % Männer, 33 % Frauen) erlebten eine gesteigerte Aktiviertheit und lediglich 1,5 Prozent der Männer gingen von einer Erhöhung der Antriebslosigkeit aus;
- jeweils 56 Prozent der Männer und Frauen empfanden nach dem Training eine vermehrte Ausgeglichenheit/Ruhe, ohne daß ein Befragter eine Zunahme von Unausgeglichenheit/Unruhe äußerte.

Die Ergebnisse deuten darauf hin, daß bei der Mehrzahl der Befragten das Krafttraining vorteilhafte Effekte auf den Stimmungszustand ausübte. Die ferner vom Großteil der Männer (59 %) und Frauen (83 %) nach Trainingsende registrierte Zunahme der allgemeinen Selbstzufriedenheit ist gleichfalls als Zeichen eines trainingsinduzierten positiven Gefühlszustandes zu betrachten, der in Einheit mit den Stimmungsänderungen für die protektive Wirkung des Krafttrainings auf die aktuelle psychische Befindlichkeit spricht.

Tab. 24: Effekte des Krafttrainings im Fitneßstudio auf ausgewählte, den aktuellen psychischen Zustand repräsentierende Parameter
(Befragung von regelmäßig trainierenden gesunden Frauen [n=20, Alter 19-43 Jahre] und Männern [n=75, Alter 15-48 Jahre])

Geschlecht	STIMMUNGSZUSTAND	
	Angespanntheit	
	Zunahme	Abnahme
männl.	3 %	39,4 %
weibl.	0 %	77,8 %
	Aktiviertheit	
	Zunahme	Abnahme
männl.	27,3 %	1,5 %
weibl.	33,3 %	0 %
	Ausgeglichenheit/Ruhe	
	Zunahme	Abnahme
männl.	56,1 %	0 %
weibl.	55,5 %	0 %
	SELBSTZUFRIEDENHEIT	
	Zunahme	Abnahme
männl.	59,1 %	1,5 %
weibl.	83,3 %	0 %

Um mögliche Ursachen für die Befindlichkeitsänderungen aufhellen zu können, hatten die Trainierenden desweiteren die Frage zu beantworten, ob diese Veränderungen maßgeblich auf die erzielten Kraftleistungen oder äußeren Einflüsse (z.B. Trainingspartner, Studioathmosphäre, Kommunikation, Betreuung) oder das Training an sich zurückzuführen sind. Auch hier fiel die Beantwortung (Mehrfachantworten waren gestattet) überraschend eindeutig aus. Die Mehrheit der Befragten (70 % Männer, 83 % Frauen) ging davon aus, daß die verbesserte Befindlichkeit aus dem Training selbst resultiert, was auch Umschreibungen wie "ist einfach da" oder "kommt von innen heraus" verdeutlichen. Nur etwa ein Drittel der Befragten sahen wesentliche Gründe in den beiden übrigen Faktoren. Auf der Basis dieser Ergebnisse ist davon auszugehen, daß *das Training an sich - d.h. die durch die Kraftbeanspruchung ausgelösten Effekte - entscheidenden Anteil an der Befindlichkeitsveränderung besitzt* und den übrigen Bedingungen nur ein verstärkender oder abschwächender Effekt zukommt.

Theoretische Erklärungen der psychisch befreienden und regenerierenden Wirkung sportlicher Aktivitäten im allgemeinen und des Krafttrainings im speziellen sind erst in den Ansätzen gegeben und tragen noch weitestgehend hypothetischen Charakter. Einen Überblick über diesbezüglich vorliegende, nach wie vor konträr diskutierte Erklärungsansätze geben u.a. HOLLMANN (1991, 13-16), SCHWENKMEZGER/SCHLICHT (1994, 226-228), ISRAEL (1995, 110) und SCHLICHT (1995, 71-87). Danach könnten u.a. eine Rolle spielen:

- Erhöhung der Körperkerntemperatur und dadurch bedingte Durchblutungssteigerung des Zentralnervensystems (Thermoregulationshypothese);
- Zunahme der Katecholaminkonzentration (Katecholaminhypothese);
- gesteigerte Bildung körpereigener opioider Peptide (z.B. Beta-Endorphine) (Neuropeptidhypothese);
- nervale Kollateralimpulse, die von motorischen Zentren ausgehen und Hirnregionen beeinflussen, in denen psychische Vorgänge modifiziert werden (zweidimensionales Aktivierungsmodell);
- Aufmerksamkeitsablenkung von belastenden Alltagssorgen und -problemen (Einschränkung der Wahrnehmung diesbezüglicher Stressoren) durch Bindung eines gewissen Teils der Informationsaufnahme- und Informationsverarbeitungskapazität (Ablenkungshypothese).

Allen aufgeführten Erklärungsmodellen kommt mehr oder weniger auch aus der Sicht des Krafttrainings eine theoretische Plausibilität zu. Denkbar ist, daß Kraftbelastungen über die Thermoregulations- und Katecholaminhypothese wie auch das zweidimensionale Aktivierungsmodell und die Ablenkungshypothese die Befindensänderungen auslösen könnten. Zugleich weisen erste Untersuchungsergebnisse auf die Möglichkeit, mittels bestimmter Krafttrainingsformen - ähnlich wie vom

Ausdauertraining her bekannt - die Plasma-Beta-Endorphine wirksam zu erhöhen. So konnten ELLIOT u.a. (1984, 516) bei 5 gesunden Männern während Kraftbelastungen (8 Übungen, 3 Sätze/Übung, 8 Wiederholungen/Satz, 80 %ige Widerstandsintensität, Satzpausen 2 min, Gesamttrainingszeit 45 min) einen ähnlichen Anstieg ($p<0{,}06$) der Beta-Endorphin/Beta-Lipotropinkonzentration im Plasma wie bei einem Ausbelastungstest auf dem Laufband beobachten. KRAEMER u.a. (1993, 453-455) erhärten diese Befunde und differenzieren sie zudem weiter aus. Bei gesunden Männern (n=8, Durchschnittsalter 25), die mit freizeitsportlichem Krafttraining vertraut waren, wurde der Einfluß hochintensiver (Widerstandsintensität 5 RM) bzw. intensiver Krafttrainingsprogramme (Widerstandsintensität 10 RM) auf die Beta-Endorphinkonzentration im Plasma untersucht. Die Programme beinhalteten alle die gleichen 8 Übungen, die große Muskelpartien beanspruchten, und unterschieden sich neben der Widerstandsintensität hinsichtlich der Satzpausen (1 oder 3 Minuten) sowie der zu leistenden Gesamtmuskelarbeit (Produkt aus Widerstandshöhe x Hubhöhe x Wiederholungszahl). Es zeigte sich, daß nur das umfangsbetonte intensive Krafttrainingsprogramm mit hoher Belastungsdichte (Widerstandsintensität 10 RM, 3 Sätze/Übung, 10 Wiederholungen/Satz, einminütige Satzpausen) zu signifikant erhöhten ($p<0{,}05$) Plasma-Endorphinspiegeln führt, die sich bereits während des Trainings einstellten und bis 15 Minuten nach Trainingsende nachweisbar waren. Basierend auf den Ergebnissen ist davon auszugehen, daß die entscheidenden Programmvariablen für eine Endorphinerhöhung bei intensiveren Kraftbelastungen in der Widerstandsintensität (etwa 70-80 % der individuellen Maximalkraft), ausreichend langer, muskelausbelastender Satzdauer (Wiederholungen/Satz) und kurzen Satzpausen zu sehen sind.

Während die Einflußnahme des Krafttrainings über die genannten hypothetischen Ansätze auf die aktuelle psychische Befindlichkeit demnach durchaus denkbar ist, stehen entsprechende empirische Nachweise für die verschiedenen Krafttrainingsformen dagegen noch aus. Wesentlich bei der Betrachtung der Erklärungsansätze scheint darüber hinaus, daß deren spezifische Effekte auch kumulieren können und sich somit eine Kombination mehrerer Wirkungsmechanismen für eine Wohlbefindenssteigerung verantwortlich zeichnen kann.

5.5.3 Wirkungen auf das habituelle psychische Befinden

Ähnlich wie das aktuelle subjektive psychische Befinden scheint unter Berücksichtigung des gegenwärtigen Erkenntnisstandes auch die generelle psychische Stabilität durch längerfristige systematische sportliche Aktivitäten positiv beeinflußbar zu sein. Theoretische Erklärungsmodelle zu den diesbezüglichen Wirkungsmechanismen (vgl. u.a. ISRAEL 1995, 120-123; SCHLICHT 1995, 71-87) existieren - ähnlich wie bei den aktuellen Befindensänderungen - nur ansatzweise und sind weitestgehend hypothetischer Natur. Zwei seien nachfolgend angeführt, da ihnen auch wesentlicher Erklärungswert für Krafttrainingswirkungen zugesprochen werden kann.

Der erste Ansatz geht von einem gesetzmäßigen Zusammenhang zwischen sportlicher Betätigung, positiver Grundstimmung und genereller psychischer Stabilität aus. Es wird angenommen, daß die sportliche Aktivität nicht nur positiven Einfluß auf den aktuellen, sondern auch den zeitlich relativ stabilen emotionalen Zustand nimmt und dadurch das habituelle psychische Befinden begünstigt. Dieser Erlärungsansatz steht mit den bereits dargestellten kurzfristigen Befindlichkeitssänderungen nach sportlicher Aktivität im engen Bezug. Durch das wiederholte Erleben der positiven Effekte auf den aktuellen Gefühlszustand soll es auch zu überdauernden Veränderungen kommen können. Die für die psychische Stabilität verantwortliche relativ beständige emotionale Verfassung wäre demnach das Ergebnis einer kumulativen Wirkung sportinduzierter aktueller Befindlichkeitsänderungen (BREHM 1987, 341; ALFERMANN u.a. 1995, 98; WEYERER/KUPFER 1996, 115).

Wenngleich die empirische Bestätigung dieses Ansatzes noch aussteht, weisen eine ganze Reihe von Untersuchungen zumindest auf die Möglichkeit hin, die Grundstimmung mittels Sport positiv beeinflussen zu können. Wie verschiedene Querschnittsstudien zeigen, verfügen regelmäßig trainierende Ausdauerläufer, Schwimmer, Ruderer und Ringer über eine Grundstimmung, die sich im Vergleich zum gesunden alters- und geschlechtsentsprechenden nicht Sporttreibenden durch höhere Aktivität (Lebenskraft/Vitalität) und geringere negative Stimmungsmerkmale (Anspannung/Ruhelosigkeit, Depression, Ärger, Ermüdung/Antriebslosigkeit und Konfusion) auszeichnet (THARION 1991, 60). Diese Ergebnisse werden durch Längsschnittuntersuchungen bestätigt, die die Stimmungsänderungen nach mehrwöchigen Übungsperioden (6-20 Wochen), die vor allem aerobe sportliche Aktivitäten (u.a. Laufen, Aerobic-Tanz, Gymnastik, Schwimmen) umfaßten, und wo gleichfalls positive subjektive psychische Befindlichkeitsänderungen (u.a. Abnahme von Depressionen) festgestellt werden konnten.

Darauf verweist auch die Untersuchung von DOYNE u.a. (1987, 750), die an klinisch depressiven Frauen die psychische Wirkung gezielter körperlich-sportlicher Betätigung zum Gegenstand hatte. Zwei Übungsgruppen (eine Lauf- und eine Krafttrainingsgruppe) konnten im Gegensatz zu einer nicht trainierenden Kontrollgruppe im Ergebnis eines viermal wöchentlich über den Zeitraum von 8 Wochen erfolgenden Trainings in etwa gleiche signifikante Abnahmen der Depressionswerte und deren längerfristige Stabilisierung (über ein Jahr hinweg) erreichen. Das bedeutet, daß Krafttraining auch im psycho-emotionalen Bereich ähnlich positive Veränderungen wie ein allgemeines Ausdauertraining auslösen kann.

Auf diesbezügliche potentielle Wirkungen des Krafttrainings deuten gleichfalls zwei Untersuchungen, die sich mit der psychologischen Charakteristik von mehrjährig trainierenden leistungsfähigen Kraftsportlern auseinandersetzen. FUCHS/ ZAICHKOWSKY (1983, 139) stellten bei intensiv trainierenden (5 Trainingstage/Woche; ca. 2,5 Stunden/Trainingseinheit) Elite-Wettkampf-Bodybuildern (22 Männer, Altersdurchschnitt 26; 9 Frauen, Altersdurchschnitt 25; Trainingsjahre: Männer 6,4 / Frauen 3,2) eine vorteilhaftere psychische Merkmalsausprägung im Vergleich zu untrainierten Studenten fest. Unabhängig vom Geschlecht besaßen die Bodybuilder signifikant geringere Werte ($p<0,05$) bezüglich Depression, Müdigkeit/Antriebslosigkeit und Konfusion sowie höhere Aktivitäts-/Tatendrang-Werte, währenddessen die Merkmale Anspannung und Ärger keine wesentlichen Ausprägungsunterschiede aufwiesen. Ähnliche Befunde konnten FREEDSON u.a. (1983, 88) an acht Wettkampf-Bodybuilderinnen (Altersdurchschnitt 27) erheben. Die Kraftsportlerinnen, die fünf- bis sechsmal in der Woche jeweils 3 bis 4 Stunden trainierten, zeichneten sich gegenüber untrainierten Studenten durch wesentlich geringere Depressions-, Ärger-, Müdigkeits-/Antriebslosigkeits- und Konfusionswerte sowie höhere Aktivitäts-/Tatendrangwerte bei vergleichbaren Anspannungswerten aus. Die Ergebnisse beider Studien weisen darauf hin, daß männliche und weibliche Bodybuilder - ähnlich wie andere regelmäßig Trainierende - eine günstigere Grundstimmung im Vergleich zu altersentsprechenden Untrainierten besitzen.

Aufgrund der nur wenigen zum Krafttraining vorliegenden Befunde und unter Beachtung der Beschränkungen, die bei der Interpretation von Ergebnissen aus Querschnittsvergleichen angezeigt sind, läßt sich vorerst nur mit der gebotenen Vorsicht folgern, daß auch Krafttraining längerfristig zu relativ stabilen positiven Veränderungen der psycho-emotionalen Verfassung beitragen kann.

Der zweite Ansatz, der die protektiven Wirkungen sportlicher Aktivitäten auf das habituelle psychische Befinden erklären soll, beruht auf der These der (langfristigen) Verbesserung des Selbstkonzeptes durch Sporttreiben. Entsprechend dem Entwurf von SONSTROEM (1984, 1988; SONSTROEM/MORGAN 1989) führt sportliche Aktivität zu einem verbesserten Körper(selbst)konzept, daß wiederum zu einem verbesserten Selbstwertgefühl und insgesamt zu einem verbesserten generellen Selbstkonzept beiträgt. D.h., daß ein relativ sportnaher Bereich des Selbstkonzeptes als erster positiven Veränderungen (verbessertes Selbstbild und Selbstvertrauen im physischen Bereich) durch Sporttreiben unterliegt und davon ausgehend das globale "Selbst" positiv beeinflußt wird (FUCHS/HAHN/SCHWARZER 1994, 69; ALFERMANN u.a. 1995, 96-97).

Eine durchaus beachtliche Anzahl von Studien liegt zu den Auswirkungen von Krafttrainingsprogrammen auf das Selbstkonzept, welches in der Mehrzahl mittels "Tennessee Self Concept Scala" erfaßt wurde, vor (vgl. Tab. 25).

Tab. 25: Effekte des dynamischen Krafttrainings auf das Selbstkonzept und tangierende Einflußfaktoren (Längsschnittstudien an gesunden Untrainierten) (TW=Trainingswochen, TH=Trainingshäufigkeit; MK=Maximalkraft, FKM=Fettfreie Körpermasse, BiU=Bizepsumfang, BU=Brustumfang, HU=Hüftumfang, HF=Hautfaltendicke; SC=self-concept, SE=self-esteem, PV=psychic vigor, SEF=self-efficacy; TSCS= Tennessee Self-Concept-Scala, PSES=Physical Self-Efficacy-Scala, RSES=Rosenberg's Self-Esteem-Scala; KG=nichttrainierende Kontrollgruppe, AG=Ausdauertrainingsgruppe; s>KG=signifik. größere Veränderung im Vergleich zur KG; [1]=Trainierte (keine Kraftsportler); o.n.K.=ohne nähere Kennzeichnung; ↑=signifikante Zunahme, ↓=signifikante Abnahme, ≈=keine signifikante Veränderung; Signifikanzniveau: p<0,05)

Jahr	Autoren	Proband.		TW	TH	phys.-mot. Effekte			psychische Effekte		
		n	Alt. Ø			MK	anthropom. Parameter		Krit.	Veränd.	Meßmethode
MÄNNER											
Krafttraining (o.n.K.)											
1973	White[1]	76		10		↑			SC/SE	↑ s>KG	TSCS
1982	Tucker	60		16	2				SC/SE	↑ s>KG	TSCS
Kraftausdauertraining											
1981	Dishman/Gettman	26	31	20	3	↑	↑	FKM	PV/SE	↑	
FRAUEN											
Krafttraining (o.n.K.)											
1983	Trujillo	13		16		↑	≈ ↓	BiU HU/BU	SC/SE	↑ s>KG ns>AG	TSCS
Intensives Krafttraining											
1986	Brown/Harrison	21	22	12	3	↑			SC/SE	↑ s>KG	TSCS
1986	Brown/Harrison	23	44	12	3	↑			SC/SE	↑ s>KG	TSCS
1988	Holloway u.a.	6	16	12	3	↑			SEF	↑ s>KG	u.a.PSES
1989	Brazell-Roberts u.a.	59	20	12	3	↑	↓	HF	SC/SE	↑ s>KG	TSCS
1989	Brazell-Roberts u.a.	53	20	12	2	↑	≈	HF	SC/SE	↑ s>KG	TSCS
1992	Caruso/Gill[1]	13	21	10	3	↑	↓	HF	SC/SE	≈	RSES

Die Längsschnittuntersuchungen (Studiendauer 10-20 Wochen), die mit gesunden untrainierten Männern jüngeren bis mittleren Lebensalters wie auch männlichen Sportstudenten durchgeführt wurden, zeigen, daß sowohl intensives Krafttraining wie auch Kraftausdauertraining zu signifikanten Zunahmen des globalen Selbstkonzeptes und des Selbstwertgefühles führen (WHITE 1973, 4849; DISHMAN/GETTMAN 1981, 73-74; TUCKER 1982, 1058-1059).

Zum gleichen Ergebnis kommen die Studien (Dauer 12-16 Wochen), die mit gesunden weiblichen Untrainierten (adoleszente Mädchen sowie Frauen jüngeren bis mittleren Lebensalters) absolviert wurden. Auch hier wirkte sich das meist intensive Krafttraining positiv auf das allgemeine Selbstkonzept und Selbstwertgefühl aus (TRUJILLO 1983, 166-168; BROWN/HARRISON 1986, 317; HOLLOWAY/BEUTER/DUDA 1988, 708-714; BRAZELL-ROBERTS/THOMAS 1989, 42). Bei vorher bereits sportlich aktiven Frauen konnten dagegen in einer Untersuchung im Ergebnis eines 10wöchigen intensiven Krafttrainings zwar signifikante Verbesserungen des physischen Selbstwertgefühles, nicht jedoch des globalen Selbstwertgefühles beobachtet werden, wobei die Autoren als Ursachen Mängel in der Versuchsplanung und -durchführung nicht ausschließen (CARUSO/GILL 1992, 420-421). In allen Studien war darüber hinaus eine trainingsinduzierte signifikante Verbesserung des Körperkonzeptes festzustellen, was nicht überrascht, wenn man berücksichtigt, daß die Krafttrainingsprogramme zu statistisch gesicherten Maximalkraftsteigerungen führten und zum Teil zu einer merklich günstigeren Körperkomposition (Zunahme von Muskelmasse/Abnahme von Körperfett) beitrugen.

Die Autoren gehen übereinstimmend davon aus, daß die durch das Krafttraining bewirkten motorischen bzw. physischen Veränderungen, denen in der heutigen Gesellschaft erheblicher Wert beigemessen wird, für den Trainierenden selbst wie auch für Außenstehende gut wahrnehmbar sind. Sie führen dadurch zu einem positiven, dem Körperbild dienlichen Eigen- bzw. Fremdfeedback und belegen zugleich die erfolgreiche Selbstwirksamkeit (körperlich-motorische Kompetenz), was maßgeblich für die Verbesserung des Körperkonzeptes ist und zugleich das globale Selbstkonzept und Selbstwertgefühl fördert.

Für diese Erklärung sprechen auch Ergebnisse aus Korrelationsstudien. So konnte WHITE (1973, 4849) bei 152 männlichen Sportstudenten einen signifikanten Zusammenhang sowohl zwischen dem Ausprägungsgrad einzelner Fitneßkomponenten (Kraft, Beweglichkeit, kardiovaskuläre Ausdauer) und Submerkmalen des Selbstkonzeptes als auch zwischen der komplexen Fitneß und dem globalen Selbstkonzept nachweisen. TUCKER (1983, 216-218) untersuchte an 142 Männern (Durchschnittsalter 22) den Zusammenhang zwischen Muskelkraft und psychischem Befinden.

Dabei zeigte sich, daß die relative (körpergewichtsbezogene) Maximalkraft (gemessen mittels Bankdrücken und Kniebeugen) statistisch gesicherte Beziehungen ($p<0{,}05$) zum Körperkonzept (Zufriedenheit mit und Vertrauen zum eigenen Körper und seiner Leistungsfähigkeit), Neurotizismus, Extraversion und globalem Selbstkonzept aufweist. Danach sind die Männer mit der größeren Relativkraft wesentlich zufriedener mit ihrer "Körperlichkeit", weniger emotional labil und ängstlich, gehen mehr aus sich heraus, sind kontaktfreudiger, unbeschwerter sowie impulsiver und verfügen über mehr Selbstvertrauen und Selbstzufriedenheit. Zu ähnlichen Ergebnissen kommt BALOGUN (1986, 380) in einer Untersuchung von 50 jungen Frauen (Altersdurchschnitt 21), wo ein signifikanter Zusammenhang ($p<0{,}05$) zwischen der individuellen Relativkraft der Oberkörpermuskulatur (Brust, oberer Rücken und Arme) und dem Körperkonzept sowie dem globalen Selbstkonzept festgestellt wurde. Ein höheres Kraftvermögen spiegelt sich danach vor allem in einer größeren physischen Selbstwirksamkeitserwartung und Selbstzufriedenheit verbunden mit gesteigertem Selbstwertgefühl und Selbstbewußtsein wider.

Auf der Basis der vorliegenden Untersuchungsergebnisse kann davon ausgegangen werden, daß *längerfristiges Krafttraining vor allem dann das physische wie auch globale Selbstkonzept positiv beeinflußt, wenn es zu wesentlichen, für den Trainierenden erlebbaren Verbesserungen der körperlichen Erscheinung bzw. der körperlich-motorischen Voraussetzungen führt.* Ist das gewährleistet, darf angenommen werden, daß es zu einer krafttrainingsinduzierten Verbesserung der Selbstzufriedenheit, des Selbstwertgefühles sowie der Selbstwirksamkeitserwartung kommt, was sich wiederum u.a. förderlich auf den emotionalen Zustand auswirkt und letztlich die allgemeine psychische Stabilität nachhaltig positiv beeinflußt.

Man kann in diesem Zusammenhang auch von einer ressourcenstärkenden Wirkung des Krafttrainings sprechen, wodurch u.a. gleichfalls die Widerstandskraft gegenüber psychischen Stressoren erhöht wird. Es setzt die Schwelle herauf, an der psychische Belastungen zu negativen psychophysischen Auswirkungen führen, was heißt, daß die Reaktionen auf Streß gemildert werden (ISRAEL 1989, 28; FUCHS/HAHN/SCHWARZER 1994, 69; SCHWENKMEZGER/SCHLICHT 1994, 227).

5.5.4 Zusammenfassung

Systematische Muskelaktivität, wie sie für das Krafttraining charakteristisch ist, beeinflußt neben körperlichen auch psychonervale Funktionen und Strukturen. Die wissenschaftliche Erklärung bzw. Begründung der dafür verantwortlichen Wirkmechanismen ist erst in den Anfängen begriffen und bedarf weiterer intensiver Forschungsarbeit. Erste wesentliche Wirkungsrichtungen des Krafttrainings lassen sich zusammenfassend wie folgt kennzeichnen:

- Unter Berücksichtigung der funktionellen Einheit von Nerven- und Muskeltätigkeit ist davon auszugehen, daß regelmäßige krafttrainingsbedingte Beanspruchungen der Gesamtkörpermuskulatur nicht nur den mit zunehmenden Alter einhergehenden myogenen, sondern auch neurogenen Veränderungen entgegenwirken und zum Funktionserhalt von motorisch ausgerichteten Teilen des Nervensystems beitragen können. Inwieweit dabei über die periphere und spinale Ebene hinausgehend strukturellen Alternsveränderungen auch auf supraspinaler Ebene zu begegnen ist, läßt sich gegenwärtig nicht beantworten.
- Ähnlich wie andere fitneßorientierte, nicht wettkampfmäßig betriebene sportliche Aktivitäten, kann auch ein angemessen dosiertes Krafttraining bei Frauen und Männern jüngeren bis mittleren Lebensalters das aktuelle psychische Befinden durch Zunahme positiver und Abnahme negativer Gefühlszustände protektiv beeinflussen. Mehr oder weniger noch hypothetischen Charakter tragende Erklärungsansätze für die krafttrainingsinduzierten aktuellen Befindensänderungen liegen in Form von u.a. Thermoregulations-, Katecholamin-, Neuropeptid-, Ablenkungshypothese und/oder zweidimensionalem Aktivierungsmodell vor.
- Auch bezüglich des habituellen psychischen Befindens ist von potentiellen Wirkungen regelmäßigen Krafttrainings bei Frauen wie auch Männern auszugehen. Dabei wird zum einen angenommen, daß das wiederholte Erleben positiver aktueller Befindensänderungen im Sinne kumulativer Wirkungen auch längerfristig eine günstigere generelle psycho-emotionale Verfassung, wie sie beispielsweise für langjährig trainierende Kraftsportler nachweisbar ist, bewirkt. Zum anderen kann aufgrund empirischer Ergebnisse davon ausgegangen werden, daß Krafttraining infolge der merklichen Verbesserung der physischen Leistungsfähigkeit und körperlichen Erscheinung das Körperkonzept und darüber hinaus das globale Selbstkonzept bzw. Selbstwertgefühl fördert und dadurch das relativ stabile psychische Befinden positiv beeinflußt.

5.6 Resümee: Krafttraining und Gesundheitswirksamkeit

Die Darstellungen zu den Wirkungen des Krafttrainings aus gesundheitsorientierter Sicht zeigen, daß systematische muskuläre Kraftbeanspruchungen vielfältige und komplexe adaptive Effekte im menschlichen Organismus auslösen. Damit wird die Aussage ISRAELS (1992, 71) bekräftigt, wonach praktisch sämtliche Organe des

Körpers gewissermaßen im Dienst der Muskeltätigkeit stehen und Servicefunktionen für den Arbeitsmuskel ausüben. Es wird deutlich, daß die im Rahmen des Krafttrainings erfolgende wiederholte Willküraktivität der Skelettmuskulatur Adaptationen induzieren kann, die die organismische Basis für eine gesteigerte psychophysische Leistungsfähigkeit und stabilere Gesundheit abgeben.

Unterzieht man die verschiedenen Krafttrainingsformen hinsichtlich ihrer gesundheitsfördernden Potenzen einer Wertung, dann ist festzustellen, daß vor allem *dem dynamischen kraftausdauerbetonten Muskeltraining besondere Bedeutung zukommt. Es ist ausgehend von der Belastungsstruktur eine im Vergleich zum intensiveren Krafttraining verträglichere Trainingsform*, die aufgrund der dabei auftretenden akzeptablen organischen Beanspruchung (u.a. hämodynamische, metabolische, skelettomuskuläre) den mit dem fortschreitenden Alter gesetzmäßig einhergehenden psychophysischen Veränderungen am ehesten gerecht wird.

Zugleich besitzt *das vor allem als Kreistraining organisierte Kraftausdauertraining eine gesundheitliche Wirkungsbreite wie kaum eine andere Trainingsform*. Es kann neben einer direkten biopositiven Beeinflussung der Gesamtkörperskelettmuskulatur zugleich gesundheitsprotektiv auf passiven Halte- und Bewegungsapparat, Herz-Kreislauf-System, Gesamtstoffwechsel sowie Nervensystem und Psyche wirken.

Das kraftausdauerorientierte Kreistraining ist deshalb in der Lage, bei optimierter Aufwand-Nutzen-Relation - d.h. geringe Zeitinvestition und hoher Gewinn an gesundheitlich wertvollen Adaptationen - zur Förderung von psychophysischem Leistungsvermögen, Gesundheit, Wohlbefinden und damit mehr Lebensqualität beizutragen.

Gleichzeitig ist zu betonen, daß es weiterer systematischer empirischer Untersuchungen bedarf, um die Möglichkeiten bzw. Grenzen der Wirkungsweise vor allem von kraftausdauerorientierten Langzeittrainingsprogrammen auf den menschlichen Organismus umfassender aufhellen und absichern zu können.

6 Methodische Prinzipien des primärpräventiven Muskelkrafttrainings

Abgeleitet aus der Zielstellung des Krafttrainings in der Primärprävention (vgl. Abschnitt 4.2) sowie den Wirkungen des Krafttrainings und deren Wertung aus gesundheitlicher Sicht (vgl. Kapitel 5) werden im folgenden Teil der Arbeit wesentliche Prinzipien für ein Krafttraining im primärpräventiven Bereich herausgearbeitet.

Prinzipien sind dabei als besondere Form wissenschaftlich begründeter Handlungsorientierungen zu verstehen, die einen relativ hohen Allgemeinheitsgrad (Gültigkeit für Handlungsklassen) besitzen und in sich eine regulative (handlungsweisende bzw. -leitende) und kognitive (handlungserklärende und -begründende) Komponente vereinen (SCHNABEL/MÜLLER 1988, 96-99; SCHNABEL/HARRE/BORDE 1994, 282-284). Prinzipien fungieren damit als wichtiges Bindeglied zwischen der Erkenntnis, dem theoretischen und empirischen Wissen in Aussageform, und dem praktischen Handeln (SCHLICHT/LAMES 1993, 80).

Betrachtet man die in der gegenwärtigen trainingswissenschaftlichen Literatur (u.a. GROSSER/ZIMMERMANN 1979/80, MATWEJEW 1981, HARRE u.a. 1986, MÜLLER 1988, MARTIN/CARL/LEHNERTZ 1991, SCHNABEL/HARRE/BORDE 1994) aufgeführten Prinzipien des sportlichen Trainings (Trainingsprinzipien), dann wird deutlich, daß diese vorrangig auf den leistungs- bzw. wettkampforientierten Sport ausgerichtet sind. Eine Analyse dieser Prinzipien aus der Sicht des Gesundheitssports im allgemeinen und des der Primärprävention im speziellen zeigt, daß nicht alle Prinzipien ihre Gültigkeit behalten, teilweise Modifikationen bzw. Einschränkungen bei der Prinzipanwendung notwendig sind und darüber hinaus nicht alle wesentlichen trainingsmethodischen Fragen mit diesen Prinzipien ausreichend beantwortet werden können (KRÜGER 1988, 109-110).

Diese allgemein auf den gesundheitsorientierten Sport bezogene Einschätzung betrifft in gleicher Weise das Krafttraining, wenn die speziell dafür in der Literatur als wesentlich erachteten Trainingsprinzipien - u.a. weiter klassifiziert in Belastungs-, Zyklisierungs- und Spezialisierungsprinzipien (vgl. POLLMANN 1993, 34) - betrachtet werden.

Ziel des folgenden Abschnittes der Arbeit ist es nicht, eine differenzierte Wertung der Trainingsprinzipien und deren Systematisierung unter dem Aspekt des präventiven Krafttrainings vorzunehmen, was als ein lohnenswerter Gegenstand einer eigenständigen wissenschaftlichen Arbeit anzusehen ist. Anliegen ist es vielmehr, für das primärpräventive Krafttraining besonders relevante Trainingsprinzipien zu kennzeichnen und zu begründen. Dabei war es notwendig, einerseits bestimmte übergreifende Prinzipien zu modifizieren bzw. zu spezifizieren (vgl. P. der Vielseitigkeit, P. der Binde- und Stützgewebeschonung, P. der Funktionalität, P. der Muskelkräftigung und -dehnung, P. der Norm- und Befindlichkeitsbezogenheit, P. der alternsadäquaten Belastungsgestaltung) sowie andererseits relativ eigenständige, aufgabenspezifische Prinzipien neu abzuleiten (vgl. P. der dynamischen Muskelkraftbelastung, P. der nichterschöpfenden mittelfrequenten extensiven Kraftausdauerbelastung).

Die nachfolgend dargestellten Prinzipien, die keinen Anspruch auf Vollständigkeit und Vollkommenheit unter Berücksichtigung des gegenwärtigen Erkenntnisstandes erheben können und wollen, sondern eher als Anstoß für diesbezügliche intensivere wissenschaftliche Arbeiten gelten sollen, sind als *essentielle Handlungsorientierungen für die Planung, Steuerung und Durchführung des primärpräventiven Krafttrainings* zu verstehen. Mittels ihrer Hilfe wird es möglich, das vorhandene weitestgehend abgesicherte trainingsmethodische Wissen auf hoher Verallgemeinerungsebene in seinen Eckpositionen komprimiert darzustellen, so daß die Grundlinien des inhaltlich-methodischen Handelns schnell erfaßt und bei Bedarf reproduziert werden können. Die Prinzipien stecken gewissermaßen den Rahmen ab, innerhalb dessen sich die inhaltlich-methodische Gestaltung des Krafttrainings bewegen muß, um die primärpräventive Zielstellung mit möglichst hoher Effektivität und Sicherheit (Wahrscheinlichkeit) zu erreichen.

Die Darstellungen zu den einzelnen Prinzipien beinhalten zunächst eine etwas umfangreichere inhaltliche Kennzeichnung, ehe am Ende jeweils in verdichteter expliziter Form die entsprechende Handlungsanweisung und die kognitiven Grundlagen formuliert werden.

6.1 Dynamische Muskelkraftbelastung

Im primärpräventiven Krafttraining sollten dynamische Belastungen bevorzugt Anwendung finden. Die Begründung hierfür ist durch die verschiedenartigen Belastungswirkungen von dynamischer und statischer Muskelarbeit auf den menschlichen Organismus gegeben.

Aus kardiovaskulärer Sicht kommt es, wie bereits im Abschnitt 5.3.1 dargestellt, bei statischer Muskelbeanspruchung schon ab etwa 15 Prozent der maximalen willkürlichen Muskelkontraktion zu einer zunehmenden, ab 50 bis 60 Prozent des maximalen Krafteinsatzes zur vollständigen intramuskulären Gefäßkompression, was zu Minderdurchblutung der Muskulatur sowie wesentlich erhöhten systolischen und diastolischen Blutdruckwerten führt und weitere negative Belastungen von Herz und Kreislauf (u.a. erhöhte Herzdruckarbeit, vermehrter Sauerstoffbedarf des Herzmuskels) verursacht. Diese gesundheitsgefährdenden Reaktionen werden durch die gleichfalls in der Regel mit intensiveren (etwa ab 80 % der maximalen Muskelanspannungsintensität) bzw. länger andauernden, erschöpfenden statischen Kraftbelastungen einhergehende Preßatmung verstärkt. Zugleich sind dadurch weitere kritisch zu wertende hämodynamische Effekte wie verringertes Herzminutenvolumen verbunden mit wesentlich reduzierter Koronardurchblutung sowie postpressorische Blutdruckschwankungen mit der Gefahr des Auftretens von Herzrhythmusstörungen zu verzeichnen. Diese beim statischen Krafttraining auftretenden aktuellen kardiozirkulatorischen Reaktionen machen deutlich, daß mittels dieser Trainingsform auch keine gesundheitlich relevante Verbesserung der Funktionsfähigkeit des Herz-Kreislaufsystems erreichbar ist (HETTINGER 1983, 166).

Im Gegensatz dazu stellt ein angemessen dosiertes dynamisches Krafttraining (vgl. Prinzip der nichterschöpfenden mittelfrequenten extensiven Kraftausdauerbelastung) eine "schonenderere" Belastung für des Herz-Kreislaufsystems dar und ermöglicht zugleich eine Vervollkommnung von dessen Funktion. Moderate dynamische Kraftbelastungen verursachen keinen Preßdruck und einen nur geringen Anstieg des peripheren Gefäßwiderstandes. Zusammen mit dem intermittierenden Charakter der Belastung und dem damit verbundenen ständigen Wechsel zwischen Spannungszunahme und -abnahme in der beanspruchten Muskulatur, der einen Muskelpumpeffekt hervorruft, sind dadurch die Bedingungen gegeben, den erhöhten energetischen Anforderungen der Körperperipherie mittels vermehrter Durchblutung entsprechen zu können. *Dynamisches Krafttraining - die richtige Dosierung vorausgesetzt - verlangt damit dem Herzmuskel im Vergleich zur statischen Kraftbelastung weniger Druck- und dafür mehr Volumenarbeit ab*, was als Voraussetzung für gesundheitsprotektive kardiovaskuläre Effekte anzusehen ist.

Auch aus der Sicht des aktiven und passiven Halte- und Bewegungsapparates ist dynamischen Kraftbelastungen der Vorzug zu geben. Während die empirischen Ergebnisse bezüglich der Effektivität des dynamischen und statischen Krafttrainings hinsichtlich der Entwicklung von Muskelkraft und -masse keine eindeutige Überlegenheit einer Trainingsform ausweisen (vgl. Abschnitt 5.1.1), gilt als gesichert, daß *statische Kraftgewinne winkelabhängig und damit nur beschränkt im Rahmen komplexer Bewegungen nutzbar sind* (ATHA 1981, 39-40; FLECK/KRAEMER 1987,

19; WILMORE/COSTILL 1988, 126). Wie die Untersuchung von LINDH (1979, 34-35) zeigt, konnten zwei Gruppen nach fünfwöchigem statischen Krafttraining (3 Übungseinheiten/Woche, 3 Kontraktionen/Tag über 6 sec) der gleichen Muskelgruppe (M. quadriceps femoris) jeweils in den beübten Winkelpositionen (15° bzw. 60°) beachtliche signifikante Kraftsteigerungen von 32 bzw. 31 Prozent erreichen. Wurde jedoch die Gruppe, die mit 15 Grad Kniegelenkstellung isometrisch trainierte in der Winkelposition von 60 Grad bzw. die bei 60 Grad Trainierenden in der Winkelstellung von 15 Grad getestet, betrugen die Zuwachsraten für die isometrische Maximalkraft nur noch 14 bzw. 11 Prozent. Folglich beschränkt sich beim statischen Krafttraining der Kraftzuwachs hauptsächlich auf die Winkel, in denen trainiert wurde. Damit ist eine Fülle von zeitraubenden isometrischen Übungen notwendig, um deutliche Trainingseffekte im ganzen Bewegungsradius zu erzielen, was für die Anwendbarkeit der entwickelten Kraft u.a. im Rahmen von Alltags- bzw. Arbeitsbewegungen unverzichtbar ist (Krüger 1971, 23).

Die Übertragbarkeit und Nutzbarmachung der antrainierten statischen Kraft im Alltags- oder Berufsleben wird desweiteren durch den Umstand erschwert, daß statisches Krafttraining nicht mit Gelenkbewegungen verbunden ist und damit auch nicht die Bewegungskoordination im Sinne der intermuskulären Koordination (Zusammenspiel von Agonisten, Synergisten und Antagonisten) mit schult (BÖS/WYDRA/KAHRISCH 1992, 88).

Ein weiterer Nachteil isometrischer Muskelanspannungen ist ihr negativer Einfluß auf die Lockerheit und Elastizität der Muskulatur, wofür vor allem Hypoxie und damit verbundene muskuläre Übersäuerung verantwortlich gemacht werden. So können u.a. Muskelverspannungen und Muskelhärten (Myogelosen) die Folge sein (MAHRHOLD 1964, 617; LETZELTER/LETZELTER 1986, 266; HARTMANN/TÜNNEMANN 1988, 202-203).

Dynamische Kraftbelastungen sind gegenüber statischen auch für die passiven Strukturen des Halte- und Bewegungsapparates die günstigeren. *So spricht beispielsweise das Ernährungsverhalten der schlecht durchbluteten Sehnen und des blutgefäßfreien Knorpels mehr für dynamische als statische Belastungen.* Nährstoffe diffundieren nur im entlasteten Sehnenzustand, wenn die kollagenen Fasern weiter auseinanderliegen, wogegen sie unter Belastung aus der Sehne herausgepreßt werden. Während eine Wechselbelastung im Sinne der Anspannung und Entspannung der Muskulatur damit den Nährstofftransport unterstützt, kann bei länger andauernder Anspannung der Sehne, wie das bei statischer Muskelarbeit der Fall ist, eine Nährstoffversorgung in der Sehne praktisch nicht mehr stattfinden (RIEMER 1991, 71).

Ähnlich wichtig ist die dynamische Belastung für biopositive Reaktionen des Knorpelgewebes. Nur durch eine intermittierende Belastung kann die erforderliche Knorpelernährung mittels ausreichender "Wechseldruckbeanspruchung" und dem dadurch entstehenden "Pump-Saug-Mechanismus" gewährleistet werden. Im Gegensatz dazu reagiert der Knorpel auf längere statische Mehrbelastung negativ im Sinne einer Hemmung des Chondrozytenstoffwechsels verbunden mit einer Resistenzminderung des Knorpels gegenüber mechanischen Druck- und Zugbeanspruchungen und daraus resultierender Knorpelgefährdung (BERTHOLD/THIERBACH 1981, 167; STRAUZENBERG u.a. 1990, 185; EGGLI 1994, 23).

Die für das dynamische Krafttraining typische intermittierende muskuläre Zug- und Druckbeanspruchung kann auch als adäquater funktioneller bzw. formativer Reiz für den Knochen angesehen werden (SCHMIDT 1988,15; HINRICHS 1990, 28; MINNE 1993, 1; ZERNICKE/LOITZ 1994, 89) (vgl. auch Abschnitt 5.2.2). STONE (1994, 285) geht u.a. davon aus, daß neben der Belastungsintensität an sich die beim dynamischen Krafttraining auftretende große Intensitätsänderung pro Zeiteinheit einen die Knochenneubildung stimulierenden Faktor darstellt, wodurch gleichfalls die Überlegenheit gegenüber statischen Kraftbelastungen mit erklärbar wäre.

Auch aus metabolischer Sicht ergeben sich Vorteile für dynamische Kraftbelastungen. Neben den bei statischem Krafttraining durch Gefäßkompression und Minderdurchblutung verursachten hohen Laktatkonzentrationen, deuten vergleichende Untersuchungen zu den energetischen Anforderungen darauf hin, daß *der Energiebedarf bei statischen Muskelbeanspruchungen geringer ist*. MCARDLE/FOGLIA (1969, 25) konnten bei den gleichen Kraftübungen, bei dynamischer Ausführungsweise (jeweils 8 Wiederholungen bis zur Erschöpfung) einen etwa doppelt so großen Netto-Energieverbrauch wie bei statischer Muskelkontraktion (6sekündige maximale Anspannungen) feststellen. Als Ursachen für den erhöhten Energieumsatz bei dynamischem Krafttraining werden in der Literatur hypothetisch die sich mehrfach vollziehende Kontraktion der Muskelfasern und die damit verbundene wiederholte Kraftentwicklung genannt (LEWIS u.a. 1985, 150). Bei Berücksichtigung dieser Erkenntnisse ist davon auszugehen, daß dynamische Kraftbelastungen im Vergleich zu statischen bedingt durch den höheren Kalorienverbrauch wirksamer zum Erhalt bzw. zur Wiederherstellung des Stoffwechselgleichgewichts beitragen können und damit eher als eine dem Übergewicht vorbeugende Maßnahme anzusehen sind.

Die aufgezeigten Aspekte verdeutlichen - ohne die Vorteile statischen Krafttrainings wie geringer Zeit- und Mittelaufwand bei einfacher Durchführbarkeit, gezielte lokale Beanspruchung einzelner Muskelgruppen, Aufrechterhaltung einer festgelegten Kontraktionsintensität über eine bestimmte Zeitdauer zu übersehen (LETZELTER/LETZELTER 1986, 265; HARTMANN/TÜNNEMANN 1988, 202; HOLLMANN 1990, 63) -, daß dem dynamischen Krafttraining ein höherer Gesundheitswert zuzusprechen ist und es deshalb im Rahmen der Primärprävention bevorzugt Anwendung finden sollte. *Innerhalb der dynamischen Belastungen besitzen dabei im ständigen Wechsel aufeinanderfolgende konzentrische und exzentrische Muskelkontraktionen gegen einen konstanten Widerstand Priorität*, da dadurch Rekrutierungsmuster ausgeprägt werden, die weitestgehend denen in der Alltagsmotorik vorherrschenden entsprechen.

Zugleich sei gesagt, daß statische Kraftbelastungen nicht gänzlich in den Gesundheitssportprogrammen fehlen sollten. So ist es beispielsweise sinnvoll und notwendig, mittels isometrischer Übungen die muskuläre Vorbereitung für statische Anforderungen im Beruf und Alltag zu sichern. Auch die Muskelgruppen, die vorwiegend Haltearbeit zu leisten haben (vor allem die Rumpfmuskulatur), können von isometrischen Belastungsreizen profitieren. Und nicht zuletzt kann mit richtig eingeordneten statischen Trainingsformen zur vielseitigen Ausbildung der Muskulatur beigetragen werden (BARTEL/EHRLER 1987, 45; KRÜGER 1987, 35).

Da mit isometrischem Krafttraining keine Gelenkbewegungen verbunden sind, ist es - bei Beachtung bestimmter ärztlicher Verhaltensregeln - auch beispielsweise nach Gelenk- und Knochenverletzungen einsetzbar, wodurch eine aus körperlicher Inaktivität resultierende Muskelatrophie verhindert bzw. beseitigt werden kann. Dieser Sachverhalt verweist auf die besondere Anwendungsindikation im Rahmen der Bewegungs- bzw. Sporttherapie und der Rehabilitation (HOLLMANN/HETTINGER 1980, 232; WEINECK 1990, 212).

Abgeleitete sprachlich-syntaktische Darstellung des Prinzips:

Handlungsanweisung

Zur Erreichung der angestrebten gesundheitlichen Wirkungsbreite, sind dynamische Kraftbelastungen gegenüber statischen im primärpräventiven Krafttraining zu bevorzugen. Dabei sollten vor allem Körperübungen Anwendung finden, die sich durch wechselnde widerstandsüberwindende und -nachgebende Muskelarbeit bei konstantem Widerstand auszeichnen. D.h., die Übungen müssen durch Gelenkbewegungen, Längenveränderung der beanspruchten Muskulatur und einen rhythmischen Wechsel zwischen Muskelspannungszunahme und -abnahme gekennzeichnet sein.

Kognitive Grundlagen

Dynamische Kraftbelastungen sind im Gegensatz zu statischen die Voraussetzung für

- eine "schonende" Belastung des Herz-Kreislaufsystem und ermöglichen zugleich dessen Funktionsverbesserung;
- die Kraftentwicklung über die ganze Bewegungsamplitude des Gelenks bei gleichzeitiger Förderung der Bewegungskoordination und gewährleisten dadurch die effiziente Umsetzbarkeit der antrainierten Kraft im Alltag und Beruf;
- die als funktioneller bzw. formativer Reiz auf den passiven Halte- und Bewegungsapparates wirkende Wechselbelastung;
- eine angemessene metabole Belastung, die eine effektive Erhaltung des Stoffwechselgleichgewichts durch wesentlich erhöhte Energieumsatzrate gestattet.

6.2 Nichterschöpfende mittelfrequente extensive Kraftausdauerbelastung

Die dynamische Kraftbelastung allein ist eine notwendige, jedoch keine hinreichende Bedingung für das primärpräventive Krafttraining. Sie muß gleichzeitig extensiven Kraftausdauercharakter besitzen, um die gewollte gesundheitsfördende Wirksamkeit erreichen zu können. Derartige dynamische Kraftausdauerbelastungen sind durch eine relativ geringe Widerstandsintensität, lange Belastungsdauer (hohe Wiederholungszahl je Übungsserie) und große Belastungsdichte (kurze Pausen zwischen den Übungen bzw. Übungsserien) gekennzeichnet.

Der Widerstandsintensität ist deshalb wesentliche Bedeutung beizumessen, weil *sich das dynamische Krafttraining mit Zunahme des zu überwindenden Widerstandes dem statischen Krafttraining annähert*. Je höher die Widerstandsintensität bei dynamischer Belastung ist, desto größer wird der Anteil der statischen Komponente an der Muskelarbeit (MARTIN/CARL/LEHNERTZ 1991, 102). EINSINGBACH (1990, 34) geht davon aus, daß je nach Größe des zu überwindenden Widerstandes der Anteil der statischen Arbeit bis über 95 Prozent an der "dynamischen" Gesamtleistung betragen kann.

Aus kardiovaskulärer Sicht betrachtet, führt demnach ein dynamisches Krafttraining mit hohen Widerständen (ab etwa 70-80 % der individuellen maximalen Widerstandsintensität) zu ähnlichen, unter gesundheitlichem Aspekt kritisch zu wertenden hämodynamischen Reaktionen wie sie für statische Kraftbelastungen typisch sind (vgl. Abschnitt 6.1). Dagegen konnte in verschiedenen Untersuchungen gezeigt werden, daß bei geringeren Belastungswiderständen (zwischen 40-60 % der individuellen Maximalkraft) bedingt durch den reduzierten Anteil der statischen Komponente bei der dynamischen Muskelarbeit Herz-Kreislaufbelastungen auftreten, die sich tendenziell denen bei allgemeinen dynamischen submaximalen Ausdauerbelastungen annähern und somit eher gesundheitsfördernd als -gefährdend einzuschätzen sind (HASLAM u.a. 1988, 217-218; SEIFFERT u.a. 1990, 92; HARRIS/HOLLY 1987, 249) (vgl. auch Abschnitt 5.3.1). Dafür spricht ebenso die Tatsache, daß dynamische Kraftausdauerbelastungen zunehmend als Bestandteil der Konditionierung im Rahmen der Herz-Kreislauf-Rehabilitation empfohlen werden (KELEMEN 1989, 676; STEWART 1989, 681).

Neben der Widerstandsintensität ist die kardiozirkulatorische Belastung bei dynamischen Kraftübungen auch vom Grad der Muskelausbelastung in einer jeden Übungsserie mit abhängig. So werden *die höchsten Blutdruckwerte (systolisch und diastolisch) unabhängig von der Widerstandsintensität bei den letzten Wiederholungen kurz vor der Muskelerschöpfung erreicht*, wo zugleich die Gefahr der Preßatmung verstärkt auftritt (MACDOUGALL u.a. 1985, 786; FLECK/DEAN 1987, 117).

Auch aus metabolischer Sicht sind *muskelerschöpfende Belastungen im präventiven Krafttraining abzulehnen, da diese sehr stark den anaeroben Stoffwechsel aktivieren und hohe Laktatwerte (bis 18 mmol/l) provozieren*, die u.a. negativen Einfluß auf die aerobe Kapazität, die Muskelelastizität, den Gelenkstoffwechsel sowie das Immunsystem ausüben können (PAUL/GENTKOW 1986, 210; NEUMANN 1993, 423; FREIWALD/ENGELHARDT 1994, 331). Auf die Abhängigkeit der trainingsinduzierten Laktatkonzentration vom Ausbelastungsgrad der Muskulatur weist eine Studie von BUSKIES/BOECKH-BEHRENS/ZIESCHANG (1996, 177), die die metabolischen Auswirkungen eines Muskelaufbautrainings (4 Übungen zu je 3 Serien, Serienpause 3 min) mit und ohne muskulärer Ausbelastung je Übungsserie bei weiblichen (n=12, Durchschnittsalter 23) und männlichen Sportstudierenden (n=12, Durchschnittsalter 24), die in einem Kurs mit dem Krafttraining vertraut gemacht worden waren, kontrollierte. Bei der muskelerschöpfenden Belastung, die nach 12 bis 16 Wiederholungen erreicht war, wurden unabhängig vom Geschlecht signifikant ($p<0,001$) höhere durchschnittliche Laktatwerte (zwischen 4,1 u. 12,2 mmol/l) nach den drei Serien einer jeden Übung gemessen als bei nicht ausbelastendem sonst identischen Training (Reduktion der Wiederholungszahl je Serie um 20 %), wo Laktatwerte von 3,4 bis 7,7 Millimol pro Liter zu verzeichnen waren. Auch wenn gegenwärtig für ein Kraftausdauertraining keine vergleichbaren Untersuchungsergebnisse vorliegen, sind tendenziell ähnliche metabolische Wirkungen in Abhängigkeit vom muskulären Belastungsgrad anzunehmen.

Desweiteren ist zu beachten, daß es in der Muskelausbelastungsphase auf der Basis zeitweilig erheblich herabgesetzter energetischer und koordinativer Leistungsvoraussetzungen vermehrt zu Ermüdungsfehlern bei der Übungsausführung kommen kann, die die Verletzungs- bzw. Schädigungsgefahr erhöhen (ISRAEL 1994, 786).

Nicht zuletzt sprechen Studien zur Sportpartizipation im Breiten- und Gesundheitssport gegen ein muskelausbelastendes Training, da u.a. festgestellt wurde, daß ein Grund für den Ausstieg aus sportlichen Aktivitäten eine als unangenehm empfundene Belastungshöhe darstellt. So finden sich unter den Dropouts signifikant mehr Personen, die das Training als körperlich erschöpfend verspüren (PAHMEIER 1994, 119).

Daß auf die Muskelausbelastung im primärpräventiven Krafttraining auch unter dem Gesichtspunkt der effektiven Entwicklung der muskulären Leistungsfähigkeit verzichtet werden kann, zeigt eine Untersuchung von BUSKIES/BOECKH-BEHRENS/ZIESCHANG (1996, 171-173). Überprüft wurde ein neunwöchiges Kraftausdauerprogramm (3 Trainingseinheiten/Woche, 8 Übungen für alle großen Muskelgruppen des Körpers, 2 Sätze/Übung) mit Widerständen, die maximal etwa 25 Wiederholungen pro Übungssatz zuließen, wobei jedoch nur 80 Prozent des Wiederholungsmaximums (20 Wiederholungen/Satz) im Training realisiert wurden. Im Ergebnis dieses Kraftausdauertrainings konnten die als Probanden fungierenden krafttrainingsvertrauten weiblichen (n=8, Durchschnittsalter 22) und männlichen Sportstudierenden (n=10, Durchschnittsalter 24) gegenüber einer altersentsprechenden, nicht Krafttraining betreibenden Kontrollgruppe (13 weibliche u. 15 männliche Sportstudenten) wesentlich höhere Kraftzunahmen aufweisen. Die Krafttrainingsgruppen erreichten je nach Testübung (Beinpresse, Beinbeugen, Bankdrücken, Latissimus-Ziehen) mittlere Zuwächse der Kraftausdauer zwischen 63 und 148 Prozent (Männer) bzw. 81 und 112 Prozent (Frauen) sowie durchschnittliche Maximalkraftsteigerungen von etwa 10 Prozent (Männer) bzw. 8 bis 15 Prozent (Frauen). Darüber hinaus sprechen die mittels Infrarot-Meßgerät (Futrex 5000) ermittelten Körperteilumfänge und Körperfettgehalt dafür, daß von trainingsinduzierten Muskelmassezunahmen und Körperfettreduzierungen auszugehen ist. Die Autoren schätzen ein, daß ein mit 20 Prozent reduzierter Serienwiederholungszahl absolviertes Kraftausdauertraining zumindest im Bereich der Kraftausdauer nur geringfügig unter der Effektivität eines muskelausbelastenden Kraftausdauerprogrammes liegt.

Von ähnlichen Stoffwechselbeanspruchungen und damit verbundenen Blutlaktatwerten wie bei erschöpfenden Belastungen wird auch bei Kraft- bzw. Kraftausdaueranforderungen mit hohen Bewegungsfrequenzen berichtet (ISRAEL 1994, 785; SCHNABEL/HARRE/BORDE 1994, 368). Untersuchungen von WENZKE (zit. nach SCHNABEL/HARRE/BORDE 1994, 368) zeigen, daß vor allem *bei mit maximaler Frequenz ausgeführten Armdruck- und Armzugübungen (z.B. Liegestütze oder halbe Klimmzüge) überdurchschnittlich hohe Laktatwerte (über 10 mmol/l)* im Vergleich mit weniger frequent ausgeführten Übungen entstanden. Wurde die Frequenz der Armdruck- und Zugübungen in kompletten Kreistrainingsprogrammen auf 40 bis 45 Prozent der maximal möglichen begrenzt, erreichte die Laktatkonzentration nur Werte von 4 bis 4,5 Millimol pro Liter. WICK (1996, 393) stellte beim Vergleich von hochfrequenten (55 Wiederholungen/min) und normalfrequenten Kniebeugen (40 Wiederholungen/min) für erstere eine signifikant größere Laktatakkumulation fest. FROBÖSE (1993, 139) konnte Vergleichbares beim isokinetischen Krafttraining beobachten. Auch hier stiegen die Blutlaktatwerte nahezu proportional zur Kontraktionsgeschwindigkeit an. Die geringste Laktatkonzentration war unmittelbar nach Beendigung der 4. Übungsserie bei einer Trainingsgeschwindigkeit von 30 Grad je Sekunde mit 4,17 Millimol pro Liter und die höchste Konzentration mit 8,11 Millimol pro Liter bei der größten Geschwindigkeit von 300 Grad je Sekunde zu verzeichnen.

Für die Zweckmäßigkeit mittlerer Bewegungsfrequenzen beim präventiven Krafttraining sprechen Untersuchungsergebnisse von KANEHISA/MIYASHITA (1983, 105), die beim isokinetischen Krafttraining mit unterschiedlichen Bewegungsgeschwindigkeiten feststellten, daß ein mittleres Tempo (3,14 rad/sec bzw. 180°/sec oder 30 Wiederholungen in 40 sec) im Vergleich zu hoher (5,24 rad/sec bzw. 240°/sec oder 50 Wiederholungen in 40 sec) bzw. niedriger Geschwindigkeit (1,05 rad/sec bzw. 60°/sec oder 10 Wiederholungen in 40 sec) besser in der Lage ist, vergleichbare Kraftgewinne über einen weiten Bereich von Kontraktionsgeschwindigkeiten (1,05 rad/sec bis 5,24 rad/sec) zu sichern. Bestätigt werden diese Ergebnisse von FROBÖSE (1993, 118), der ebenfalls ermittelte, daß isokinetisches Krafttraining mit mittlerer Geschwindigkeit (150°/sec) positive Effekte auf die Kraftentfaltung im schnellen (240°/sec) bzw. langsamen Bewegungsbereich (60°/sec) besitzt. D.h., es ist davon auszugehen, daß sich *durch moderate Ausführungsgeschwindigkeiten erzielte Kraftgewinne am ehesten sowohl im Rahmen schnellerer wie auch langsame-*

rer Bewegungen zur Wirkung bringen lassen, was für die Umsetzung erworbener Kraftpotentiale innerhalb der Alltags- bzw. Berufsmotorik von nicht zu unterschätzender Bedeutung ist. Die Autoren nehmen an, daß eine Begründung für die bessere Transferabilität der bei mittlerer Bewegungsgeschwindigkeit entwickelten Kraftfähigkeiten in der parallelen, gleichwertigen Vervollkommnung sowohl der muskulären (ST- und FT-Fasern) als auch der neuronalen (koordinativen) Voraussetzungen für Kraftleistungen zu sehen ist.

Nicht unerwähnt soll bleiben, daß sich in der Literatur Hinweise finden, wonach *mit hohem Tempo realisierte Übungen im Sinne der allgemeinen Kraft- und Muskelentwicklung weniger effektiv* sind als mit geringerer Geschwindigkeit absolvierte. Während dieser Sachverhalt für das isokinetische Krafttraining aufgrund vorliegender empirischer Befunde (u.a. GETTMAN/AYRES 1978, 47; FROBÖSE 1993, 75 u. 96) als weitestgehend gesichert angesehen werden kann, trägt er zumindest für das isotonische kraftausdauerorientierte Muskeltraining bedingt durch das Fehlen eindeutiger experimenteller Belege hypothetischen Charakter. Die Begründung für eine höhere Trainingseffizienz geringerer Übungsgeschwindigkeiten wird - ausgehend von den molekularen Mechanismen der Muskelkontraktion - in der bei niedrigerem Ausführungstempo auftretenden größeren Zahl simultaner Brückenbindungen zwischen Aktin und Myosin, die zu einer größeren Spannungsentwicklung im Muskel führt, gesehen. Mit wachsender Verkürzungsgeschwindigkeit des Muskels werden die Kontaktzeiten des Aktin-Myosin-Komplexes immmer kürzer und somit die Kraftentfaltung ständig geringer (HOLLMANN 1987, 408; MÜLLER 1987, 41-42; SCHMIDTBLEICHER/GOLLHOFER 1991, 137). Darüber hinaus soll es bei maximaler Bewegungsgeschwindigkeit zu einer zu starken Irradiation der Erregung im Zentralnervensystem kommen, wodurch die Herausbildung der für die Kraftentwicklung notwendigen Koordination der Nervenprozesse erschwert wird (SIMKIN 1960, 44).

Auch trainingspraktische Erfahrungen, wonach bei zu schnellem Bewegungsbeginn bei bestimmten Übungen keine optimale Muskelbelastung möglich ist, sprechen gegen ein hohes Bewegungstempo. So entsteht beispielsweise beim Rumpfaufrichten aus der Bauchlage mit erhöhter Beckenlagerung die höchste Beanspruchung der Rumpfstrecker in horizontaler Rumpfhaltung, da hier die Lastmomente am größten sind. Wird diese Bewegung zu schnell begonnen, erfolgt sie im mittleren Teil (horizontaler Abschnitt) mit Unterstützung der kinetischen Energie, die aus dem Anfangsteil stammt. Dadurch werden die Rumpfstrecker nicht optimal aktiviert (keine optimale Spannungsentwicklung) und damit die Trainingswirkung limitiert (ZATSIORSKY 1996, 178).

Wenig sinnvoll ist auf der anderen Seite unter primärpräventivem Gesichtspunkt jedoch ebenso ein Krafttraining bei betont langsamer Bewegungsausführung, da dies einer statischen Kraftbelastung mit den beschriebenen gesundheitlichen Nachteilen (vgl. Abschnitt 6.1) nahe kommt (PETERSON/RENSTRÖM 1987, 99).

Insgesamt sprechen die genannten Aspekte für eine Ausführung der Kraftübungen mit einem mittelschnellen, "natürlichen" Tempo.

Unter Berücksichtigung der angeführten Befunde *sollte das primärpräventive Krafttraining mit geringer bis mittlerer Widerstandsintensität (40 bis maximal 60 % der individuellen maximalen Widerstandsintensität), mittlerer Bewegungsfrequenz und nicht bis zur Muskelerschöpfung führenden Wiederholungsserien (Wiederholungszahl je Übungsserie etwa 3/4 bis 4/5 des Wiederholungsmaximums) durchgeführt werden.* Ein so angelegtes moderates Kraftausdauertraining ist unter der Voraussetzung einer relativ hohen Belastungsdichte (unvollständige Pausen zwischen den Übungen bzw. Übungsserien) vom Belastungscharakter her der extensiven Intervallmethode zuzuordnen (SCHOLICH 1984, 89; BARTEL/EHRLER 1987, 47).

Wie empirische Ergebnisse zeigen (vgl. Abschnitte 5.1, 5.3 u. 5.4) werden mit einem solchen Training, vor allem wenn es mittels der Organisationsmethode des Kreistrainings Anwendung findet, neben positiven Effekten hinsichtlich Muskelkraft und -masse wesentliche Voraussetzungen für gesundheitsfördernde Anpassungen im kardiovaskulären und metabolischen Bereich geschaffen.

Dynamische Kraftausdauerübungen, die gemäß der gekennzeichneten Belastungsstruktur absolviert werden, stellen darüber hinaus im Gegensatz zu Schnellkraft- bzw. Maximalkraftübungen kaum ein Risiko für den passiven Halte- und Bewegungsapparat dar, da sie am ehesten der verminderten Belastbarkeit und den verzögerten Anpassungsreaktionen des Binde- und Stützgewebes gerecht werden (vgl. Prinzip der Binde- und Stützgewebeschonung sowie Abschnitt 5.2).

Abgeleitete sprachlich-syntaktische Darstellung des Prinzips:

Handlungsanweisung

Wenn die für das primärpräventive Krafttraining zu fordernde breite gesundheitsfördernde Wirkung erreicht werden soll, müssen die dynamischen Kraftbelastungen in Form nichterschöpfender mittelfrequenter Kraftausdauerbelastungen nach der extensiven Intervallmethode erfolgen. Das bedeutet, die Kraftübungen sind mit geringer bis mittlerer Widerstandsintensität (40 bis 60 % des individuellen Maximums), mittlerer Bewegungsfrequenz und nicht bis zur Muskelerschöpfung führenden Wiederholungsserien (3/4 bis 4/5 des Wiederholungsmaximums) bei gleichzeitig relativ hoher Belastungsdichte (unvollständige Serienpausen) zu absolvieren.

Kognitive Grundlagen

- Das dynamische Krafttraining nähert sich mit zunehmender Widerstandsintensität bzw. bei betont langsamer Bewegungsausführung der statischen Kraftbelastung und den damit verbundenen gesundheitsgefährdenden Wirkungen.
- Muskelerschöpfende Kraftausdauerbelastungen erhöhen die Gefahr der Preßatmung und verursachen negative kardiozirkulatorische Belastungen (vor allem hohe Blutdruckwerte). Darüber hinaus bringen sie - genauso wie hochfrequente Kraftausdauerbelastungen - ungünstige metabolische Effekte (hohe Laktatwerte) und ein erhöhtes Verletzungsrisiko durch Ausbelastungsbewegungsfehler mit sich.
- Bei mittlerer Bewegungsgeschwindigkeit effektiv erzielte Kraftgewinne ermöglichen aufgrund ihrer Transferabilität am ehesten deren Umsetzung im Rahmen der mit unterschiedlichen Geschwindigkeitsanforderungen erfolgenden Alltags- bzw. Berufsmotorik.
- Nach der extensiven Intervallmethode durchgeführte moderate dynamische Kraftausdauerbelastungen werden angemessen den Anpassungsmöglichkeiten des Binde- und Stützgewebes gerecht und führen im Gegensatz zu methodisch anders angelegten Krafttrainingsformen vor allem zu gesundheitlich wertvollen Adaptationen im kardiovaskulären und metabolischen Bereich.

6.3 Binde- und Stützgewebeschonung

Die Binde- und Stützgewebestrukturen (Knochen, Sehnen, Bänder, Knorpel) antworten auf adäquate, regelmäßige Belastungsreize mit biopositiven Anpassungsreaktionen, was zu einer Erhöhung ihrer Belastbarkeit führt (vgl. Abschnitt 5.2). Andererseits ist bekannt, daß der passive Halte- und Bewegungsapparat eine Art "Schwachstelle" hinsichtlich der Belastungsverträglichkeit darstellt. Letzteres gilt auch in Bezug auf das primärpräventive Krafttraining und ist wie folgt zu begründen:

- Regeneration und Adaptation der schlecht bzw. teilweise überhaupt nicht durchbluteten Strukturen des passiven Halte- und Bewegungsapparates verlaufen langsamer als das in anderen leistungsbestimmenden Systemen der Fall ist. Der relativ raschen Erholungs- und Anpassungsfähigkeit von Muskulatur, Herz-Kreislauf und Stoffwechsel stehen wesentlich längere Regenerations- und Adaptationszeiten des Binde- und Stützgewebes gegenüber, wodurch es zu Überforderungen dieser Strukturen kommen kann (BRENKE/DIETRICH/BERTHOLD 1986, 56; KASPRZAK 1987, 405; ARNDT 1988, 343; NÖCKER 1989, 12; BANZER 1989, 34) (vgl. auch Abb. 1).

- Darüber hinaus verfügen die im Bereich des Gesundheitssports Trainierenden im Vergleich beispielsweise zu Leistungssportlern in der Regel über eine wesentlich geringere muskuläre Sicherung des passiven Halte- und Bewegungsapparates, was zusätzlich dessen Belastbarkeit vermindert.

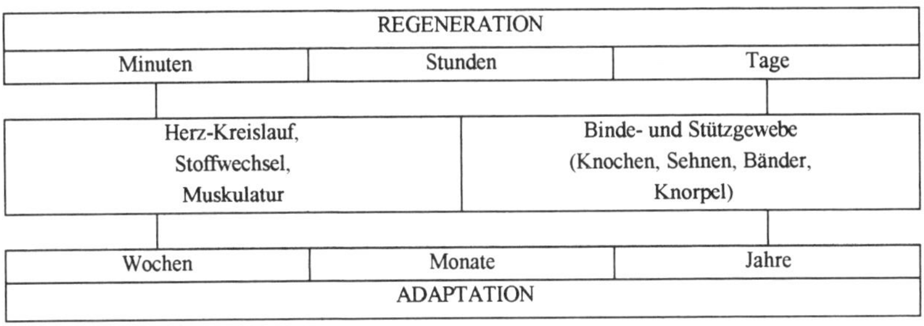

Abb. 1: Erholungs- und Anpassungsfristen leistungsbestimmender Systeme (modifiziert nach ARNDT 1988, 343)

Zugleich wirkt sich erschwerend für die adäquate Belastungsgestaltung aus, daß akute Fehlbelastungen des Binde- und Stützgewebes oftmals nicht sofort erkennbar sind. Im Gegensatz zur Muskulatur, bei der für jeden wahrnehmbare Symptome (z.B. Muskelkater, Verspannungen, Verhärtungen) Überlastungserscheinungen anzeigen, kommt es beim Binde- und Stützgewebe (vor allem Knochen und Knorpel) aufgrund fehlender Nervenversorgung meist erst dann zu subjektiven Beschwerden ("Schmerzen"), wenn bereits krankhafte Veränderungen vorhanden sind und damit meist eine völlige Wiederherstellung nicht mehr möglich ist (FELDMEIER/BERNETT/SEESKO 1985, 23; BERTHOLD/MORGENSTERN 1989, 38; FRÖHNER 1995, 36; GEIGER 1997, 65).

Voraussetzung für die Vermeidung von Schäden am passiven Halte- und Bewegungsapparat und das Erreichen positiver Anpassungsvorgänge ist deshalb eine umsichtige Belastungsgestaltung. Die nachfolgenden Orientierungen dienen dem Zweck, bei der Krafttrainingsgestaltung den Regenerations- und Anpassungsvorgängen des Binde- und Stützgewebes Rechnung tragen und Fehlbelastungen vermeiden zu können.

Übungen mit hohen Bewegungswiderständen vermeiden

Übungen mit hohen Widerständen, wie sie im hochintensiven und intensiven Krafttraining Anwendung finden, stellen für den passiven Halte- und Bewegungsapparat eine Gefahr dar. Das Binde- und Stützgewebe paßt sich, wie bereits erläutert, wesentlich langsamer an erhöhte Belastungen an als das Muskelgewebe. Werden die Widerstände im Training so hoch gewählt, wie es die Muskulatur zuläßt, kann es zu Überforderungen dieser Strukturen kommen. Die Folge sind oftmals Binde- und Stützgewebeschädigungen - beispielsweise Sehnenscheidenentzündungen, Knochenhautreizungen und -entzündungen sowie Knorpeldefekte - und eine damit verbundene Beeinträchtigung der Gesundheit und körperlichen Leistungsfähigkeit.

Um dies zu vermeiden, *müssen die Widerstandsgrößen im Rahmen des präventiven Krafttrainings weniger in Abhängigkeit von den muskulären Voraussetzungen als vielmehr von der Belastungsverträglichkeit des Binde- und Stützgewebes gewählt werden* (BRENKE/DIETRICH/BERTHOLD 1986, 56; STEMPER/WASTL 1986, 11; GOERTZEN u.a. 1989, 34; KASPRZAK/KLÜMPER 1990, 36). Zur Erreichung der Ziele des Krafttrainings im Rahmen der Primärprävention ist deshalb ein Üben mit relativ geringen Belastungswiderständen, aber dafür höheren Wiederholungszahlen zu fordern (EHRLICH/SCHULZ 1985, 17).

Um beim Krafttraining Entwicklungseffekte erzielen zu können, muß die Widerstandsintensität einen unteren Schwellenwert, der bei etwa 30 Prozent der individuellen Maximalkraft liegt, überschreiten (HETTINGER 1983, 94). Für das primärpräventive Krafttraining empfehlen sich - wie bereits im Abschnitt 6.2 dargestellt - Übungen mit Bewegungswiderständen von 40 bis maximal 60 Prozent der persönlichen Maximalkraftleistung und Wiederholungszahlen je Übungsserie, die 3/4 bis 4/5 des Wiederholungsmaximums betragen. Ein so gestaltetes Kraftausdauertraining kann am ehesten den Anpassungsmöglichkeiten der passiven Strukturen des Halte- und Bewegungsapparates gerecht werden und damit weitestgehend Fehlbelastungsschäden ausschließen.

Darauf verweisen auch durchgeführte Krafttrainingsstudien. MARCINIK u.a. (1985, 248) kommen in Auswertung ihrer Krafttrainingsuntersuchungen zu dem Schluß, daß die oben genannten Widerstandsintensitäten einen unproblematischen Widerstandsbereich darstellen, wodurch kaum trainingsbedingte Verletzungen zu verzeichnen waren. STEMPER (1994, 286) stellt im Ergebnis vergleichender Betrachtungen zwischen Kraftausdauerprogrammen, die mit Widerstandsintensitäten von etwa 40 bis 60 Prozent des individuellen Maximums durchgeführt wurden und Muskelaufbauprogrammen mit 70 bis 80 Prozent der maximalen Widerstandsintensität fest, daß bei ersteren die wenigsten übungsbedingten Beschwerden auftraten. Dagegen waren beim intensiveren Muskelaufbautraining bereits zu Beginn des Trainings bei jedem vierten Probanden Beeinträchtigungen zu verzeichnen, die meistens die Extremitätengelenke betrafen, was als Hinweis dafür zu werten ist, daß intensivere Muskelaufbauprogramme im Gegensatz zu Kraftausdauerprogrammen zumindest bei weniger gut Trainierten zu einer Überforderung des passiven Halte- und Bewegungsapparates führen.

Übungen in extremen Körperpositionen vermeiden

Neben den immer wieder berechtigter Weise besonders unter dem Aspekt der Wirbelsäulenbelastung gestellten Forderungen, beim Krafttraining (vor allem mit Zusatzlasten) eine Hohlkreuz- und Rundrückenbildung zu vermeiden (HOLLMANN/HETTINGER 1980, 262-263; BERTHOLD u.a. 1980, 19; BRENKE/DIETRICH/BERTHOLD 1986, 59-60; SCHMIDT 1988, 61-62), sind insbesondere extreme Körperstellungen stets kritisch zu betrachten. *Kraftübungen, die mit extremen Körperpositionen (starke Überstreckungen, Beugehaltungen bzw. Verdrehungen) verbunden sind, erhöhen die Belastungen vor allem des Binde- und Stützgewebes erheblich* und stellen ein Risiko für diese Gewebestrukturen dar.

So ist beispielsweise die tiefe Kniebeuge eine typische Übung mit extremer Beugehaltung. Die dabei entstehende hohe Belastung des Kniegelenks - mit größer werdender Kniegelenkbeugung steigt u.a. der Kniescheibendruck bzw. die Kompression des Kniebinnenraumes, besonders in Höhe des medialen Meniskus - kann zu dessen Schädigung führen (SCHMIDT 1988, 63; SCHNACK 1992, 29). Das Risiko der Überlastung wird vor allem bei weniger Trainierten zusätzlich dadurch erhöht, daß oftmals aufgrund der fehlenden muskulären Voraussetzungen kein kontrolliertes Beinbeugen durch das bewußte Anspannen der Muskulatur, sondern ein mehr oder weniger ausgeprägtes passives nach unten "plumpsen" erfolgt, was die Belastung der Gelenkstrukturen potenziert. Im präventiven Krafttraining sollten deshalb zur Kräftigung der Beinmuskulatur Tiefkniebeugen vermieden und durch die kniegelenkschonenderen halben und Drittelelkniebeugen oder auch Ausfallschrittkniebeugen ersetzt werden (KLEIN/SCHULITZ/NEUMANN 1979, 304 u. 308; PETERSON/RENSTRÖM 1987, 103; WIRHED 1988, 36-37; GOERTZEN u.a. 1989, 36; TIMMERMANS/MARTIN 1989, 7; RIEMER 1991, 73).

Eine Übung, die oftmals bis zur Überstreckung ausgeführt wird, ist das Rumpfheben aus der Bauchlage mit dem Ziel der Kräftigung der Rücken- und Gesäßmuskulatur. Die dabei auftretende relativ starke Lordosierung im Lendenbereich führt hier zu ausgeprägten Druckbelastungen und kann die Entstehung bzw. Verstärkung des Hohlrückens provozieren. Deshalb sollte das Rumpfaufrichten aus der Bauchlage bei erhöhter Lagerung der Beine und des Beckens erfolgen, wobei der nach vorn abgebeugte Oberkörper nur bis zur Horizontalen gehoben wird (DRENKE/DIETRICH/BERTHOLD 1986, 61; BITTMANN/BADTKE 1987, 389; ZSCHÄBITZ 1993, 1927).

Auch das in der Sportpraxis eingesetzte Rumpfheben aus der Überstreckung in der Rückenlage zur Kräftigung der Bauch- und Hüftbeugemuskulatur ist eine das Binde- und Stützgewebe in hohem Maße gefährdende Übung. Eine derartige Ausführungsweise ruft eine enorm hohe Beanspruchung der Zwischenwirbelscheiben hervor. GUSTAVSON (1984, zit. nach KNEBEL 1988, 104) gibt Druckbelastungen auf die Bandscheibe zwischen dem 2. und 3. Lendenwirbel von etwa 210 Kilopond an. Die hohe Wirbelsäulengefährdung durch diese Übung wird deutlich, wenn man berücksichtigt, daß bei Hyperextension der Wirbelsäule bereits ca. 100 Kilopond als kritische Belastungsgrenze des Bandscheibengewebes angesehen werden (FELDMEIER/BERNETT/SEESKO 1985, 23; COTTA 1988, 286; STEINBRÜCK 1993, 41). Eine binde- und stützgewebeschonende Alternativübung ist hier das Rumpfeinrollen aus der Rückenlage bei 90 Grad gebeugten Knie- und Hüftgelenk sowie hochgelagerten, nichtfixierten Füßen ("Crunchen"), mit deren Hilfe die meist vordergründig beabsichtigte Kräftigung der Bauchmuskulatur auch tatsächlich zu erreichen ist.

Ähnlich kritisch wie Hyperflexion und Hyperextension sind starke Verdrehungen (Torsionsbeanspruchungen) bei Kraftbelastungen aus der Sicht des passiven Halte- und Bewegungsapparates zu betrachten. So ist das Rumpfdrehen in der Rückenlage ("Scheibenwischer") zur Kräftigung der schrägen Bauchmuskulatur eine Übung, die vor allem den Lendenbereich einem verstärkten Drehmoment aussetzt. Die Lendenwirbelsäule hat im Gegensatz zur Brustwirbelsäule jedoch nur einen sehr geringen natürlichen Rotationsbewegungsspielraum von maximal 5 Grad (Brustwirbelsäule 25-30°), der bei dieser Übung deutlich überschritten wird und zu unphysiologischen Beanspruchungen führt. Auch wenn zu konkreten Belastungswirkungen dieser und ähnlicher Übungen mit Torsionsbeanspruchung bisher noch keine Untersuchungsergebnisse bekannt sind, so weisen doch grundlegende Erkenntnisse zur Belastungsverträglichkeit der Wirbelsäule bei Drehbeanspruchung und praktische Krafttrainingserfahrungen (übungsbedingte Beschwerden) auf die Möglichkeit einer Gesundheitsgefährdung (TÜTSCH/ULRICH 1974, 233; GOERTZEN 1988, 58; ZSCHÄBITZ 1993, 1928; STRACK 1997, 152).

Die angeführten Beispiele zeigen, daß ein primärpräventives Krafttraining, welches der Forderung der Binde- und Stützgewebeschonung zu entsprechen hat, Übungen in extremen Körperpositionen, auch wenn sie unter dem Aspekt der muskulären Entwicklung als effizient einzuschätzen sind, meiden muß.

Übungsausführung mit hoher Bewegungsgeschwindigkeit vermeiden

Muskelkräftigungsübungen, die mit hohen Bewegungsgeschwindigkeiten bzw. Bewegungsfrequenzen ausgeführt werden, führen zu hohen Kraftspitzen vor allem in den Beschleunigungs- bzw. Abbremsphasen, die den passiven Halte- und Bewegungsapparat erheblich beanspruchen und gefährden (FREY 1991, 97; BÖS/WYDRA/KARISCH 1992, 74).

Wie u.a. aus Untersuchungen der präventiven Biomechanik bekannt ist, kommt es bei Tief-Hochsprüngen oder auch Hockstrecksprüngen mit Zusatzgewichten, wie sie in der Sportpraxis des Leistungssportlers typisch sind, zu extremen Belastungen vor allem der Lendenwirbelsäule, der Kniegelenke, des Fußgewölbes und der Sprunggelenke, die ein Mehrfaches des Körpergewichts betragen (STEMPER/WASTL 1986, 11). So treten beispielsweise bei Niedersprüngen aus 1,10 Meter Höhe bei beidbeiniger Landung Kraftspitzenwerte auf, die etwa beim Zehnfachen des Körpergewichts liegen und bei Sprüngen aus einem halben Meter betragen die auf den passiven Halte- und Bewegungsapparat wirkenden Kräfte immerhin noch das Drei- bis Vierfache des Körpergewichts (TÜTSCH/ULRICH 1974, 231; SCHMIDTBLEICHER/GOLLHOFER 1991, 135).

COTTA (1988, 283-284) verweist darauf, daß bei 70 Kilogramm Körpergewicht in der 90 Grad Kniebeugestellung der Druck, mit dem der Kniescheibenknorpel auf die Oberschenkelgelenkrolle gepreßt wird, über 500 Kilopond (entspricht etwa 38 kp/cm^2) hoch ist. Bei Kniebeugung mit maximaler Schnellkraftbeanspruchung werden dagegen Werte von über 2000 Kilopond (150 kp/cm^2) erreicht, was deutlich über den in experimentellen Untersuchungen ermittelten Druckbelastungen von 50 Kilopond pro Quadratzentimeter, bei denen Überlastungsschäden des Gelenkknorpels beobachtet wurden, lag.

WICK (1996, 393) verglich die Bodenreaktionskräfte von hochfrequenten (55 Wiederholungen/min) und normalfrequenten Kniebeugen (40 Wiederholungen/min). Bei ersteren waren signifikant um etwa ein Drittel erhöhte Brems- und Beschleunigungskräfte festzustellen.

ISRAEL (1994, 786) begründet die Forderung nach Minimierung explosiver Streckungen im Knie- und Ellenbogengelenk mit dem dabei entstehenden harten Anschlag, da bei vollendeter Streckung die Bewegung durch die Besonderheiten der Gelenkstrukturen blockiert wird. Bekannt ist auch, daß vor allem schnelle, schwunghafte oder ruckartige Bewegungen die Verletzungsgefahr besonders für Muskeln und Sehnen (u.a. Muskel- u. Sehnenzerrungen, Muskel- u. Sehnenrisse) wesentlich erhöhen (KLEIN/SCHULITZ/NEUMANN 1979, 303; PETERSON/RENSTRÖM 1987, 97-98; EHRICH/GEBEL 1992, 154).

Daß darüber hinaus hohe Bewegungsfrequenzen bedingt durch die damit verbundenen hohen Laktatkonzentrationen den Gelenkstoffwechsel negativ beeinflussen können, wurde bereits bei den Ausführungen zum Prinzip der "nichterschöpfenden mittelfrequenten extensiven Kraftausdauerbelastung" (vgl. Abschnitt 6.2) angesprochen. PAUL/GENTKOW (1986, 210) gehen davon aus, daß durch den Laktateinstrom aus der Blutbahn in die Synovialflüssigkeit über verschiedene Mechanismen (u.a. Stimulation knorpelabbauender Enzyme, Aktivierung der als Entzündungsmediatoren wirkenden Prostaglandine, stimulierender Effekt auf Hyaluronsäuresynthese mit Abnahme der synovialen Glukosekonzentration, Synthesesteigerung der Synovialiszellen mit Bereitstellung der Hyaluronsäureproteinkomplexe) der chondrozytäre Stoffwechsel und somit die biologische Leistungsfähigkeit des hyalinen Gelenkknorpels reduziert wird, was in verminderter Belastbarkeit verbunden mit erhöhtem Knorpeldegenerationsrisiko resultiert.

Insgesamt wird deutlich, daß *im primärpräventiven Krafttraining unter dem Aspekt der Binde- und Stützgewebeschonung ein Üben mit hohen Bewegungsgeschwindigkeiten nicht zweckmäßig ist.* Die Kraftübungen sollten vielmehr wie im Abschnitt 6.2 aus anderer Sicht begründet in einem "natürlichen" Tempo absolviert werden. Darunter ist eine mittelschnelle, fließende, angenehm empfundene Bewegungsausführung ohne sichtbare Pausen an den Bewegungsumkehrpunkten zu verstehen, bei der innerhalb der gesamten Bewegungsamplitude der Widerstand als relativ gleichbleibend wahrgenommen wird.

Einheit von Be- und Entlastung

Der Überlastungs- und Schädigungsgefahr des passiven Halte- und Bewegungsapparates durch die Kraftbelastungen kann durch eine gezielte Entlastung entgegengewirkt werden. Im entlasteten Zustand kommt es zur beschleunigten Normalisierung von belastungsbedingten Stoffwechseldefiziten und zum Ausgleich des Flüssigkeitsverlustes im Bereich des Binde- und Stützgewebes, was Voraussetzung für eine positive Belastungsverarbeitung und schnelle Regeneration dieser Strukturen ist. Gleichzeitig werden dadurch die biopositiven Anpassungsprozesse begünstigt (BERTHOLD 1986, 80-81; STRAUZENBERG u.a. 1990, 644; RIEMER 1991, 72; BADTKE u.a. 1993, 114).

Entlastende Maßnahmen sollten sowohl während der Kraftbelastungen als auch unmittelbar danach bewußt genutzt werden. *Beim Kafttraining selbst trägt u.a. der Wechsel der zu belastenden Strukturen, das Üben in verschiedenen Körperlagen und vor allem die Nutzung der Extension (z.B. bei Hangübungen) zur Entlastung des Binde- und Stützgewebes bei* (BERTHOLD u.a. 1980, 8-9). So kann beispielsweise durch die planvolle Aneinanderreihung von Kraftübungen erreicht werden, daß die Wirbelsäule oder auch bestimmte Gelenke nach erfolgter übungsbedingter Druckbelastung (z.B. Kniebeugen mit Zusatzlast) in der nachfolgenden Übung durch Wechsel der Körperlage (z.B. Übungsausführung in Stufenlagerung) oder auch mittels gezielter Zugbeanspruchung (z.B. Klimmziehen mit Fußaufsatz) entlastet werden.

Nach den Kraftbelastungen sollten für die beanspruchten Binde- und Stützgewebestrukturen spezielle eigenständige Entlastungsmaßnahmen unter besonderer Beachtung der Extension Anwendung finden. Zur Entlastung vor allem der Wirbelsäule (Bandscheiben) haben sich hierbei die horizontale Körperlage (Rückenlage), die Stufenlagerung sowie die Liegesitzhaltung (bei Schrägstellung der Rückenlehne um 45°) bewährt. Extensionslagerungen stellen darüber hinaus die Stufenlagerung bei vom Boden leicht abgehobenem Becken, die Hakenposition sowie das Aushängen (mit Fußaufsatz) dar (BERTHOLD u.a. 1980, 6-7; BRENKE/DIETRICH/BERTHOLD 1986, 57; KNEBEL 1988, 58; SCHWOPE 1994, 10).

Nach BERTHOLD (1986, 80-81) bewirkt die Horizontallagerung eine wesentlich geringere Wirbelsäulenentlastung als die Stufenlagerung (mit und ohne gezielter Extension). Bei letzterer werden nach 15 Minuten in etwa die gleichen Effekte wie nach 75minütiger Mittagsruhe im Liegen erzielt. Eine Entlastung des Kniegelenks ist u.a. durch das "Radfahren" in Rückenlage und eine gezielte Extension mittels des Beinpendelns (auch mit Gewichtsbelastung am Fuß) im Sitz auf erhöhter Unterlage erreichbar (BRENKE/DIETRICH/BERTHOLD 1986, 57; SCHMIDT 1988, 87-88).

Zur zeitlichen Mindestdauer der Extensionsmaßnahmen, um deren Effizienz gewährleisten zu können, gibt es bisher kaum empirisch abgesicherte Richtlinien. BERTHOLD u.a. (1980, 7) empfehlen für die auf die Wirbelsäule gerichteten spezifischen Extensionslagerungen eine Zeitdauer von 5 bis 10 Minuten. Bestätigt wird die Wirksamkeit dieser Entlastungszeit durch eine Untersuchung von BADTKE u.a. (1993, 114), wo nach fünfminütiger Extensionslagerung zwei Drittel des während eines Marathonlaufes durch die belastungsbedingte Flüssigkeitsabnahme in den Zwischenwirbelscheiben verursachten Längenverlustes der Wirbelsäule wieder ausgeglichen werden konnten.

Der Einheit von Be- und Entlastung entsprechend sind beim primärpräventiven Krafttraining die Maßnahmen der Binde- und Stützgewebeentlastung genauso gründlich zu planen und zielgerichtet umzusetzen, wie das bei den Kraftübungen selbst der Fall ist.

Abgeleitete sprachlich-syntaktische Darstellung des Prinzips:

Handlungsanweisung

Um Schädigungen des Binde- und Stützgewebes (Knochen, Sehnen, Bänder, Knorpel) vermeiden und biopositive Anpassungen erreichen zu können, ist im primärpräventiven Krafttraining eine "Schonung" dieser Strukturen notwendig. Das erfordert, die Belastungsgestaltung primär in Abhängigkeit von der Belastungsverträglichkeit der Binde- und Stützgewebestrukturen und nicht der muskulären Belastbarkeit vorzunehmen. Folgende Orientierungen dienen der Binde- und Stützgewebeschonung:

- Übungen mit hohen Bewegungswiderständen vermeiden,
- Übungen in extremen Körperpositionen vermeiden,
- Übungsausführung mit hoher Bewegungsgeschwindigkeit vermeiden,
- Einheit von Be- und Entlastung beachten.

Kognitive Grundlagen

- Regeneration und Adaptation des durch ungünstige Durchblutungs- und damit Stoffwechselverhältnisse gekennzeichneten Binde- und Stützgewebes erfolgen im Vergleich zu anderen leistungsbestimmenden Systemen wesentlich verzögert, was die Belastbarkeit vermindert.
- Die im Bereich des Präventivsports Trainierenden verfügen im allgemeinen über eine relativ geringe muskuläre Sicherung der passiven Strukturen des Halte- und Bewegungsapparates, was deren Belastungsverträglichkeit zusätzlich beeinträchtigt.

6.4 Funktionalität von Kraftbelastungen

Das Prinzip der Funktionalität beinhaltet zwei wesentliche Aspekte. Zum einen fordert es, bei der Auswahl und Realisierung (u.a. Ausgangsstellungen und Bewegungsbahnen) von Kraftübungen die Beachtung physiologischer und vor allem funktionell-anatomischer Bedingungen der Muskulatur, um die gewollte Trainingseffizienz tatsächlich erreichen und gleichzeitig durch unphysiologische bzw. übergroße Belastungen verursachte Gefährdungen des Halte- und Bewegungsapparates (bestimmter Muskel-Gelenk-Abschnitte) vermeiden zu können. Zum anderen verlangt dieses Prinzip, die Übungsauswahl und -durchführung so weit wie möglich auf die Bewegungsabläufe und -anforderungen vor allem des täglichen Lebens auszurichten, um zumindest durch sich annähernde neuromuskuläre Beanspruchungen die Transferenz von Trainingseffekten auf die Alltagsmotorik zu gewährleisten.

Bezüglich des ersten Aspektes *haben funktionsgerechte Muskelbelastungen besonders den Verlauf der jeweiligen Muskelgruppe (der sich aus Ursprung und Ansatz ableitet), die Anzahl der dabei überspannten Gelenke sowie die dynamische Sruktur (Aktions- oder Fixationsmuskeln) zu berücksichtigen* (KNEBEL 1988, 98; REICHARDT 1990, 341; WASTL/BRODBECK 1991, 97). Anhand einiger ausgewählter Beispiele soll auf die Folgen und Gefahren der Nichtbeachtung dieses Gesichtspunktes der Funktionalität beim Krafttraining hingewiesen werden.

Eine Mißachtung bzw. fehlerhafte Interpretation der funktionell-anatomischen Bedingungen ist u.a. bei einer ganzen Reihe von Übungen (Klappmesser, Beinheben, "Sit-ups"), die zur Kräftigung der Bauchmuskulatur eingesetzt werden, zu verzeichnen. Stellvertretend sei hier der grundlegende Sachverhalt am Beispiel "Sit-ups" (Rumpfaufrichten aus der Rückenlage zum Sitz), einer Standardübung zum angeblichen Training der geraden Bauchmuskulatur, dargelegt. Bei dieser Übung - unabhängig, ob mit gestreckten oder gebeugten Beinen, ohne oder mit fixierten Füßen am Boden, Schrägbrett oder sog. Roman Chair absolviert - wird die eigentlich gewollte dynamische Beanspruchung der Bauchmuskeln nur vornehmlich im ersten Drittel der Aufrichtbewegung (Einrollphase der Wirbelsäule) erreicht. Die von Rippen bzw. Brustbein entspringenden und am Schambein bzw. Schambeinfuge ansetzenden geraden Bauchmuskeln sind nur in der Lage, den Brustkorb dem Becken anzunähern. Will man den Rumpf dagegen weiter aufrichten, müssen die Hüftgelenke gebeugt werden, was durch andere Muskeln geschieht. Die für die letzten zwei Drittel des Rumpfhebens zum Sitz erforderliche Flexion in den Hüftgelenken erfolgt unter Innervation vor allem der Hüftbeugemuskulatur (Lendendarmbeinmuskel, gerader Schenkelmuskel). Dabei führt die intensive Kontraktion des u.a. an den Lendenwirbeln entspringenden Lendendarmbeinmuskels - begünstigt durch eine relativ schwache Bauchmuskulatur - oftmals zur Verstärkung der Lendenlordose verbunden mit erhöhter, unphysiologischer Belastung von Wirbelgelenken und Bandscheiben. Die Übung "Sit-ups" kräftigt demnach nicht wie beabsichtigt primär die gerade Bauchmuskulatur, sondern vorrangig die Hüftbeugemuskulatur und beansprucht zudem die Wirbelsäule negativ (PETERSON-KENDALL/KENDALL-MCCREARY 1985, 192-196;

STEMPER/WASTL 1986, 13; KNEBEL 1988, 100-101; WIRHED 1988, 58; KNEBEL 1989, 27; REICHARDT, 1990, 343; WOLFF 1990, 55).

Diese Fehlinterpretation der funktionell-anatomischen Bedingungen kann gesundheits- und leistungsbeeinträchtigende Folgen haben. Wird die genannte Übung auf Dauer in ein Übungsprogramm aufgenommen, führt das - neben der durch die wiederholte Mehrbelastung der Lendenwirbelsäule bedingten Schädigungsgefahr - primär zur Kräftigung der ohnehin meist schon besser ausgebildeten Hüftbeuger, wodurch langfristig gesehen deren Verkürzung begünstigt wird. Dadurch kommt es letztlich zu einer disharmonischen Entwicklung der gesamten Hüftmuskulatur mit einer Veränderung der Becken- und Wirbelsäulenstatik (verstärkte Lendenlordose), die zumindest die Gefahr der Schädigung des Halte- und Bewegungsapparates, des Entstehens von Haltungsschwächen und -fehlern sowie von Rückenbeschwerden in sich birgt (STEMPER/WASTL 1986, 13; LIEBISCH 1987, 12; WOLFF 1990, 55).

Als funktionell korrekte Bauchmuskelübung ist u.a. auf das Rumpfeinrollen aus der Rückenlage mit 90 Grad gebeugten Knie- und Hüftgelenk sowie hochgelagerten, nichtfixierten Füßen ("Crunchen") zu verweisen. Hier wird die Lendenwirbelsäule bei der Übungsausführung entlastet und es kommt unter weitestgehender Ausschaltung der Hüftbeuger durch das Einrollen der Wirbelsäule (oberer Beckenkamm behält Bodenkontakt) tatsächlich zur vorrangigen und effizienten Kräftigung der geraden Bauchmuskulatur(KNEBEL 1988, 104; WOLFF 1990, 63).

Die oben genannten negativen Auswirkungen der ungenügenden Beachtung der funktionell-anatomischen Bedingungen können potenziert werden, wenn gleichzeitig die dynamische Struktur der Kraftübungen nicht anforderungsgerecht gestaltet wird. Das ist dann der Fall - um beim Training der Bauchmuskulatur zu bleiben -, wenn die Bauchmuskelbeanspruchung schnellkräftigen Charakter besitzt. Als typisches Negativ-Beispiel ist hier auf die dynamisch-explosiv auszuführende Übung "Klappmesser" zu verweisen. Die Bauchmuskulatur hat ähnlich wie die Rückenmuskulatur vorrangig eine Haltefunktion zu erfüllen und weist demgemäß einen hohen Anteil langsam kontrahierender (tonischer) Muskelfasern auf. Übungen zur Kräftigung der Bauchmuskeln sollten deren Typ entsprechend daher in bewußt gemäßigtem Bewegungstempo absolviert werden. Eine unzweckmäßige dynamische Struktur führt hier außer zu untypischen Belastungen, die die Trainingswirksamkeit beeinträchtigen, auch immer zu einem erhöhten Belastungsrisiko für die Strukturen des passiven Halte- und Bewegungsapparates (besonders der Wirbelsäule) (STEMPER/WASTL 1986, 12-13; LIEBISCH 1987, 14; KNEBEL 1988, 98).

Die Ausführungen zeigen, daß erst ein den funktionell-anatomischen Bedingungen des Halte- und Bewegungsapparates gerecht werdendes Krafttraining die Voraussetzungen für die angestrebte Gesundheitswirksamkeit erfüllt.

Auch der zweite Aspekt der Funktionalität, möglichst *eine weitestgehende "Strukturnähe" der Krafttrainingsübungen mit den Alltagsbewegungen zu erreichen*, ist vor allem aus der Sicht der Förderung anwendungsorientierter Kraftfähigkeiten nicht weniger bedeutsam (FROBÖSE 1993, 212). Das folgende Beispiel soll das verdeutlichen.

Der Quadrizepsmuskulatur kommt im Zusammenspiel mit anderen Oberschenkel- und Hüftmuskeln die wesentliche Funktion zu, im täglichen Leben die Bewegung im Raum in aufrechter Körperhaltung zu gewährleisten. Wird diese Muskelgruppe nur im Sitzen, wie das u.a. an der Beinschwinge der Fall ist (Beinextension im "offenen System"), isoliert trainiert, ist damit zwangsläufig keine Garantie der effizienten Umsetzung des Trainingsergebnisses auf physiologische Bewegungsabläufe, wie z.B. das Gehen, Laufen, Steigen oder Springen gegeben. Hinzu kommt, daß die Kinematik des Kniegelenks im Sitzen eine andere ist als beim aufrechten Gang oder Laufen (vgl. hierzu Abschnitt 6.5). In einem funktionelleren Bezug zu den Alltagsanforderungen des M. quadriceps stehen dagegen beispielsweise die Übungen "halbe Kniebeuge", "Ausfallschrittkniebeuge" oder auch "Legpress". Diese ermöglichen ein Training im "geschlossenen System", wobei Muskelschlingen der gesamten unteren Extremität einbezogen sind und der Widerstand unterhalb der Fußsohle am äußeren Ende der Bewegungskette positioniert ist. Eine derartige Belastung der Oberschenkelmuskulatur wird eher der Alltagsfunktion gerecht und entwickelt für die Alltagsbewegungen umsetzbarere Kraftfähigkeiten (FAUGLI 1987, 130-132; HAMACHER 1989, 82-83; FROBÖSE 1993, 212).

Das Beispiel zeigt, daß ein funktionelles Krafttraining stets die den tagtäglichen Anforderungen entsprechenden Funktionen des neuromuskulären Systems soweit wie möglich mit zu berücksichtigen hat.

Abgeleitete sprachlich-syntaktische Darstellung des Prinzips:

Handlungsanweisung

Um im primärpräventiven Krafttraining die notwendige Zielgerichtetheit und Effizienz erreichen sowie Fehlbelastungen des Halte- und Bewegungsapparates vermeiden und zugleich anwendungsorientierte Kraftfähigkeiten vervollkommnen zu können, muß die Funktionalität der Kraftbelastungen gewährleistet sein. Das erfordert einerseits, bei der Auswahl und Durchführung der Körperübungen vor allem den sich aus Ursprung und Ansatz ableitenden Verlauf der Muskelgruppen, die Anzahl der dabei überspannten Gelenke sowie die dynamische Struktur (Aktions- oder Fixationsmuskeln) zu berücksichtigen und andererseits, die Übungsauswahl und -realisierung möglichst auf die Bewegungsstrukturen und -anforderungen der Alltagsmotorik auszurichten.

Kognitive Grundlagen

- Übungen, die den physiologischen und funktionell-anatomischen Bedingungen der Muskulatur nicht gerecht werden, limitieren die Trainingseffektivität und gefährden aufgrund falscher (unphysiologischer) bzw. übergroßer Belastungen den Halte- und Bewegungsapparat.
- Eine wirkungsvolle Transferenz von Krafttrainingseffekten auf die Alltagsmotorik hat eine Annäherung der Struktur zwischen Trainings- und Alltagsbewegung und der damit verbundenen neuromuskulären Anforderungen zur Voraussetzung.

6.5 Vielseitigkeit von Kraftbelastungen

Der Grundsatz der Vielseitigkeit bezieht sich im primärpräventiven Krafttraining vor allem auf die Breite und Vielfalt der eingesetzten Körperübungen und ist aus unterschiedlicher Sicht von wesentlicher Bedeutung.

Ein erster Aspekt der Übungsbreite und -vielfalt zielt auf die Gesamtkörpermuskulatur ab. Vielseitigkeit fordert hier, daß *alle größeren Skelettmuskelgruppen des Körpers beansprucht und in einem ausgewogenen Verhältnis zueinander ausgebildet werden*. Dazu ist es notwendig, daß jedes Krafttrainingsprogramm Übungen

- sowohl für die Extremitäten- als auch Rumpfmuskulatur,
- für die Ausbildung beider Körperseiten,
- sowohl für die Agonisten/Synergisten (z.B. Rumpfstreckmuskulatur) als auch ihrer Antagonisten (z.B. Rumpfbeugemuskulatur) enthält (EHRLICH/SCHULZ 1986, 18; FLECK/KRAEMER 1988, 166; HARRE/HAUPTMANN/MINOW 1989, 200; GROSSER/MÜLLER 1990, 8; HAGEN/SCHMIDT 1992, 122).

Die Begründung der Notwendigkeit dieser Krafttrainingsgestaltung ist in der gesundheitlichen Bedeutung des Ausprägungsgrades und Funktionszustandes der Ganzkörperskelettmuskulatur gegeben.

So ist die auf die gesamte Körpermuskulatur bezogene *Übungsbreite und -vielfalt eine entscheidende Voraussetzung für die Aufrechterhaltung bzw. Wiederherstellung des arthromuskulären Gleichgewichts*. Wird der Übungsvielseitigkeit nicht entsprochen, besteht die Gefahr des Entstehens muskulärer Dysbalancen, die ihrerseits gestörte Gelenkfunktionen hervorrufen und die Belastbarkeit des Halte- und Bewegungsapparates herabsetzen.

Erfolgt beispielsweise trainingsbedingt eine verstärkte Kräftigung der unteren Rükken- und Hüftbeugemuskulatur bei gleichzeitiger Vernachlässigung der Bauch- und Gesäßmuskulatur, führt das zu einem muskulären Ungleichgewicht in der Becken-Lendenwirbelsäulenregion. Die dadurch verursachte Beckenkippung nach vorn mit verstärkter Hohlkreuzbildung vermindert die Belastbarkeit der Lendenwirbelsäule und kann zum "Low-Back-Pain", dem tiefen Rückenschmerz führen (WEBER 1981, 175; STEMPER/WASTL 1986, 12; STRAUZENBERG u.a. 1990, 361-362; BUSKIES/ BOECKH-BEHRENS/WENZEL 1993, 218-220). Umgekehrt zeigen Untersuchungen, daß durch Muskeltraining (Kräftigung der Bauch- und Gesäßmuskulatur sowie Dehnung der Hüftbeuge- und lumbalen Rückenmuskulatur) ein Beitrag zur Behebung der genannten muskulären Dysbalancen und der damit verbundenen negativen Auswirkungen geleistet werden kann (BRINGMANN/TAUCHEL 1989, 213 ; KLEE 1995, 21).

Bekannt ist desweiteren, daß eine im Vergleich zu den Kniegelenkbeugern (ischiocrurale Muskeln) durch Training vermehrt gekräftigte vierköpfige Oberschenkelmuskulatur (M. quadriceps) häufig Beschwerden im Kniegelenk (retropatellare Schmerzen) hervorruft. D.h., auch hier ist eine das Kniegelenk beeinträchtigende Ursache in einem trainingsbedingten Ungleichgewicht zwischen der am Kniegelenk wirkenden vorderen und hinteren Oberschenkelmuskulatur zu sehen. Ähnlich wie für den Becken-Lendenwirbelsäulenbereich konnte gezeigt werden, daß ein mittels gezielter Kräftigungsmaßnahmen erfolgendes Auftrainieren der Kniegelenkbeuger verbunden mit Dehnübungen für die Quadrizepsmuskulatur die Dysbalancen und die damit einhergehenden Beschwerden mindert bzw. beseitigt (SIEBER 1990, 278; HASERT 1992, 30).

Auf die Bedeutsamkeit und Notwendigkeit eines vielseitigen, die ganze Körpermuskulatur harmonisch beanspruchenden Krafttrainings weist indirekt auch der von GOERTZEN u.a. (1989, 32) erhobene Befund, daß Powerlifter im Vergleich zu Bodybuildern eine um den Faktor zwei höhere Verletzungsrate haben. Einen wesentlichen Grund sehen die Autoren in der einseitigeren Trainingsbelastung im Powerlifting, die dominant auf die Bewältigung maximaler Gewichte in den Disziplinen Kniebeuge, Kreuzheben und Bankdrücken ausgerichtet ist. Bodybuilding zielt dagegen einen möglichst ausgewogenen Gesamtkörpermuskelzuwachs unter genauester Beachtung der Körperproportionen an, was nur durch vielseitige Kraftbelastungen erreicht werden kann.

Der Gesamtkörpermuskulatur kommt jedoch nicht nur bezüglich des Halte- und Bewegungsapparates, sondern auch aus der Sicht des Stoffwechselgeschehens und der Herz-Kreislauftätigkeit wesentliche gesundheitliche Relevanz zu.

So bestimmt die Ganzkörpermuskelmasse entscheidend den Energieumsatz mit. Je mehr Muskelmasse vorhanden ist, desto größer ist der Kalorienverbrauch in Ruhe (Grundumsatz) wie auch Bewegung (Leistungsumsatz), und umso wirksamer kann folglich zum Erhalt des Stoffwechselgleichgewichtes beigetragen werden (vgl. Abschnitt 5.4.1).

Ebenso beeinflußt der Zustand der Gesamtkörpermuskulatur die Herz-Kreislauffunktion maßgeblich. Je besser beispielsweise die Kapillarisierung und die aerobe Kapazität der gesamten Skelettmuskulatur ausgeprägt sind, desto geringer ist u.a. die Herzarbeit und damit der Sauerstoffbedarf des Herzmuskels in Ruhe bzw. bei submaximaler muskulärer Belastung. D.h., die günstigere Blutverteilung und das hiermit verbundene bessere Sauerstoffangebot in der Muskulatur einerseits sowie die wirksamere Sauerstoffausnutzung durch die Muskulatur andererseits, verringern den Blutbedarf und damit die Blutmenge, die das Herz für die gleiche Muskelbeanspruchung bereitzustellen hat und führen dadurch zur Entlastung ("Schonung") des Herzmuskels (vgl. auch Abschnitt 5.3.2).

Nicht unerwähnt sei die Bedeutung der Gesamtkörpermuskulatur für die motorische Alltagsmobilität und Bewegungssicherheit (u.a. Sturzprophylaxe) vor allem im zunehmenden Alter, wodurch Selbständigkeit, Selbstwertgefühl und Lebensqualität erheblich beeinflußt werden.

Ein zweiter Aspekt der Übungsbreite und -vielfalt beim Krafttraining bezieht sich auf die einzelnen Muskel-Gelenkregionen. Hier ist zu fordern, daß *stets verschiedene Übungen bzw. Übungsvarianten für den gleichen Muskel-Gelenkabschnitt zur Anwendung kommen*.

Die Begründung dafür ist zum einen in der Gefahr der Überlastung vor allem der passiven Strukturen des Halte- und Bewegungsapparates durch einseitiges Übungsgut zu sehen. Der Einsatz verschiedener Übungen bzw. Übungsvarianten für den gleichen Muskel-Gelenkbereich bedingt aufgrund anderer Ausgangspositionen, Körperhaltungen, Winkelstellungen und/oder Bewegungsbahnen eine divergente Belastung der Binde- und Stützgewebestrukturen und dient damit der Vorbeugung deren Überforderung. Zum anderen können nur durch die Übungsvielfalt die jeweiligen Muskelgruppen umfassend trainiert und immer wieder neue, ungewohnte Trainingsreize gesetzt werden, was eine hohe Anpassungsfähigkeit der Muskulatur auf Dauer sichern hilft (HOLLMANN/HETTINGER 1980, 269; HARRE/HAUPTMANN/MINOW 1989, 200; HAMACHER 1989, 83).

So existieren beispielsweise verschiedene Übungen für das Krafttraining der Kniegelenkstrecker, bei denen trotz Belastung der gleichen Muskulatur (hauptsächlich M. quadriceps) die Kniegelenkbeanspruchung wesentlich verändert ist. Letzteres erklärt sich nach HAMACHER (1989, 83) u.a. aus der Konvex-Konkav-Regel, die besagt, daß bei Bewegung des konkaven Gelenkpartners Rollen und Gleiten in die gleiche Richtung erfolgt, während bei Bewegung des konvexen Partners Rollen und Gleiten in gegensinniger Richtung ablaufen. Bezogen auf das Knie bedeutet das, daß bei der Extension der konkaven Tibia gegen den fixierten Femur (z.B. Knieextension im Sitzen an der Beinschwinge) Roll- und Gleitbewegungen nach vorn gerichtet sind. Wenn jedoch der konvexe Femur auf der stationären Tibia extendiert (z.B. Beinstreckung aus Kniebeuge zum Stand), erfolgt das Rollen der Femurkondylen nach vorn, das Gleiten aber nach hinten. Darüber hinaus ist bei der Kniestreckung im Sitzen vorwiegend ein Gleiten zwischen Femur und Tibia festzustellen, und am Ende der Extension wird die Tibia nach außen rotiert. Erfolgt die Kniestreckung dagegen im Stehen, findet zumindest am Ende vorwiegend ein Rollen und eine Innenrotation des Femurs auf der Tibia statt (FAUGLI 1987, 132; EDER 1992, 84; FROBÖSE 1993, 213). Damit wird deutlich, daß ein vielseitiges Krafttraining bedingt durch die verschiedenartige Beanspruchung des passiven Halte- und Bewegungsapparates gleichzeitig die Binde- und Stützgewebeschonung unterstützen kann.

Am Beispiel der Kniegelenkstreckmuskulatur (M. quadriceps) läßt sich auch die Notwendigkeit der Anwendung verschiedener Übungen für ein umfassendes, die verschiedenen Muskelfunktionen berücksichtigendes Training der Muskulatur belegen. Wie elektromyographische Untersuchungen von KIBELE/MÜLLER/MÜNST (1990, 342) zeigen, ist die Aktivierungscharakteristik der Quadrizepsmuskulatur - untersucht wurden der M. rectus femoris, M. vastus lateralis und M. vastus medialis - beim Training an der Beinschwinge und der Beinpresse andersartig. Bei in etwa gleicher Aktivierung des M. rectus femoris wiesen bei der Beinpresse der M. vastus medialis und an der Beinschwinge der M. vastus lateralis ein signifikant höheres Aktivierungsniveau auf. Demnach läßt sich eine harmonische Ausbildung aller Anteile des M. quadriceps, was u.a. für die physiologische Beanspruchung der Kniescheibe bedeutsam ist, nur über den Einsatz verschiedener Übungen erreichen.

Unter dem Aspekt des vielseitigen Beübens einer Muskelgruppe ist auch auf die Erkenntnis zu verweisen, daß Trainingsreize in Form einseitiger, monotoner Muskelbelastungen - abgesehen von den damit verbundenen motivationalen Problemen -

relativ schnell "abstumpfen" und damit an Trainingswirksamkeit einbüßen (WOROBJEWA/WOROBJEW 1978, 148; KREMPEL 1990, 35; ISRAEL 1994, 6-7).

Nicht zuletzt ist die notwendige Übungsvielfalt unter dem Fähigkeitsaspekt der Kraft zu begründen. Aus theoretischer Sicht sind Fähigkeiten als relativ verfestigte und generalisierte individuelle Leistungsvoraussetzungen zu kennzeichnen. Das Wesensbestimmende von Fähigkeiten ist danach ein hoher Generalisierungsgrad (Verallgemeinerungsgrad) und die damit verbundene Transferabilität (Übertragbarkeit) der die jeweilige Tätigkeit regulierenden Prozeßqualitäten (HIRTZ 1994, 122). Auch die Kraft, wenn sie tatsächlich den Anspruch einer Fähigkeit erfüllen will, muß diesen Spezifika genügen. Da sich eine Generalisierung nur über den Einsatz verschiedener Übungen (Bewegungsprogramme) entwickeln läßt, ist die Vielseitigkeit des Übens eine unbedingte Voraussetzung für die Ausprägung von Kraftfähigkeiten. Nur durch den Einsatz verschiedener Übungen für die gleiche Muskelgruppe, können die für die Kraftfähigkeiten bestimmenden neuromuskulären Prozeßqualitäten in unterschiedlichen programmgebundenen Inhaltsbereichen entwickelt, allmählich von den konkreten Programmen losgelöst, auf weitere Bewegungen übertragen und in verallgemeinerter Form verfestigt werden. Gerade für das primärpräventive Krafttraining hat die Beachtung des Fähigkeitsaspektes der Kraft besondere Bedeutung. Geht es doch hier darum, die Kraft so auszuprägen, daß sie nicht nur im Rahmen bestimmter Bewegungsabläufe nutzbar, sondern möglichst uneingeschränkt auf die motorischen Anforderungen des Alltags bzw. Berufslebens übertragbar und damit vielfältig anwendungsbereit und umsetzbar ist.

Abgeleitete sprachlich-syntaktische Darstellung des Prinzips:

Handlungsanweisung

Die Krafttrainingsgestaltung im Rahmen der Primärprävention muß sich durch eine von Übungsbreite und -vielfalt gekennzeichnete Vielseitigkeit auszeichnen. Bezogen auf den gesamten Körper heißt das, Übungen sowohl für die Extremitäten- als auch Rumpfmuskulatur, sowohl für die Agonisten/Synergisten als auch Antagonisten und stets für beide Körperseiten einzusetzen. Für den einzelnen Muskel-Gelenkabschnitt bedeutet das, immer mehrere verschiedene Übungen bzw. Übungsvarianten anzuwenden. Nur dadurch kann eine ausgewogene Entwicklung der Gesamtkörpermuskulatur sowie die umfassende Ausbildung der einzelnen Muskelgruppen bei gleichzeitiger Schonung des Binde- und Stützgewebes erreicht sowie dem Fähigkeitscharakter der Kraft entsprochen werden.

Kognitive Grundlagen

- Ein ausgewogenes Training aller größeren Muskelgruppen des Körpers ist die Voraussetzung für die Aufrechterhaltung des arthromuskulären Gleichgewichts und damit verbundener ungestörter Gelenkfunktionen sowie unbeeinträchtigter Belastbarkeit des Halte- und Bewegungsapparates.
- Eine harmonische Entwicklung der Gesamtkörpermuskulatur ist darüber hinaus gesundheitsrelevant für das Stoffwechselgeschehen (Energieumsatz) sowie die Herz-Kreislauffunktion (Entlastung des Herzmuskels) und bestimmt gleichzeitig maßgeblich die Bewegungsmobilität bzw. -stabilität (Sturzprophylaxe) mit.
- Verschiedene Übungen bzw. Übungsvarianten für den gleichen Muskel-Gelenkabschnitt führen zu unterschiedlichen Beanspruchungen der entsprechenden Binde- und Stützgewebestrukturen bzw. Muskelgruppen, wodurch bei Übungs- bzw. Übungsvariantenvielfalt Fehlbelastungen bzw. Fehlentwicklungen infolge Einseitigkeit vorgebeugt und eine umfassende Muskelentwicklung gesichert wird.
- Der für die Kraft*fähigkeiten* der einzelnen Muskelgruppen bestimmende Generalisierungsgrad und die damit verbundene Transferabilität lassen sich nur über den Einsatz verschiedener Übungen bzw. Übungsvarianten effektiv ausprägen und verfestigen.

6.6 Muskelkräftigung und Muskeldehnung

Das primärpräventive Krafttraining sollte neben der Muskelkräftigung auch Dehnungsübungen zum Erhalt bzw. zur Verbesserung der Beweglichkeit beinhalten

Die Begründung hierfür erfolgt sehr häufig unter Bezug auf muskelphysiologische Erkenntnisse, nach denen es bei wiederholten intensiven Kontraktionen zu irreversiblen Kontraktionsrückständen (Delta-Zustand) kommt, wenn der Muskel nicht gedehnt wird. D.h., der Muskel kehrt nicht vollständig in seinen Ausgangszustand zurück, sondern verbleibt in einem passiven Verkürzungszustand ohne elektrische Aktivität (DORDEL 1975, 42; DIETRICH/BERTHOLD/BRENKE 1985, 53; MAEHL 1986, 42; TRUNZ/FREIWALD/KONRAD 1992, 14).

Wie neuere Untersuchungen zeigen, läßt sich diese These, die primär auf laborexperimentellen Befunden von isolierten Muskelfasern des Frosches (RAMSEY/STREET 1940) beruht und ungerechtfertigterweise auf das Verhalten der menschlichen Skelettmuskulatur unter natürlichen Bedingungen übertragen wurde, so nicht halten (WIEMANN 1992, 69-70; WIEMANN 1993, 284; ULLRICH/GOLLHOFER 1994, 339;

KLEE 1995, 17). RAMSEY/STREET (1940, 24) stellten dabei in vitro fest, daß Kontraktionen von aus dem Froschmuskel herauspräparierten Muskelfasern unter 65 Prozent ihrer Ruhelänge - also in einem stark verkürzten Zustand - in einer verkürzten Länge verblieben, während Muskelfasern, die sich oberhalb dieser Länge kontrahiert hatten, wieder in die Ausgangslänge zurückkehrten. Nach einer Dehnung über 100 Prozent ihrer Ruhelänge zeigten jedoch auch die verkürzten Muskelfasern wieder das normale Verhalten.

Wie eine Analyse von üblichen Krafttrainingsformen ergab, werden diese in Dehnungsbereichen vollzogen, die sich zwischen 80 und 120 Prozent der Ruhelänge bewegen. In diesen Bereichen ist - was gleichfalls Versuche von RAMSEY/STREET bestätigen - kein Delta-Zustand zu befürchten (WIEMANN/JÖLLENBECK 1991, 32). Auch die Untersuchungen WIEMANNS (1992, 69) bei denen das Ruhe-Spannungs-Dehnungsverhalten der hinteren Oberschenkelmuskulatur sowohl nach einmaliger maximaler isometrischer Willkürkontraktion wie auch nach kurzzeitigem (15 min) dynamischen Krafttraining der ischiocruralen Muskeln nicht wesentlich verändert war, was mit klinischen Erfahrungen (FREIWALD/ENGELHARDT 1994, 331) übereinstimmt, sprechen gegen eine krafttrainingsinduzierte Muskelverkürzung. *Krafttraining scheint damit nicht per se zu Muskelverkürzungen und dadurch bedingten Beweglichkeitsverlusten zu führen.*

In Übereinstimmung damit stehen auch trainingsexperimentelle Ergebnisse zum Einfluß des Krafttrainings auf Parameter der Beweglichkeit. Sowohl STONE u.a. (1991, 223) als auch STEMPER (1994, 189) kommen in Auswertung von mehreren Längsschnittstudien zu dem Ergebnis, daß durch Krafttraining unabhängig vom Geschlecht zumindest mittelfristig (ca. 10 Wochen) keine Einschränkungen der Beweglichkeit zu befürchten sind. Zudem zeigen auch Langzeituntersuchungen an Gewichthebern, daß deren Beweglichkeit keine trainingsbedingte Verschlechterung erfährt, sondern über den Werten einer Durchschnittspopulation, jedoch unter derjenigen von Gymnasten, liegt (STONE/O'BRYANT 1987, 63).

Krafttrainingsbedingte Beweglichkeitseinschränkungen sind vor allem dann nicht zu erwarten, wenn das Prinzip der Vielseitigkeit (ausgewogene Beanspruchung von Agonisten/Synergisten und Antagonisten) beachtet wird und sich die übungsbedingte Muskelbeanspruchung über die vollständige Bewegungsamplitude des Gelenks erstreckt. Eine derartige Übungsgestaltung und -ausführung sichert, daß die das Gelenk umgebende Muskulatur harmonisch entwickelt wird und die das Aufrechterhalten der normalen Muskellänge unterstützenden Dehnreize beim Kräftigen selbst mit erfolgen (FLECK/KRAEMER 1988, 167; STONE u.a. 1991, 223).

Als weitere wesentliche Voraussetzung für ein die Beweglichkeit nicht negativ beeinflussendes Krafttraining, ist dessen angemessene Belastungsgestaltung zu nennen. Ein (zu) hoch dosiertes Krafttraining kann zu Über- und Fehlbelastungsreaktionen führen, die u.a. auch beweglichkeitseinschränkend wirken. So ist beispielsweise bekannt, daß es in Folge metabolisch ausbelastender muskulärer Beanspruchungen zur Zunahme des Widerstandes der Muskelfasern ("Muskelsteifheit") kommt. Erklärungen hierfür werden u.a. im ATP-Abfall und der damit verbundenen erhöhten Viskosität durch Rückgang der "Weichmacher-Wirkung" (WEINECK 1990, 236) sowie im Anschwellen der Muskelzellen durch laktatbedingte vermehrte Wasseraufnahme (WENDLER 1983, 125; MARTIN/BORRA 1983, 1211) gesehen. FREIWALD/ENGELHARDT (1994, 331) weisen darauf hin, daß im Ergebnis hochintensiver (Widerstandsintensität) oder schnellkräftiger Belastungen (Beschleunigungen) häufig typische Reaktionen an den Übergängen von Muskel-Sehnen und Sehnen-Knochen auftreten, die - wie auch der veränderte pH-Wert - über reflexhafte Verschaltungen auf das Gamma-Motoneuronensystem und damit auf die Muskulatur im Sinne deren Spannungserhöhung wirken. Auch der als Zeichen (zu) starker muskulärer Beanspruchungen aufretende und durch Mikrotraumen (u.a. strukturelle Defekte der Z-Scheiben der Sarkomere) verursachte "Muskelkater" kann zu Einschränkungen der Muskeldehnfähigkeit führen. In der Ausheilungsphase haben die feinsten Muskelverletzungen Narbenbildungen zur Folge, die sekundär einem Schrumpfungsprozeß unterworfen sind und somit die Muskelelastizität verringern (SCHNACK 1992, 27). Es ist also nicht das Krafttraining an sich, was einen höheren Spannungszustand der Muskulatur (hyperaktive Muskulatur) verursacht, sondern es sind die Über- und Fehlbelastungswirkungen nicht richtig dosierter Kraftbelastungen, die zu entsprechenden (neuro-)muskulären Reaktionen führen.

Nicht unerwähnt soll bleiben, daß in der Literatur auch auf die Möglichkeit der bindegewebsbedingten Beweglichkeitsminderung in Folge regelmäßigen Krafttrainings hingewiesen wird. Man geht davon aus, daß durch Krafttraining der Anteil des interstitiellen kollagenen Bindegewebes im Muskel zunimmt, wodurch dieser kompakter, im Gesamtbild also steifer und regider, wird. Die damit verbundene Erhöhung der Ruhespannung und folglich des Dehnungswiderstandes, würde die Forderung eines krafttrainingsbegleitenden Dehnungstrainings unterstützen (ULLRICH/GOLLHOFER 1994, 339). Andererseits ist - wie Muskelbiopsien bei Untrainierten, Anfängern und Spitzenkönnern im Bodybuilding zeigen - der Anteil des intramuskulären kollagenen Gewebes in der Muskulatur mit etwa 6 Prozent nur äußerst gering und bleibt über einen weiten Bereich der Muskelgröße annähernd konstant (MACDOUGALL 1994, 233), so daß zumindest im präventiven Krafttraining dadurch keine wesentlichen negativen Auswirkungen auf die Beweglichkeit zu erwarten sind.

Insgesamt wird deutlich, daß in der Vergangenheit der ungünstige Einfluß eines angemessen dosierten Krafttrainings auf Beweglichkeitsparameter überbewertet wurde.

Diese Einschätzung darf jedoch nicht dazu führen, die Muskeldehnung im Zusammenhang mit den Kraftbelastungen im allgemeinen und im primärpräventiven Bereich im besonderen zu vernachlässigen oder gar gänzlich zu negieren. Abgesehen von der Tatsache, daß der gegenwärtige Erkenntnisstand zur Beziehung Krafttraining und Beweglichkeit nur auf relativ wenigen Einzeluntersuchungen beruht und deshalb keinesfalls als empirisch endgültig abgesichert gelten kann und davon abgeleitete Folgerungen deshalb mit der gebotenen Vorsicht zu betrachten sind, weisen weitere Aspekte auf die Nützlichkeit und damit Notwendigkeit der Muskeldehnung im Rahmen des Krafttrainings.

Ein erster Gesichtspunkt betrifft die Muskeldehnung als eine das Krafttraining einleitende und vorbereitende Maßnahme. D.h., Dehnungsübungen sollten Bestandteil der Erwärmungsarbeit sein. *Vor allem die aktive intermittierende Dehnung (nicht ruckartig, sondern gefühlvoll, fließend, kontrolliert ausgeführt) ist hier von Bedeutung, da mit ihrer Hilfe der Muskel-Bandapparat allmählich und anforderungsgerecht auf die nachfolgenden intensiveren Belastungsbedingungen vorbereitet wird.* Der dabei erfolgende ständige rhythmische Wechsel zwischen Kontraktion/Dehnung und Entspannung/Entdehnung sowie das damit verbundene koordinierte Zusammenspiel korrespondierender Muskelgruppen kommen den bei den dynamischen Kraftbeanspruchungen gestellten neuromuskulären Anforderungen sehr nahe (SCHOBER u.a. 1990, 90). Darüber hinaus kann durch in der Erwärmung ausgeführte aktiv-dynamische Dehnungsübungen wirksam u.a. zur Steigerung der lokalen Muskeldurchblutung und des Gelenkstoffwechsels sowie zur Stimulierung der Herz-Kreislauffunktion beigetragen werden (DIETRICH/BERTHOLD/BRENKE 1985, 53; ULLICH/GOLLHOFER 1994, 340).

Nicht zuletzt profitieren besonders auch verkürzte Muskeln von einleitenden Dehnmaßnahmen, da nachweislich bereits singuläre bzw. kurzzeitige Dehnungsbehandlungen (unabhängig von der Dehnungsmethode) zu wesentlichen Verbesserungen des Bewegungsausmaßes im betreffenden Gelenk führen. Während sich der Gewinn der Bewegungsreichweite bei singulären Dehnmaßnahmen zwischen 5 und 7 Prozent bewegt (WIEMANN 1992, 68-69 u. 1993, 102), kann durch kurzzeitige Dehnungsprogramme die Verbesserung bis zu 11 Prozent betragen (WYDRA/BÖS/

KARISCH 1991, 392-393). Dadurch stehen im nachfolgenden Krafttraining größere Gelenkamplituden bei der Bewegungsausführung zur Verfügung, was die Kraftentfaltung unterstützt, zur Verletzungsprophylaxe beiträgt und zugleich die Gelenkbeweglichkeit selbst fördert.

Ein zweiter Aspekt, der auf die notwendige Einheit von Muskelkräftigung und Muskeldehnung weist, ergibt sich aus dem Vorhandensein von individuellen, nicht krafttrainingsbedingten Beweglichkeitsdefiziten in weiten Bevölkerungskreisen. Wie in zahlreichen Untersuchungen nachgewiesen werden konnte, verfügt eine Vielzahl an Personen über Muskelverkürzungen, die oftmals durch einseitige körperliche Anforderungen bzw. Zwangshaltungen (permanente Haltungs- und Bewegungsstereotype) im Beruf und Alltag (z.B. stundenlanges Sitzen) entstehen. Diesen vor allem den passiven Halte- und Bewegungsapparat gefährdenden Muskelfunktionseinschränkungen (DIETRICH/BERTHOLD/BRENKE 1985, 53) ist mittels der Muskelkräftigung allein nicht zu begegnen. Erst eine regelmäßige, gezielte Dehnung der Muskulatur kann hier die Defizite vermindern bzw. beseitigen (SCHNACK 1992, 14; EDER 1994, 418).

Darauf verweist eine zehnwöchige Studie von WIEMANN (1992, 56-57), in der bei Studenten ein dreimal pro Woche durchgeführtes dynamisches Krafttraining der ischiocruralen Muskeln verbunden mit einem Dehnungstraining für die gleiche Muskulatur zu einer signifikant verbesserten Dehnfähigkeit (der Hüftbeugewinkel steigerte sich um durchschnittlich etwa 17 %) führte. In den Versuchsgruppen dagegen, die das gleiche Krafttraining ohne Muskeldehnung absolvierten, kam es zu keiner wesentlichen Veränderung der Dehnfähigkeit der ischiocruralen Muskulatur und damit der Hüftbeweglichkeit. Auch die Untersuchung von TÖNNES/GLASMACHER (1992, zit. nach TRUNZ/FREIWALD/KONRAD 1992, 20) unterstreicht die Bedeutung von Dehnmaßnahmen bei der Muskelkräftigung, wenn es darum geht, Beweglichkeitsdefizite, die aus Muskelverkürzungen resultieren, abzubauen bzw. zu beheben. Nach einem einjährigen die Muskeldehnung einschließenden Krafttraining, konnten parallel zu deutlichen Kraftgewinnen auch hochsignifikante Verbesserungen der Beweglichkeit (u.a. Ischiocruralmuskulatur) erreicht und ursprüngliche Muskelverkürzungen weitestgehend beseitigt werden.

Auf die Notwendigkeit der Erhöhung der Dehnungsfähigkeit verkürzter Muskelgruppen durch Dehnmaßnahmen ist auch aus der Sicht der Krafttrainingseffizienz selbst zu verweisen. Die Grundlage hierfür bildet die Erkenntnis, daß ein verkürzter Muskel reflektorisch die Aktivität seines Antagonisten hemmt, wodurch dieser nicht optimal trainierbar ist. So konnte JANDA (1993, 11-12) bei der EMG kontrollierten Quadrizepskräftigung an der Beinschwinge (Beinstrecken) bei stark verkürzter

Beinbeugemuskulatur während der isolierten Kniestreckung paradoxerweise deutlich stärkere elektromyographische Potentiale der verkürzten ischiocruralen Muskeln als der Quadrizepsmuskulatur feststellen. D.h., bei dem Versuch den Quadrizeps zu kräftigen, wurden die Kniebeuger mehr aktiviert als die Kniestrecker. Eine über zwei Wochen erfolgende Dehnbehandlung, durch die eine gute Dehnbarkeit der verkürzten Muskulatur erreicht wurde, bewirkte, daß bei der Knie-Streck-Bewegung ausschließlich eine Aktivierung des Quadrizeps erfolgte. Erst ab diesem Zeitpunkt war eine effektive Kräftigung dieser Muskulatur gegeben. Nur über ein gezieltes Dehnungstraining der verkürzten Muskulatur können also die Voraussetzungen für ein wirksames Krafttraining der (meist abgeschwächten) Gegenspieler geschaffen werden, was die Basis für eine krafttrainingsinduzierte harmonische Entwicklung der Gesamtkörpermuskulatur bildet.

Ähnlich wie bei den durch Haltungs- bzw. Bewegungsstereotype verursachten Beweglichkeitsdefiziten verhält es sich bei den Beweglichkeitseinschränkungen mit zunehmendem Alter. Auch diesen zum Teil inaktivitätsbedingten, aber gleichfalls auf natürlichen, altersbedingten Degenerationsprozessen (u.a. Zunahme des Kollagengehaltes und der Querbrückenzahl, Abnahme von Elastin) beruhenden Einbußen kann nur mittels systematischer Dehnmaßnahmen, die in Einheit mit der Muskelkräftigung zu planen und zu realisieren sind, wirksam begegnet werden.

Wie vergleichende Untersuchungen bzw. Betrachtungen (WYDRA/BÖS/KAHRISCH 1991, 392-396; WIEMANN 1993, 101-104; WYDRA 1993, 104-109; ULLRICH/GOLLHOFER 1994, 339-344) zu den verschiedenen Dehnungsarten und -methoden zeigen, sind mittels aller Dehnungstechniken wesentliche Beweglichkeitsverbesserungen erreichbar, ohne daß dabei gegenwärtig von einer eindeutigen Überlegenheit einer Dehnungsform ausgegangen werden kann. *Zur gezielten Beseitigung von Muskelverkürzungen bzw. zur Aufrechterhaltung der Beweglichkeit im Alter sollte im Zusammenhang mit der Muskelkräftigung vornehmlich der permanenten Dehnung (statische Dauerdehnung) der Vorzug gegeben werden.* Für diese Methode sprechen vor allem ihre einfache, risikoarme Handhabbarkeit, gut differenzierbare Dosierbarkeit sowie die gezielte, relativ isolierte, energiesparende Ansprechbarkeit einzelner Muskelgruppen.

Ein weiterer Aspekt der Einheit von Muskelkräftigung und -dehnung betrifft die Abwärmphase ("cool-down") beim Krafttraining. Nach den Kraftbelastungen bieten sich Dehnungsübungen neben ihrer beweglichkeitsfördernden Funktion vor allem für die Beschleunigung lokaler Regenerationsvorgänge (besonders im Muskel) und das Erreichen einer allgemeinen körperlichen und psychischen Entspannung an.

Ersteres ist ausgehend von vorliegenden Untersuchungsbefunden am wirksamsten mit der intermittierenden Dehnung erreichbar. Zu diesem Ergebnis kommen SCHOBER u.a. (1990, 90), nachdem das muskuläre Entspannungsverhalten bei statischer, postisometrischer und dynamischer Dehnung gemessen wurde. Nach Ansicht der Autoren wirkt hauptsächlich die statische Dehnungsmethode aufgrund der Beeinträchtigung der muskulären Entspannungsfähigkeit hemmend auf die Wiederherstellungsprozesse im beanspruchten Muskel. Die positivsten entspannungs- und regenerationsfördernden Effekte konnten bei der intermittierenden Dehnung festgestellt werden. Die Begründüng hierfür wird primär im für diese Methode typischen rhythmischen Wechsel von Dehnung und Entdehnung, der u.a. zur Normalisierung der Durchblutungsverhältnisse, zum Abbau von Stoffwechselprodukten sowie zur energetischen Restitution im Muskel beiträgt, gesehen.

Wesentlich gerade auch im primärpräventiven Krafttraining ist für den ausklingenden Trainingsteil, daß nicht nur eine lokale muskuläre Entspannung und Erholung begünstigt, sondern darüber hinaus auch eine entspannende Wirkung im allgemeinen psychophysischen Bereich erreicht wird. Hierfür scheint, wie Erfahrungen und Erklärungsansätze zeigen, besonders die permanente Dehnung die Methode der Wahl zu sein. Es ist davon auszugehen, daß man sich nach dem Aufrechterhalten einer relativ intensiven Dehnungsspannung alles in allem gelöster fühlt, weil sich die "normale" Muskelspannung weniger deutlich bemerkbar macht. Darüber hinaus unterstützen insbesondere die bei der statischen Dehnung möglichen Dehnlagerungen die allgemeine Entspannung und bieten einen zusätzlichen Erholungseffekt für den passiven Halte- und Bewegungsapparat (DIETRICH/BERTHOLD/BRENKE 1985, 55; WIEMANN 1993, 103).

Insgesamt ist einzuschätzen, daß *die mit der Dehnung verbundenen Verbesserungen der lokalen muskulären Regeneration wie auch des allgemeinen psychophysischen Wohlbefindens als lohnenswerte Effekte nach einem Krafttraining zu werten sind.*

Auch wenn es weiterer Forschungsarbeiten zur tiefgründigeren Abklärung des Zusammenhanges zwischen Muskelkräftigung und -dehnung bedarf, ist davon auszugehen, daß die Potenzen des Krafttrainings für Gesundheit und allgemeine Leistungsfähigkeit nur dann optimal ausgeschöpft werden können, wenn es in Einheit mit Maßnahmen der Muskeldehnung geplant und verwirklicht wird.

Abgeleitete sprachlich-syntaktische Darstellung des Prinzips:

Handlungsanweisung

Sowohl zum Erhalt bzw. zur Verbesserung der Beweglichkeit wie auch der Vor- und Nachbereitung der Muskelkräftigung sollten im primärpräventiven Krafttraining gezielt Übungen zur Muskeldehnung Anwendung finden. Für die Vorbelastung der Muskulatur eignet sich dabei vor allem die aktive intermittierende Dehnung, während zur Nachbereitung darüber hinaus ebenso die permanente Dehnung zu nutzen ist. Letztere hat sich auch besonders bei der Vorbeugung bzw. Beseitigung von Beweglichkeitsdefiziten bewährt.

Kognitive Grundlagen

- Mittels zielgerichteter Muskeldehnmaßnahmen lassen sich verhaltens- und altersbedingte Beweglichkeitseinschränkungen, die u.a. den Halte- und Bewegungsapparat sowie die Krafttrainingseffizienz beeinträchtigen, vermeiden bzw. abbauen.
- Krafttrainingsvorgeschaltete Dehnmaßnahmen vor allem in Form des aktiven intermittierenden Dehnens dienen der anforderungsgerechten Vorbereitung der Muskel-Gelenkabschnitte durch adäquate neuromuskuläre Beanspruchungen, Förderung von Muskel- und Gelenkstoffwechsel sowie durch Vergrößerung der Bewegungsamplituden.
- Muskeldehnungen nach Kraftbelastungen verbessern neben der Beweglichkeit die muskuläre Regeneration (vor allem intermittierende Dehnung) und tragen zur allgemeinen psychophysischen Entspannung (vor allem statische Dehnlagerungen) bei.

6.7 Norm- und Befindlichkeitsbezogenheit der Bewegungs- und Belastungsgestaltung

Normorientiertheit im hier gebrauchten Sinne bezieht sich im Krafttraining vor allem auf die für die jeweilige Körperübung geforderte, äußerlich sichtbare normative Bewegungsausführung (Bewegungsnorm) wie auch die normative Belastungsgestaltung (Belastungsnormative). Befindlichkeitsbezogenheit beinhaltet dagegen zum einen das subjektive innerliche Wahrnehmen bzw. Erleben des normgerechten Übungsvollzuges (innere Bewegungswiderspiegelung) und zum anderen die subjektive Verarbeitung der über die Belastungsnormative erreichten Belastung (Belastungsempfinden).

Die Normbezogenheit im Krafttraining ist dabei eine notwendige, aber keine hinreichende Bedingung. Erst wenn gleichzeitig und gleichberechtigt die subjektive Widerspiegelung der normorientierten Bewegungs- und Belastungsgestaltung als wesentliches Kriterium für Trainingsqualität und -quantität mit Beachtung findet, kann der Zielstellung des primärpräventiven Krafttrainings entsprochen werden.

Aus der Sicht der einzelnen Kraftübung, genauer gesagt des ihr zugrundeliegenden Bewegungsvollzuges, verlangt der Grundsatz vom Lehrenden und Übenden, *den Zusammenhang von Außen- und Innensicht der Bewegung herzustellen und bei der praktischen Ausführung umzusetzen.* Ziel muß es sein, bei der Übungsabsolvierung die jeweils vorgegebene äußere Bewegungsform, die mittels räumlicher, zeitlicher und dynamischer Merkmale objektiv gekennzeichnet ist, durch ein adäquates subjektives inneres, auf eigenen Wahrnehmungen und Vorstellungen beruhendes Bild von der Bewegung normgerecht zu realisieren und zu kontrollieren.

Um dies erreichen zu können, bedarf es eines Lernprozesses, in dem nach und nach die Außensicht der Bewegung zu einem stimmigen inneren Bewegungsabbild transformiert wird. Für eine effektive Gestaltung dieses Lernprozesses ist eine bloße Beschreibung, Erklärung oder Demonstration des jeweiligen Bewegungsablaufes unzureichend. Neben den Formhinweisen sind dem Übenden vor allem die mit der Bewegung verbundenen interorezeptiv bedingten Wahrnehmungen zu vermitteln. Hierbei bieten sich besonders drei wahrnehmungsaktualisierende bzw. -lenkende methodische Zugänge an (ROSTOCK 1991, 99-100).

Ein erster ist in Form des sogenannten kontrastierenden Übens gegeben. Das bedeutet, man setzt Bewegungskontraste in räumlicher, zeitlicher und/oder dynamischer Hinsicht. Über dieses Kontrastieren nimmt der Übende die Bewegungsparameter bewußter wahr, was zur Vervollkommnung der Innensicht der Bewegung beiträgt (BREMER 1992, 287; KOLB 1994, 5). Beispielsweise kann man die räumlichen Parameter beim Rumpfheben aus der Bauchlage bei erhöhter Beckenlagerung kontrastieren, indem man einem nur geringen Anheben des Oberkörpers die Überstreckung gegenüberstellt und auf diese Weise das "Gefühl" für die dazwischenliegende korrekte Bewegungsausführung bis zur Horizontalen entwickelt.

Eine zweite Möglichkeit, die für die jeweilige Bewegung wesentlichen Wahrnehmungen zu verdeutlichen, beruht auf der Verkettung und der damit verbundenen Kompensierbarkeit der Analysatoren untereinander. D.h., bei Ausfall eines Analysators werden die übrigen intensiver angesprochen, um das entstandene Informationsdefizit auszugleichen. Unter Nutzung dieser Gesetzmäßigkeit können beispielsweise durch Ausschaltung des optischen Analysators (geschlossene Augen) bei der

Übungsausführung besonders die mit der Muskelkontraktion einhergehenden Spannungsänderungen im Muskel bewußter über die Kinästhetik wahrgenommen werden (KOLB 1994, 6).

Einen dritten methodischen Zugang stellt die sogenannte "Gefühlsbeschreibung" dar, die entweder bei der Bewegungsvermittlung vom Lehrenden oder aber vom Lernenden ("Übenden") selbst erfolgen kann. Aufgabe des Lehrenden ist es, dem Übenden vor Bewegungsbeginn mitzuteilen, welche Wahrnehmungen beim Übungsvollzug wann und wo zu erwarten sind (BREMER 1992, 287). Der Übende wird dadurch sensibilisiert. Er sucht während des Bewegens förmlich nach den vorab beschriebenen Wahrnehmungsinhalten, wodurch diese bewußter aufgenommen und verarbeitet werden. Bewährt hat sich, diese "Gefühlsbeschreibungen" in Form von "Ursache - Folge - Beziehungen" oder "Wenn - Dann - Zusammenhängen" vorzunehmen. Zur Verdeutlichung der Kraftübung "Armseitheben aus der erhöhten Bauchlage" könnte beispielsweise eine solche Gefühlsbeschreibung wie folgt lauten: "Je weiter Du die Arme kontrolliert seitlich über die Waagerechte hebst, desto stärker spürst Du, wie sich die Schulterblätter annähern und desto mehr fühlst Du die zunehmende Muskelspannung im oberen Rücken". Ähnlich wie der Lehrende kann der Übende selbst nach Bewegungsende das bei der Übungsausführung Wahrgenommene verbalisieren. Neben der dadurch erreichten bewußteren Informationsverarbeitung durch den Lernenden, ergibt sich dabei für den Lehrenden die Möglichkeit, die Wahrnehmungsinhalte zu kontrollieren, Richtiges zu bekräftigen sowie Falsches zu korrigieren.

Eine auf diesem Wahrnehmungslernen mit beruhende Bewegungsvermittlung ermöglicht ein schnelleres und qualitativ besseres Aneignen der Bewegungsstruktur der Körperübungen und schafft damit zugleich die Voraussetzungen für eine hohe Trainingswirksamkeit bei gleichzeitig verringerter Verletzungs- bzw. Schädigungsgefahr (TIEMANN 1991, 97; BREMER 1992, 289).

Die Norm- und Befindlichkeitsbezogenheit ist wie bereits einleitend angedeutet auch bei der Belastungsgestaltung im Krafttraining von entscheidender Bedeutung. Eine an objektiven äußeren Kriterien (Belastungsnormative) orientierte Belastungsdosierung stellt für eine wirksame Krafttrainingsgestaltung im primärpräventiven Bereich eine unverzichtbare Voraussetzung dar. Gleichzeitig kommt jedoch gerade hier auch der Beachtung der subjektiven Belastungsverarbeitung und der damit verbundenen Befindlichkeit entscheidende Bedeutung zu.

Ein Krafttraining im Rahmen der Primärprävention muß neben dem Erhalt bzw. der Verbesserung physiologischer bzw. motorischer Größen (beispielsweise Muskelmasse und -kraft) stets die Auswirkungen auf das subjektive Befinden berücksichtigen. Demzufolge *hat die normorientierte Belastungsgestaltung zu gewährleisten, daß das Training insgesamt als subjektiv angenehm und wohltuend empfunden bzw. erlebt wird.* Der Übende sollte gefordert werden, ohne sich überfordert zu fühlen. Er sollte belastet werden, ohne es als überlastend zu empfinden. Er sollte sich anstrengen müssen, ohne dabei den Eindruck der Überanstrengung zu haben. Das Training muß das Gefühl verleihen, etwas geleistet zu haben und das Geleistete muß mit einer als angenehm und zufriedenheitsgebend empfundenen Beanspruchung verbunden gewesen sein. Nur eine Krafttrainingsgestaltung, die sowohl norm- als auch befindlichkeitsbezogen ist, kann diesem Anspruch gerecht werden und damit tatsächlich zur Förderung des psychophysischen Leistungsvermögens, des Wohlbefindens und der Gesundheit beitragen.

Gleichzeitig werden erst dadurch die Voraussetzungen für ein dauerhaftes, lebensintegriertes Training geschaffen. Darauf verweisen u.a. verschiedene Untersuchungsergebnisse zur Sportpartizipation, wonach die Abbrecherquoten in Kursen des allgemeinen Fitneßtrainings dann besonders hoch sind, wenn sie rein bzw. nahezu ausschließlich funktional ausgerichtet sind, d.h. vorrangig physiologische, nicht aber emotionale und motivationale Gesichtspunkte berücksichtigen. Andererseits ist die Wahrscheinlichkeit einer dauerhaften Bindung an sportliche Aktivitäten um so grösser, je mehr die nur langfristig erreichbaren physiologischen Effekte durch kurzfristige, in der aktuellen sportlichen Situation erreichbare Ziele, zu denen u.a. auch die positive Befindlichkeit und Zufriedenheit zählen, überlagert werden (ABELE/BREHM 1990, 140-142; TIEMANN 1991, 96; STEMPER 1994, 304; PAHMEIER 1994, 3; BREHM/EBERHARDT 1995, 181).

Deshalb ist in diesem Zusammenhang ISRAEL (1995, 126) zuzustimmen, wenn er schreibt: "Es verdient hervorgehoben zu werden, daß für den Sporttreibenden die selbst wahrgenommenen psychischen Effekte des Trainings (Befindensänderungen) oft wichtiger sind für seine Motivation, "bei der Stange zu bleiben", als die vorhandenen wissenschaftlichen Erkenntnisse über positive körperliche Wirkungen der sportlichen Betätigung. Die Stimmungs- und Befindensänderung beeinflußt in hohem Maße das persönliche Verhältnis zum Training".

Nicht zuletzt ermöglicht eine Belastungsgestaltung, die in wechselseitiger Abgestimmtheit von objektiven Belastungsnormativen und subjektiven Belastungs- bzw. Anstrengungsempfinden erfolgt und längerfristig beibehalten wird, eine allmähliche Sensibilisierung des Trainierenden für den adäquaten Belastungsbereich. Mit anderen Worten, die objektiven Belastungskriterien sollten nicht nur zur gezielten Steuerung der Trainingsbelastung genutzt werden, sondern zugleich auf die Erreichung des entsprechenden "Belastungsgefühls" beim Übenden für ein primär über die Körperwahrnehmung reguliertes Training ausgerichtet sein. *Durch die Auswertung der subjektiven Belastungsempfindungen im Zusammenhang mit den objektiven Belastungsparametern ist das "Gespür" für die zweckmäßige Belastungshöhe zu vervollkommnen.* Der Übende entwickelt so die Fähigkeit, Änderungen der Belastungsdosierung in ihrer Wirkung auf den Körper einzuschätzen sowie Änderungen des Trainingszustandes mit adäquater Modifikation der Belastungsdosierung zu beantworten. Es vollzieht sich ein Übergang von der normorientierten zur primär befindlichkeitsbezogenen Belastungssteuerung. Die durch Wahrnehmungsschulung bewußt verinnerlichten Wirkungen, die aus den äußeren Belastungsnormen resultieren, werden in Form von Körper(beanspruchungs)erfahrungen zum entscheidenden Belastungsregulativ. Auf diesem Weg kann zur Herausbildung der Kompetenz zu einer vorrangig intuitiv gesteuerten angemessenen und wirksamen Belastungsdosierung im primärpräventiven Krafttraining beigetragen werden, was vor allem für ein zu forderndes lebensintegriertes, selbständiges Trainieren (u.a. Heimtraining) als unabdingbar anzusehen ist (TIEMANN 1993, 4).

Abgeleitete sprachlich-syntaktische Darstellung des Prinzips:

Handlungsanweisung

Zur Erreichung der Zielstellung des primärpräventiven Krafttrainings, ist bei dessen Bewegungs- und Belastungsgestaltung sowohl die Norm- als auch die Befindlichkeitsbezogenheit zu beachten. Das erfordert in Bezug auf die jeweilige Körperübung, die normative Bewegungsausführung (Bewegungsnorm) genauso wie deren subjektive innere Widerspiegelung als gleichberechtigte Kriterien der Übungsqualität und davon abzuleitender methodischer Einflußnahmen zu berücksichtigen. Für die Belastungsgestaltung bedeutet das, neben der unverzichtbaren Belastungssteuerung über die Belastungsnormative gleichermaßen die subjektive Belastungsverarbeitung (Belastungsempfinden) als Steuergröße mit heranzuziehen.

Kognitive Grundlagen

- Eine hohe Trainingswirksamkeit bei gleichzeitigem Ausschluß von Verletzungs- bzw. Schädigungsgefahr hat eine hohe Ausführungsqualität der Körperübungen zur Bedingung, die entscheidend durch die Stimmigkeit von objektiver normierter Außensicht und subjektiv empfundener Innensicht der jeweiligen Bewegung determiniert wird.

- Eine Belastungsgestaltung, die sowohl über objektive Belastungsnormative als auch über das subjektive Belastungsempfinden gesteuert wird, ist die Voraussetzung für eine kompetente, effiziente Belastungsdosierung, die bei Sensibilisierung für den adäquaten Belastungsbereich zur Förderung des psychophysischen Leistungsvermögens beiträgt und eine dauerhafte Bindung an die sportliche Aktivität unterstützt.

6.8 Alternsadäquate Belastungsgestaltung

Im langfristigen Leistungsaufbau des Leistungssportlers ist die Belastungsgestaltung vorrangig auf eine ständige Erhöhung der Trainingsbelastung (Prinzip der Belastungsprogression) ausgerichtet, was unverzichtbar ist, um eine trainingswirksame Reizsetzung auf Dauer erreichen und dadurch stetige leistungssteigernde organismische Adaptationen sichern zu können. Primärpräventiv ausgerichtete sportliche Aktivitäten im allgemeinen und das primärpräventive Krafttraining im besonderen verlangen dagegen nach einer alternsadäquaten Belastungsgestaltung, die neben der *Belastungssteigerung* gleichberechtigt die Aspekte des längerfristigen *Belastungserhaltes* und der *Belastungsvariation* einschließt.

Die Forderung nach ständig steigenden Belastungen kann unter primärpräventivem Gesichtspunkt als durchgängiges Prinzip nur auf die Wachstumsperiode und das körperliche Höchstleistungsalter bezogen werden (KRÜGER 1988, 112). *Für das primärpräventive Krafttraining ist abzuleiten, daß kontinuierliche Belastungserhöhungen vor allem für das Jugendalter (insbesondere die Adoleszenz) sowie das frühe Erwachsenenalter (bis etwa 30-35 Jahre) erstrebenswert sind.* In diesen Altersbereichen geht es mittels der Kraftbelastungen darum, zur aus gesundheitlicher Sicht individuell bestmöglichen Entwicklung der organismischen Anlagen beizutragen. Für die Erreichung dieser Zielstellung ist eine systematische Erhöhung der Belastungsanforderungen unumgänglich. Die Notwendigkeit ergibt sich unabhängig vom Niveau des erreichten Leistungsstandes. Leistungszuwachs und damit verbundene Verbesserungen organismischer Funktionstüchtigkeit sind auch auf geringem bis mittlerem Leistungsniveau stets an das Wirken des Widerspruchsgesetzes, d.h. an den Widerspruch zwischen den funktionellen Möglichkeiten und den sie übersteigenden psychophysischen Beanspruchungen gebunden.

Jenseits des Höchstleistungsalters, wo die Periode maximaler organismischer Adaptabilität überschritten ist, stellt sich die Situation anders dar. Setzt man den optimalen trainingsinduzierten Entwicklungsstand der psychophysischen Leistungsfähigkeit nach Erreichen der Maturität und den unmittelbar folgenden Jahren voraus, so besteht anschließend aus gesundheitlichen Erfordernissen keine Notwendigkeit der weiteren, aufgrund allmählich abnehmender Trainierbarkeit nur mit höheren Trainingsaufwendungen erreichbaren Leistungssteigerung. Im mittleren und höheren Lebensalter, steht nicht mehr die Verbesserung der Leistungs- und Funktionsfähigkeit des Organismus im Vordergrund, sondern hier geht es zunächst um die längerfristige Stabilisierung des erreichten Niveaus und in späteren Jahren um die markante Verzögerung des biologisch bedingten Niveauverlustes (KRÜGER 1988, 112).

Zur Erreichung dieser Zielstellungen sind im primärpräventiven Krafttraining - bezogen auf längere Zeiträume - keine ständig steigenden Belastungsanforderungen vonnöten. Vielmehr sollte *die Belastunghöhe im Alternsgang so lange wie möglich - unter Voraussetzung einer daraus resultierenden gesundheitsfördernden Beanspruchung - aufrechterhalten werden.*

Für die langfristige Sicherung der Leistungs- und Funktionsstabilisierung im fortgeschrittenen Erwachsenenalter kommt neben dem Erhalt der Gesamtbelastung der Belastungsvariabilität wesentliche Bedeutung zu. Durch das Variieren der Belastungsanforderungen (ohne deren Erhöhung) innerhalb des für das primärpräventive Krafttraining vorgegebenen Gesamtbelastungsrahmens kann dem Abstumpfen der Trainingsreize entgegengewirkt, die adaptogene Effizienz bewahrt und damit zum Erhalt der Trainingseffektivität beigetragen werden (WOROBJEWA/WOROBJEW 1978, 148; KREMPEL 1990, 35; SCHNABEL/HARRE/BORDE 1994, 90). ISRAEL (1994, 6) geht davon aus, daß durch Anforderungsvariationen die Koordination und Integration der organismischen Systeme nicht stereotyp erfolgen kann, sondern ständig neu zu organisieren ist, wodurch die Reizschwelle der Systeme niedrig und ihre Ansprechbarkeit hoch gehalten wird.

Die Belastungsvariabilität ist im primärpräventiven Krafttraining beispielsweise durch den Wechsel der Körperübungen, die Variation der Ausführungsweise der jeweiligen Körperübung bzw. ihrer Ausführungsbedingungen oder die Veränderung der Art des Übungswiderstandes (konstanter oder variabler) zu erreichen. Auch das bewußte Nutzen der Veränderung der Belastungsstruktur über bestimmte Belastungsfaktoren innerhalb der im primärpräventiven Krafttraining verfügbaren Bandbreite unterstützt das Aufrechterhalten der Trainingswirksamkeit. So sollten beispielsweise die in bestimmten Grenzen gegebenen Möglichkeiten der Modifikation der Belastungsintensität (Widerstandshöhe) und des damit im Zusammenhang stehenden Belastungsumfangs (Anzahl der Übungswiederholungen je Serie) ausgeschöpft werden. Neben der dadurch erreichbaren Anforderungsvariation, kann damit gleichzeitig die Wirkungsrichtung des Krafttrainings über eine bestimmte Zeit stärker auf die Ausdauer- bzw. Kraftkomponente gelenkt werden, was wiederum die Trainingseffektivität begünstigt (vgl. auch Abschnitt 7.3).

Ein gänzlicher Verzicht auf den Aspekt der ansteigenden Belastung ist jedoch auch im mittleren und höheren Erwachsenenalter nicht vertretbar, da oftmals zeitweilig (kurz- und mittelfristig) und partiell (auf bestimmte Körperregionen bzw. Muskelgruppen bezogen) in besonderen Situationen Belastungserhöhungen unumgänglich sind. So kann es beispielsweise durch Verletzungen, Erkrankungen, Berufspflichten und andere soziale Komponenten zur zeitweiligen Unterbrechung der Ausübung des Krafttrainings insgesamt oder bezogen auf einzelne Körperregionen und damit verbunden zu erheblichen globalen oder partiellen muskulären Leistungsdefiziten kommen. Um das ursprüngliche Leistungsniveau wiedererlangen zu können, ist hier über einen gewissen Zeitraum ein Üben mit allmählich ansteigenden Belastungsanforderungen notwendig, was auch durch die Begriffswahl "Auftrainieren" zum Ausdruck gebracht wird.

Die Steigerung der Belastung im primärpräventiven Krafttraining kann über verschiedene Belastungsfaktoren erfolgen und muß die Einheit und Wechselbeziehung ihrer Wirkung beachten. Dabei kommt der umfangsbezogenen Belastungserhöhung, die vor allem über Belastungsumfang, -dauer und -häufigkeit realisiert werden kann, vorrangige Bedeutung zu. Sie ist die Voraussetzung für eine Steigerung der Trainingseffizienz auf der für das primärpräventive Krafttraining notwendigen gesamten gesundheitsrelevanten Wirkungsbreite und damit für das Erreichen der angestrebten komplexen organismischen Adaptationen. Darüber hinaus verbessert die umfangsbetonte Belastungserhöhung die individuelle Belastbarkeit, wodurch Überbeanspruchungen und damit verbundenen Gesundheitsgefährdungen vorgebeugt werden kann (SCHNABEL/HARRE/BORDE 1994, 279).

Die Ausführungen zeigen, daß dem Prinzip der alternsadäquaten Belastungsgestaltung - in Einheit seiner drei Hauptaspekte Belastungssteigerung, -erhalt und -variation - für das Erreichen der Zielstellungen des primärpräventiven Krafttrainings wesentliche Bedeutung beizumessen ist.

Abgeleitete sprachlich-syntaktische Darstellung des Prinzips:

Handlungsanweisung

Im primärpräventiven Krafttraining ist zur längerfristigen Entwicklung der organismischen Leistungs- bzw. Funktionsfähigkeit im Jugend- und frühen Erwachsenenalter sowie für kurz- und mittelfristige globale oder partielle Leistungs- bzw. Funktionsverbesserungen im mittleren und höheren Erwachsenenalter die Trainingsbelastung kontinuierlich zu erhöhen, um durch steigende Beanspruchung der leistungsrelevanten Organsysteme mit nachfolgender Wiederherstellung die erforderlichen Anpassungseffekte auszulösen. Die Belastungssteigerung hat dabei primär über die umfangsbezogene Seite (Belastungsdauer, -umfang, -häufigkeit) zu erfolgen und muß die Einheit und Wechselwirkung der Belastungsfaktoren beachten. Für die längerfristige Stabilisierung der psychophysischen Leistungsfähigkeit jenseits des Höchstleistungsalters sollte der Erhalt der Gesamtbelastung bei gleichzeitiger Variation der Belastungsanforderungen im Vordergrund stehen.

Kognitive Grundlagen

- Aufgrund des gesetzmäßigen Zusammenhanges von Belastung, Beanspruchung und Anpassung (Reiz-Anpassungs-Gesetz) nimmt eine über eine bestimmte Zeit in ihrer Stärke gleichbleibende Trainingsbelastung in ihrer Wirkung nach und nach ab und verliert damit ihre leistungssteigernden Effekte.
- Eine vorrangig umfangsbezogene Belastungserhöhung führt im primärpräventiven Krafttraining vor allem im Jugend- und frühen Erwachsenenalter zu den notwendigen komplexen gesundheitsrelevanten Leistungs- und Funktionsverbesserungen, erhöht zudem die allgemeine Belastungsverträglichkeit und hilft dadurch Überbeanspruchungen und Fehlbelastungsschäden zu vermeiden.
- Nach Überschreiten des Höchstleistungsalters, wo es allmählich zur biologisch bedingten Verminderung der Trainierbarkeit kommt, kann durch Erhalt der Gesamtbelastung bei gleichzeitiger Belastungsvariation das Leistungsniveau längerfristig stabilisiert und in späteren Jahren der Leistungsrückgang verzögert werden.

7 Methodik des primärpräventiven Muskelkrafttrainings

Ausgehend von den in den vorhergehenden Kapiteln der Arbeit dargestellten Bestimmungsaspekten des primärpräventiven Krafttrainings, der Gesundheitsrelevanz der durch die verschiedenen Krafttrainingsformen erreichbaren Wirkungen sowie den für den primärpräventiven Bereich abgeleiteten und begründeten methodischen Krafttrainingsprinzipien ist es das Anliegen des folgenden Abschnittes, wesentliche Positionen zur konkreten inhaltlich-methodischen Gestaltung des Krafttrainings im Rahmen der Primärprävention herauszuarbeiten.

7.1 Zieladäquate Belastungs- und Organisationsmethode

Zur Sicherung seiner Zielstellung (vgl. Abschnitt 4.2) bedarf das primärpräventive Krafttraining - wie bereits in den Trainingsprinzipien zum Ausdruck kommt - einer eigenständigen, spezifisch ausgerichteten inhaltlich-methodischen Gestaltung. Wesentlicher Ausgangspunkt für diese muß dabei die Gewährleistung einer optimierten Aufwand-Nutzen-Relation sein. Das Krafttraining ist so anzulegen, daß die angestrebte hohe gesundheitliche Wirkungsbreite mit einem möglichst geringen zeitlichen Aufwand und unter weitestgehendem Ausschluß jeglicher Gesundheitsgefährdung erreicht wird. Nur dadurch sind die Bedingungen dafür zu schaffen, daß die Trainingsform zu einem lebensintegrierten Bestandteil des Alltags werden kann, was wiederum Voraussetzung für die Zielerreichung ist.

Im Ergebnis der im Kapitel 5 vorgenommenen Auswertung der empirischen Krafttrainingsstudien sowie unter Berücksichtigung weiterer umfassender diesbezüglicher Literatur-Reviews (FLECK/KRAEMER 1987, STEMPER 1994) ist einzuschätzen, daß ein moderates dynamisches kraftausdauerorientiertes Muskeltraining am ehesten den genannten Anforderungen an ein Krafttraining im Rahmen der Primärprävention gerecht wird. Gleichzeitig weisen die empirischen Ergebnisse darauf hin, daß die zweckmäßigste Organisationsform das Kreistraining darstellt. *Als zieladäquate Belastungs- und Organisationsform des primärpräventiven Krafttrainings ist damit das moderate dynamische kraftausdauerorientierte Kreistraining (auch Zirkel- oder Circuittraining genannt) anzusehen.*

Das Wesensbestimmende dieser Trainingsform, wodurch sie sich auch vom im leistungsorientierten Krafttraining vorherrschenden Stationstraining unterscheidet, ist die - meist in Kreisform - erfolgende systematische Übungsreihung. Diese wird so vorgenommen, daß durch jede Übung, von der im allgemeinen jeweils nur eine Wiederholungsserie pro Kreisdurchgang absolviert wird, nacheinander akzentuiert unterschiedliche Muskelgruppen aktiviert werden. Beanspruchte Muskelpartien haben somit zwischenzeitlich die Möglichkeit zur Regeneration, wodurch die Pausenintervalle zwischen den verschiedenen Übungen sehr kurz gehalten bzw. unter Umständen sogar ganz entfallen können (SCHOLISCH 1984, 87; MARTIN/CARL/LEHNERTZ 1991, 334; STEMPER/WASTL 1994, 5; SCHNABEL/BORDE/HARRE 1994, 366; TESCH 1994, 372; SCHEIBE 1994, 64).

Bedingt durch die nur geringen bzw. fehlenden Pausen zwischen den verschiedenen Übungen kann über die Zeitdauer des Kreisdurchganges hinweg eine nahezu ununterbrochene Belastung des Organismus, insbesondere des Herz-Kreislaufsystems und Stoffwechsels, aufrechterhalten werden. Darin ist die Ursache dafür zu sehen, daß diese Organ- bzw. Funktionssysteme trotz der zu realisierenden Kraftausdauerbeanspruchungen ähnlich wie bei der reinen Ausdauerschulung mit trainiert und vervollkommnet werden können. Daraus erklärt sich letztlich auch die gesundheitliche Wirkungsbreite des dynamischen kraftausdauerorientierten Kreistrainings, die von keiner anderen Krafttrainingsform bzw. -methode erreicht wird.

7.2 Kennzeichnung der grundlegenden Belastungsstruktur und -gestaltung

Für die nähere Beschreibung der Belastungs- und Organisationsmethode des dynamischen kraftausdauerorientierten Kreistrainings kommt der Belastungsstruktur wesentliche Bedeutung zu. Die wichtigsten Komponenten der Belastungsstruktur sind dabei die Körperübungen (Anzahl, Art, Reihung) und die Widerstandsintensität, die Anzahl der Bewegungswiederholungen je Serie sowie die Bewegungsfrequenz und die dadurch bestimmte Dauer jeder Übungsserie, die Pausenintervalle zwischen den Körperübungen bzw. Kreisdurchgängen, die Anzahl der Kreisdurchgänge bzw. Übungsserien sowie die Trainingshäufigkeit. Durch die Konstellation dieser Belastungsfaktoren werden Wirkungsrichtung und Wirkungsgrad des Kreistrainings maßgeblich bestimmt. Nachfolgend soll mittels dieser Belastungskomponenten die fundamentale Belastungsstruktur des primärpräventiven Krafttrainings näher charakterisiert werden (vgl. auch Tab. 26).

Tab. 26: Belastungsstruktur des primärpräventiven Krafttrainings

BELASTUNGS- UND ORGANISATIONSMETHODE	KREISTRAINING
Zahl der Körperübungen pro Kreis	8 - 12
Art der Körperübungen	Beanspruchung von mind. 1/6 der Gesamtkörperskelett-muskulatur
Körperübungsreihung	nacheinander erfolgender Wechsel der beanspruchten Muskelgruppen
Widerstandsintensität	40 - 60 % der individuellen dynamischen Maximalkraft
Wiederholungszahl je Körperübung	15 - 25 (3/4 bis 4/5 des individuellen Wiederholungs-maximums)
Übungsdauer je Körperübung	30 - 60 sec
Bewegungsausführung u. -tempo	gleichmäßig u. mittelschnell
Pause zwischen den Körperübungen	30 Sekunden u. weniger
Anzahl der Kreisdurchgänge	2 - 3
Trainingshäufigkeit	2 - 3 Trainingseinheiten pro Woche

7.2.1 Körperübungen

Die Belastungskomponente "Körperübungen" ist weiter auszudifferenzieren. Im einzelnen haben für die Belastungsgestaltung die Anzahl und Art der Körperübungen sowie die Übungsreihung maßgebliche Relevanz.

Wie die Erfahrungen der Trainingspraxis zeigen, *sollte die Anzahl der innerhalb eines Kreistrainingsdurchganges eingesetzten verschiedenen Körperübungen im all-*

gemeinen 8 bis 12 betragen. Als Minimalanforderung sind 6 Übungen anzusehen und die obere Grenze kann mit etwa 15 Übungen angegeben werden. Die genannte Übungsanzahl ist notwendig, um zum einen alle größeren Muskelpartien des Körpers beanspruchen und zum anderen eine den Trainingszielen entsprechende Gesamtbelastungszeit gewährleisten zu können (HABER 1986, 19; ACSM 1990, 270). Ähnlich wie ein Zuwenig, kann sich auch ein Zuviel an Übungen u.a. angesichts der dadurch verursachten beeinträchtigten Überschaubarkeit und Handhabbarkeit des Programmes limitierend auf die Trainingseffizienz auswirken (SCHEIBE 1994, 64).

Die *Art* der Körperübung bezieht sich einerseits auf die durch die einzelne Übung beanspruchte Muskelmasse. *Die im Kreistraining eingesetzten Übungen sollten mindestens ein Sechstel der Gesamtkörpermuskelmasse belasten (entspricht der Muskelmasse eines Beines)*, was Voraussetzung für die Herz-Kreislauf- und Stoffwechselwirksamkeit des Trainings ist (MELLEROWICZ/FRANZ 1981, 39; HOLLMANN 1990, 87). Folglich ist auf Übungen mit eng begrenzter, lokaler Beanspruchung einzelner kleinerer Muskelgruppen zu verzichten. Geeignet sind dagegen Übungen, die zumindest regional mehrere Muskelgruppen gleichzeitig aktivieren oder im Sinne von Ganzkörperübungen global mehr oder weniger die Gesamtkörpermuskulatur beanspruchen.

Auf den Zusammenhang zwischen der Größe der den Kraftübungen zugrundeliegenden Muskelmasse und den kardiovaskulären bzw. metabolischen Trainingswirkungen verweist TESCH (1994, 240). Basierend auf eigenen Untersuchungen stellt er fest, daß die Sauerstoffaufnahme selbst während intensiven Krafttrainings bei Inanspruchnahme großer Muskelgruppen, wie das beispielsweise bei der Beinpresse bzw. Kniebeuge der Fall ist, zwischen 50 bis 60 Prozent der maximalen aeroben Kapazität liegt, was gleichermaßen für Krafttrainierte wie auch Untrainierte gilt. Bei Belastung kleinerer Muskelgruppen, etwa der des Oberkörpers, fällt die Sauerstoffaufnahme entsprechend niedriger aus. SCALA u.a. (1987, 50) bestätigen diese Ergebnisse bei einem mehr extensiv angelegten Krafttraining mit männlichen Probanden (Gewichtheber). Während der Beanspruchung großer Muskelgruppen der unteren Extremitäten bzw. des Rumpfes (z.B. Kniebeugen, Rumpfheben) betrugen die durchschnittliche Sauerstoffaufnahme 58 Prozent des Maximums und der mittlere Energieverbrauch 11,5 Kilokalorien pro Minute. Wurden dagegen kleine Muskelgruppen relativ isoliert trainiert (z.B. Armcurl, Nackenpresse) verringerten sich die Sauerstoffaufnahme auf durchschnittlich 34 Prozent und der Energieumsatz auf 6,8 Kilokalorien pro Minute. Tendenziell ähnliche Resultate, die die Notwendigkeit der Beanspruchung einer möglichst großen Muskelmasse durch Kraftübungen vor allem für die angestrebten gesundheitsprotektiven kardiovaskulären und metabolischen

Effekte unterstreichen, wurden in weiteren Studien zum intensiven Krafttraining wie auch zum Kraftausdauertraining gewonnen (vgl. Tab. 15).

Die Art der Körperübung hat desweiteren den durch die methodischen Prinzipien festgelegten Anforderungen zu entsprechen. Für die einzelnen Übungen bedeutet das, vor allem den Kriterien der dynamischen Kraftausdauerbeanspruchung (wechselnde konzentrische - exzentrische Muskelkontraktionen mittlerer Intensität), der Binde- und Stützgewebeschonung (keine Übungen mit extremen Körperpositionen) sowie der Funktionalität (Übungen berücksichtigen die physiologischen bzw. funktionell-anatomischen Bedingungen der Muskulatur) zu genügen. Sofern diesen Bedingungen entsprochen wird, eignen sich vor allem Übungen unter Einsatz des eigenen Körpergewichtes (oder Teilen davon), Übungen mit freien Zusatzgewichten oder auch an Krafttrainingsgeräten für das primärpräventive Krafttraining.

Aus der Sicht des Gesamtprogrammes ist bei der Auswahl der Körperübungen desweiteren der Grundsatz der Vielseitigkeit zu beachten, um die ausgewogene Entwicklung der Gesamtkörpermuskulatur sichern zu können. Dazu ist es notwendig, Übungen sowohl für die Rumpf- als auch Extremitätenmuskulatur und innerhalb dieser Körperbereiche sowohl für die Agonisten/Synergisten wie auch Antagonisten sowie stets unter Berücksichtigung beider Körperhälften einzusetzen.

Die *Übungsreihung* innerhalb des Programmes hat - wie bereits unter 7.1 angesprochen - so zu erfolgen, *daß nacheinander akzentuiert unterschiedliche Muskelgruppen beansprucht werden*, was als entscheidende Voraussetzung für die Umsetzbarkeit der zu fordernden Gesamtbelastungsgestaltung anzusehen ist. Gleichzeitig sollte dadurch soweit wie möglich der Wechsel von Be- und Entlastung der passiven Strukturen des Halte- und Bewegungsapparates (vor allem Gelenke und Wirbelsäule) gewährleistet werden.

7.2.2 Widerstandsintensität (Reizintensität)

Im allgemeinen sind bei Untrainierten biopositive Anpassungen der Muskulatur durch Training dann zu erwarten, wenn die Beanspruchungen die Höhe der Alltagsbelastungen überschreiten. Für Kraftanforderungen geht man davon aus, daß sich die durch die alltäglichen Belastungen hervorgerufenen Muskelspannungen zwischen 20 bis 30 Prozent der individuellen isometrischen Maximalkraft bewegen. Bei einem Training in diesem Intensitätsbereich - auch als Indifferenzbereich bezeichnet - ist demzufolge kaum eine wesentliche Veränderung von Muskelmasse bzw. -kraft anzunehmen, vorausgesetzt der Muskel befindet sich nicht in einem merklichen Atrophiezustand. Die sich daraus ableitende minimale Intensität für ein überschwelliges, entwicklungswirksames Krafttraining wird zumindest für den nicht bzw. gering trainierten Muskel entsprechend mit etwa 30 bis 40 Prozent der individuellen isometrischen Maximalkraft angegeben (SCHOBERT 1980, 68; HETTINGER 1983, 93; GUTENBRUNNER 1990, 69 u. 110). GETTMAN/POLLOCK (1981, 46) kommen ebenfalls im Ergebnis der vergleichenden Betrachtung verschiedener Studien speziell zum Kreistraining zu dem Schluß, daß vor allem für Untrainierte bzw. weniger Trainierte Belastungen in Höhe von 40 Prozent der dynamischen Maximalkraft für Trainingsanpassungen (u.a. Muskelmasse/-kraft) ausreichen.

Da das primärpräventive Krafttraining jedoch nicht nur auf Muskelmasse und -kraft, sondern gleichfalls auf die Förderung der vorrangig aeroben Ausdauerkomponente und der vor allem damit verbundenen Herz-Kreislauffunktion auszurichten ist, kommt der dadurch bedingten Obergrenze der Widerstandsintensität ebenfalls wesentliche Bedeutung zu. Hierfür sind besonders die Erkenntnisse zu den Zusammenhängen zwischen der Intensität des Krafteinsatzes und der Muskeldurchblutung sowie den daraus resultierenden kardiozirkulatorischen und metabolischen Reaktionen zu berücksichtigen (vgl. Abschnitt 5.3.1). Aufgrund der Tatsache, daß es bei dynamischen Kraftbelastungen, ab etwa 70 Prozent der individuellen Maximalkraft zu einem durch Gefäßkompression bedingten weitestgehenden Durchblutungsstop in der Muskelkontraktionsphase kommt, was unter gesundheitlichem Aspekt kritisch aus der Sicht der Herz-Kreislauffunktion (Blutdruckanstieg, Herzdruckarbeit) und des Stoffwechsels (anaerober laktazider Stoffwechsel) zu betrachten ist und nicht zu der angestrebten Gesundheitswirksamkeit führt, sollte das primärpräventive Krafttraining mit Widerstandsintensitäten, die unter 70 Prozent der dynamischen Maximalkraft liegen, realisiert werden.

Bei Berücksichtigung der angeführten Erkenntnisse und ausgehend von den Erfahrungen der Trainingspraxis *kann der optimale Intensitätsbereich für das Krafttraining im Rahmen der Primärprävention mit 40 bis 60 Prozent der individuellen dynamischen Maximalkraft angegeben werden* (GETTMAN/POLLOCK 1981, 46; STEMPER 1994, 168; SCHNABEL/HARRE/BORDE 1994, 366; TESCH 1994, 372).

Auch die im Rahmen der vorliegenden Arbeit ausgewerteten Studien zum meist in Form des Kreistrainings durchgeführten kraftausdauerorientierten Muskeltraining beinhalten fast ausschließlich Widerstandsintensitäten zwischen 40 und 60 Prozent der dynamischen Maximalkraft, wodurch unter Beachtung der damit erzielten gesundheitsprotektiven Wirkungen im kardiovaskulären und metabolischen Bereich (vgl. Abschnitte 5.3 u. 5.4) ebenfalls die Zieladäquatheit dieses Intensitätsspektrums bestätigt werden kann. Gleichzeitig trägt der moderate Intensitätsbereich dazu bei, der geringeren Belastbarkeit und den verzögerten Anpassungsreaktionen des Binde- und Stützgewebes Rechnung zu tragen.

Die Bestimmung der Widerstandsintensität der jeweiligen Übung kann zum einen über Maximalkrafttests erfolgen und zum anderen mittels der Reizintensitäts-Häufigkeitskurve vorgenommen werden.

Für die Intensitätsermittlung durch Maximalkrafterhebungen sollten dynamische Testverfahren Anwendung finden, da sich die in statischen Maximalkrafttests (beispielsweise mittels Dynamometrie) erfaßten Kraftwerte stets primär auf die getestete Winkelposition beziehen und keine ausreichenden Rückschlüsse auf die Kraftverhältnisse bei dynamischer Bewegungsausführung über die gesamte Bewegungsamplitude zulassen. Darüber hinaus ist die statische Maximalkraftmessung bei vielen Übungen erst mittels aufwendiger meßtechnischer Voraussetzungen möglich. Die dynamische Maximalkraftmessung ist dagegen ohne großen Aufwand bei den meisten Übungen realisierbar, wobei die Übungsausführung identisch ist mit der beim eigentlichen Training, was direkte Ableitungen für die Steuerung der Trainingswiderstandsintensität gestattet. Als entscheidende Voraussetzung ist jedoch hier das Vorhandensein genau dosierbarer, abstufbarer Widerstände, wie das u.a. beim Einsatz freier Gewichte bzw. Kraftmaschinen im allgemeinen der Fall ist, zu nennen, wodurch ebenfalls der Einsatz Einschränkungen unterworfen ist.

Bei den dynamischen Maximalkrafttests wird für jede Übung der Widerstand bestimmt, der im Rahmen einer vollständigen korrekten Bewegungsausführung gerade einmal überwunden werden kann. Dieser so festgestellte Höchstwiderstand entspricht als dynamischer Maximalkraftwert einer Widerstandsintensität von 100 Prozent und erlaubt die Berechnung des angemessenen Trainingswiderstandes von 40 bis 60 Prozent der Maximalkraft.

Beim zweiten möglichen Weg der Intensitätsbestimmung über die Reizintensitäts-Häufigkeitskurve - dem die Abhängigkeit der Anzahl der möglichen Übungswiederholungen von der Widerstandsintensität zugrunde liegt - ist beim mittelfrequenten Üben gegen einen beliebigen Widerstand die maximale Wiederholungszahl bei korrekter Übungsausführung zu ermitteln. Die erreichte Zahl der Übungswiederholungen wird in Bezug zu oben genannter Abhängigkeitskurve gesetzt und über diese die entsprechende Belastungsintensität abgeleitet (EINSINGBACH 1990, 63). Basierend auf dieser Vorgehensweise kann grob verallgemeinert gesagt werden, daß der zu fordernde Intensitätsbereich von 40 bis 60 Prozent der Maximalkraft einem Spektrum maximaler Übungswiederholungszahlen zwischen etwa 35 und 20 entspricht. Übungen, deren Wiederholungsmaximum darunter bzw. darüber liegt, würden demzufolge der adäquaten Widerstandsintensität nicht gerecht werden. Selbst wenn dieses Verfahren nicht so zuverlässig und objektiv wie die Maximalkraftmessung ist, bleibt es bei vielen Übungen ohne exakt dosierbarer Zusatzlast die einzige Möglichkeit der Intensitätsbestimmung.

7.2.3 Anzahl der Bewegungswiederholungen je Serie (Reizhäufigkeit)

Wichtig für die Wahl der Wiederholungszahl einer Serie der jeweiligen Übung ist, daß beim Trainieren eine Ermüdung, jedoch keine Erschöpfung (Ausbelastung) der aktivierten Muskulatur erreicht wird. Wie bereits ausführlicher dargestellt (vgl. Abschnitte 6.2 u. 6.7), sind erschöpfende Muskelbeanspruchungen unter kardiovaskulärem (Preßatmung, hohe Blutdruckwerte, Herzdruckarbeit) und metabolischem Aspekt (hohe Laktatwerte) wie auch aus der Sicht der Bewegungsgüte (halte- und bewegungsapparatgefährdende Ausbelastungsbewegungsfehler) sowie der Befindlichkeit (emotional-motivationale Beeinträchtigungen) im primärpräventiven Krafttraining abzulehnen.

Die sich damit ergebende Frage nach der Unter- und Obergrenze der Serienwiederholungszahl bei Kraftausdauerbelastungen ist bisher nicht ausreichend untersucht worden. Erste Befunde hierzu liefern Untersuchungen von BUSKIES/BOECKH-BEHRENS/ZIESCHANG (1996, 172-177) an krafttrainingsvertrauten männlichen und weiblichen Sportstudenten. In einer Studie zur Überprüfung eines mehr in Richtung intensives Muskelaufbautraining tendierenden Tainingsprogrammes (4 Übungen zu je 3 Serien, Serienpause 3 min, Belastungsintensität 12-16 RM), konnte festgestellt werden, daß eine um 20 Prozent reduzierte Wiederholungsanzahl pro Serie im Vergleich zum Wiederholungsmaximum vor allem wesentlich geringere mittlere Blutlaktatwerte (5,7 mmol/l gegenüber 8,1 mmol/l; $p<0,001$) zur Folge hat. Eine andere Untersuchung eines mit reduzierter Wiederholungszahl (3/4 des Wiederholungsmaximums) dreimal wöchentlich über 9 Wochen durchgeführten Kraftausdauertrainings (8 Übungen, 2 Sätze/Übung, 20 Wiederholungen/Serie) führte zu mit Muskelmassezunahmen und Körperfettreduzierungen verbundenen durchschnittlichen Steigerungsraten der Kraftausdauer von 63 bis 148 Prozent sowie der Maximalkraft zwischen 8 und 15 Prozent. Schließlich ergab ein weiteres achtwöchiges Experiment, dessen Gegenstand ein Kraftprogramm (8 Übungen, 3 Sätze/Übung, Widerstandsintensität etwa 70 % der individuellen Maximalkraft, 3 Übungseinheiten/Woche) war, bei dem jede Übungsserie bei einem subjektiven Belastungsempfinden "mittel" abgebrochen wurde - dies entsprach etwa 60 bis 70 Prozent der maximalen Wiederholungszahl -, Kraftausdauerzuwächse von immerhin noch 25 bis 65 Prozent und Maximalkraftgewinne von 7 bis 19 Prozent.

Einen weiteren Hinweis zur Wahl der adäquaten Serienwiederholungszahl beinhaltet die Untersuchung von FLECK/DEAN (1987, 117), wo nachgewiesen werden konnte, daß bei Kraftbelastungen unabhängig von Trainingszustand und Widerstandsintensität - überprüft wurden Widerstandsbereiche zwischen 50 und 100 Prozent der individuellen dynamischen Maximalkraft - die höchsten Herzfrequenz- und Blutdruckwerte während der letzten drei Wiederholungen einer bis zur Muskelerschöpfung ausgeführten Übungsserie auftreten.

Diese wenigen Befunde weisen darauf hin, daß ein in der Serienwiederholungszahl reduziertes Krafttraining die kardiale und metabole Belastung aus gesundheitlicher Sicht wesentlich günstiger gestaltet als das bei muskelausbelastenden Kraftanforderungen der Fall ist und daß damit gleichzeitig ein Beitrag zur essentiellen Förderung der muskulären Leistungsfähigkeit geleistet werden kann.

Für das primärpräventive Krafttraining ist - aufgrund der wenigen empirischen Ergebnisse mit der gebotenen Vorsicht - abzuleiten, daß die Obergrenze der Wiederholungszahl einer Übungsserie durch die letzten 3 Wiederholungen des jeweiligen individuellen Wiederholungsmaximums gesetzt ist. Dementsprechend sollte die einzelne Übung höchstens so oft wiederholt werden, daß nach Übungsabbruch noch eine Wiederholungsreserve von 3 Wiederholungen besteht. Bezüglich des unteren Grenzwertes ist vorerst mehr oder weniger hypothetisch von einer Serienwiederholungszahl von etwa 60 Prozent des Wiederholungsmaximums auszugehen. Eigene in der Krafttrainingsgspraxis gesammelte Erfahrungen lassen einen Bereich von 75 bis 80 Prozent der individuellen maximalen Wiederholungszahl als optimal erscheinen, da hier innerhalb einer Übungsserie eine annähernde Optimierung des Verhältnisses von Trainingsaufwand bzw. Trainingsbelastung/-beanspruchung einerseits und Trainingsnutzen andererseits am ehesten zu erwarten ist.

Unter Berücksichtigung der für das primärpräventive Krafttraining zu nutzenden Widerstandsintensitäten von 40 bis 60 Prozent der individuellen dynamischen Maximalkraft und der in diesem Bereich möglichen Wiederholungsmaxima einer Übung, die grob verallgemeinert zwischen etwa 35 (bei 40 % Intensität) und 20 (bei 60 % Intensität) liegen, *kann eine Serienwiederholungszahl zwischen 25 (bei 40 % Intensität) und 15 (bei 60 % Intensität) als angemessen gewertet werden.*

Darüber hinaus kann und sollte die Anzahl der Bewegungswiederholungen einer Übungsserie gleichfalls ausgehend vom individuellen übungsbedingten Beanspruchungsgrad, der anhand von Beurteilungsmerkmalen erfaßbar ist, mit gesteuert und reguliert werden. Wesentliche Kriterien, die eine zu hohe Serienwiederholungszahl anzeigen und demzufolge zum Übungsabbruch bzw. zur Reduzierung der Wiederholungszahl beim nächsten Üben veranlassen sollten, sind:

- Aufgabe der gleichmäßigen Atmung ("Hecheln" oder "Pressen"),
- Widerstandsüberwindung mit zittriger Bewegungsausführung ("Muskelzittern"),
- Pausen zwischen den einzelnen Wiederholungen (beeinträchtigter "Bewegungsfluß"),
- unkorrekte bzw. unkontrollierte Bewegungsausführung (Ausweich- und Schwungbewegungen).

Die Bedeutung der Wiederholungszahl der Übungsserie als eine maßgeblich den Trainingserfolg mit bestimmende Belastungskomponente, erkannte bereits SANDOW (1904, 65), einer der Pioniere des gesundheitsbezogenen Krafttrainings, zu Beginn unseres Jahrhunderts indem er schreibt: "Man übe so lange, bis die Muskeln leicht schmerzen, aber man gehe niemals zu dem Punkt, wo man sich völlig zerschlagen und erschöpft fühlt ".

7.2.4 Bewegungsfrequenz

Die Bewegungsgeschwindigkeit und die damit verbundene Bewegungsfrequenz, mit der die Körperübungen absolviert werden, ist eine weitere wichtige Dosierungsgrösse. Wie bereits im Abschnitt 6.2 dargestellt, sollten im primärpräventiven Krafttraining die einzelnen Übungen in einem gleichmäßigen mittleren Bewegungstempo ohne sichtbare Pausen an den Bewegungsumkehrpunkten vollzogen werden. Es ist ein "natürliches", ungezwungenes Bewegungstempo zu fordern und auf betont schnelle bzw. langsame Bewegungsausführungen zu verzichten.

Gegen hochfrequente Bewegungen spricht u.a., daß sie

- den Halte- und Bewegungsapparat (hohe Beschleunigungs- und Bremskräfte) gefährden,
- ungünstige Stoffwechselbeanspruchungen (hohe Laktatwerte) hervorrufen,
- die allgemeine Muskel- und Kraftentwicklung limitieren sowie
- zu Kraftgewinnen mit begrenzter Transferabilität (u.a. auf die Alltags- und Berufsmotorik) führen.

Eine betont langsame Übungsausführung ist ebenfalls kritisch zu betrachten, da dadurch Belastungsanforderungen erzeugt werden, die sich denen von statischen

Kraftübungen und den damit verbundenen gesundheitlichen Nachteilen (z.B. Blutdruckanstieg, Herzdruckarbeit, Preßatmung) annähern.

Mit der Orientierung auf mittlere Bewegungsgeschwindigkeiten bzw. -frequenzen stellt sich die Frage nach deren näheren Bestimmung. Hierzu liegen nur wenige Hinweise vor, die aufgrund trainingspraktischer Erfahrungen gewonnen wurden.

HARRE/LEOPOLD (1986, 290-291) weisen aus der Sicht leistungssportlicher Aktivitäten darauf hin, daß für die Verbesserung der aeroben Funktionstüchtigkeit der Muskulatur - was auch im primärpräventiven Krafttraining eine maßgebliche Zielstellung ist - die Bewegungsfrequenz so zu regulieren ist, daß der aerob-anerobe Übergangsbereich nicht wesentlich verlassen wird. Nach ihren Ermittlungen beträgt unter diesem Aspekt die optimale Bewegungsfrequenz bei einer mittleren Belastungsdauer von 45 Sekunden 40 bis 70 Prozent der bei dieser Belastungsdauer möglichen Maximalfrequenz. Nur wenig davon abweichend gibt SCHEIBE (1994, 65) für ein sporttherapeutisch orientiertes Kreistraining Bewegungsfrequenzen zwischen 30 und 75 Prozent des Maximums vor.

Analysiert man die in der vorliegenden Arbeit ausgewerteten Kraftausdauerstudien, die mit gesunden Untrainierten durchgeführt wurden, unter dem Aspekt der Bewegungsfrequenz, dann wird deutlich, daß in der Mehrzahl der Untersuchungen ca. 15 bis 25 Wiederholungen je Übung in 20 bis 45 Sekunden realisiert worden sind. Das bedeutet, daß in etwa von einer durchschnittlichen Bewegungsfrequenz von 33 bis 45 Wiederholungen pro Minute auszugehen ist. Berücksichtigt man, daß in den Trainingsstudien im allgemeinen von einer guten Verträglichkeit (positive Befindlichkeit, geringe Verletzungsanfälligkeit) der Kraftbelastungen berichtet wird und beachtet die erreichte Trainingseffizienz, dann spricht dies für die gewählten Bewegungsfrequenzen.

Den Kraftausdauerstudien nahekommende Bewegungsfrequenzen empfehlen auch MCNAIR (vgl. Roundtable: Circuit training 1990, 27) für das mehr leistungssportlich orientierte Kreistraining (mittlere Bewegungsfrequenzen entsprechen 1-1,5 Wiederholungen pro 2 sec), FAUGLI (1987, 128) für das therapeutische Kraftausdauertraining (25-30 Übungswiederholungen/min) sowie STEMPER/WASTL (1994, 15) für das fitneßorientierte Circuittraining (12-15 Wiederholungen bis höchstens 25 Wiederholungen in etwa 20 bis 45 sec). Auf vergleichsweise etwas geringere Bewegungsfrequenzen bei Kraftbelastungen, die in Form des Kreistrainings absolviert werden, orientiert TESCH (1994, 372), der 12 bis 15 Wiederholungen je Übung in ca. 30 bis 40 Sekunden als angebracht ansieht.

Wie eigene Erfahrungen aus der praktischen Gestaltung des Krafttrainings zeigen, *ist bei der Mehrzahl der Körperübungen eine Bewegungsfrequenz als angemessen und zweckmäßig zu betrachten, die sich am gleichförmigen, zwanglosen Atemrhythmus orientiert.* Ein kompletter Bewegungszyklus wird dabei in der Regel dem Atemzyklus so angeglichen, daß in der konzentrischen Kontraktionsphase die bewußt betonte Ausatmung und in der exzentrischen Kontraktionsphase die Einatmung erfolgen kann. Der Atemrhythmus reguliert gewissermaßen die Übungsgeschwindigkeit und trägt zur Verinnerlichung korrekter Bewegungsfrequenzen und deren Kontrolle während des Übens bei. Zu schnelle, hechelnde Atmung bzw. Preßatmung beispielsweise deuten u.a. auf ungünstige Bewegungsfrequenzen hin, die dadurch registriert und korrigiert werden können.

Eigene Überprüfungen in der Trainingspraxis ergaben, daß die atmungsgesteuerte Übungsgeschwindigkeit in Abhängigkeit von der Art der Körperübungen zu Frequenzen führt, die im allgemeinen 25 bis 30 Übungswiederholungen pro Minute gestatten (vgl. Tab. 27).

Tab. 27: Bewegungsfrequenzen im Krafttraining (bei 20 Wiederholungen pro Übung und ca. 50%iger Widerstandsintensität) (ÜWH=Übungswiederholungen)

KÖRPERÜBUNGEN	Übungs-dauer bei mittl. Frequ. (20 ÜWH)	Bewegungs-frequenz	Übungs-dauer bei max. Frequ. (20 ÜWH)	mittlere Bewegungs-frequenz
	(sec)	(n/min)	(sec)	(% d. Max.)
Arm- und Schultermuskulatur				
Klimmziehen im Schrägliegehang	41	29	20	49
Liegestütze vorlings	41	29	17	41
Liegestütz rücklings erhöht	37	32	18	49
Nackendrücken	38	31	15	40
Hantelumsetzen	50	24	27	54
Armseitheben	46	26	25	54
Anreißen in Bauchlage	40	30	23	58
Armseitheben in Bauchlage	45	27	20	44
Bauchmuskulatur				
Rumpfeinrollen ("Crunches")	40	30	19	48
Beckenlift	41	29	23	56
Rumpfheben seitwärts	40	30	19	48
Rücken-/Gesäßmuskulatur				
Rumpfheben in Bauchlage (horizontal)	45	27	28	62
Rumpfheben aus Bauchlage (vertikal)	50	24	28	56
Beinstrecken in Bauchlage	46	26	25	54
Beinmuskulatur				
Knieflexion an Beinschwinge	38	31	23	61
Knieextension an Beinschwinge	39	31	22	56
Kniebeuge	50	24	22	44

Gleichzeitig konnte festgestellt werden, daß diese Bewegungsfrequenzen in einem Bereich von etwa 40 bis 60 Prozent der Maximalfreqenzen liegen und sich somit innerhalb des Spektrums bewegen, was als weitestgehend adäquat sowohl für sporttherapeutische Krafttrainingsmaßnahmen wie auch für die dominant anzustrebende aerobe Stoffwechsellage bei Kraftausdauerbeanspruchungen anzusehen ist (HARRE/LEOPOLD 1986, 290; SCHEIBE 1994, 65).

Bei den im primärpräventiven Krafttraining zu fordenden 15 bis 25 Wiederholungen ist unter Zugrundelegung dieses mittleren Bewegungsfrequenzbereiches von einer Übungszeit (Reizdauer) zwischen 30 und 60 Sekunden je Körperübung auszugehen.

7.2.5 Pausenintervalle (Reizdichte)

Aufgrund des ständigen Wechsels der belasteten Muskelpartien, wodurch deren ausreichende Regeneration gesichert ist, können beim dynamischen kraftausdauerorientierten Kreistraining die Erholungsintervalle zwischen den Körperübungen, die gleichzeitig dem Stationswechsel dienen, sehr kurz gehalten werden. Neben dem sich daraus ergebenden zeitökonomischen Vorteil stellt dies eine unabdingbare Voraussetzung für das Erreichen der breiten Gesundheitswirkung dieser Trainingsform dar.

Vor allem die Herz-Kreislauf- und Stoffwechseleffizienz sind an geringe Pausenzeiten und die dadurch bedingte hohe Belastungsdichte gebunden. Wie die empirischen Ergebnisse der analysierten kraftausdauerorientierten Kreistrainingsstudien zeigen, sind vor allem dann gesundheitsrelevante kardiovaskuläre und metabole Effekte zu erwarten, wenn *sich die Pausenlänge zwischen den verschiedenen Übungen auf maximal 30 Sekunden erstreckt* (vgl. auch GETTMAN/POLLOCK 1981, 49; SCHOLICH 1984, 89; TESCH 1994, 372; STEMPER/WASTL 1994, 17-18; STEMPER 1994, 180). Erst dadurch wird ähnlich wie beim allgemeinen Ausdauertraining eine längerfristige, nahezu ständige Belastung von Herz, Kreislauf und Stoffwechsel möglich, was wiederum Bedingung u.a. zum Erreichen und Aufrechterhalten einer trainingswirksamen Ausschöpfung der maximalen Sauerstoffaufnahme zu mindestens 45 bis 50 Prozent ist.

Die zwischen den Kreisdurchgängen liegende Pause kann etwas länger sein (bis max. 5 min) und zur Auflockerung bzw. Dehnung der zuvor belasteten Muskulatur genutzt werden.

7.2.6 Anzahl der Kreisdurchgänge / Gesamtzahl der Übungsserien

Von dem im allgemeinen aus 8 bis 12 Körperübungen bestehenden Übungskreis sollten *von Anfängern 1 bis 2 Rundgänge und von regelmäßig Trainierenden 2 bis 3 Durchgänge absolvieren werden* (Martin/Carl/Lehnertz 1991, 334; Tesch 1994, 372).

Ganz global kann aufgrund trainingspraktischer Erfahrungen als Orientierung für das primärpräventive Krafttraining gelten, daß bei Fortgeschrittenen ein Gesamtumfang von 15 Übungsserien pro Trainingseinheit nicht unterschritten und 30 Übungsserien nicht überschritten werden sollte. Die untere Grenzen spiegelt in etwa beispielsweise ein Kreistrainingsprogramm wider, was 8 verschiedene Körperübungen enthält, mit denen jeweils 2 Durchgänge realisiert werden. Die Obergrenze würde durch ein Programm bestehend aus 10 Übungen und 3 Rundgängen erreicht werden.

Rechnet man die zwischen den Kreisdurchgängen liegende, meist etwas längere Pause mit ein, dann nimmt ein so gestaltetes Kreistrainingsprogramm eine Zeitdauer zwischen annähernd 20 und 40 Minuten in Anspruch. Diese Trainingszeit gewährleistet, daß neben dem Halte- und Bewegungsapparat auch das Herz-Kreislauf- und Stoffwechselsystem reizwirksam belastet werden können.

Zugleich ermöglicht diese Trainingsdauer, daß die gesamte Trainingseinheit unter Einrechnung der Erwärmungs- und Abwärmungsphase nicht mehr als 60 Minuten in Anspruch nimmt, was für die dauerhafte Bindung beim Gesundheitssport von Bedeutung ist. So konnte POLLOCK (1988, 267) feststellen, daß - neben hoher Trainingsintensität - eine Gesamttrainingsdauer von mehr als einer Stunde zu vermehrtem Ausstieg aus Sportprogrammen, die auf die Förderung von Gesundheit und Fitneß gerichtet sind, führt.

7.2.7 Trainingshäufigkeit

Beim Krafttraining im primärpräventiven Bereich kommt, wie bereits erwähnt, der Trainingseffektivität eine besondere Bedeutung zu. Aufgrund der im allgmeinen für den Durchschnittsbürger gegebenen zeitlichen Zwänge, hat die Trainingsgestaltung stets dem Prinzip Rechnung zu tragen, möglichst mit geringem Zeitaufwand essentielle Trainingseffekte zu erzielen.

Bei der Optimierung der Aufwand-Nutzen-Relation spielt die Trainingshäufigkeit eine wesentliche Rolle. Es ist vor allem die Frage zu beantworten, wieviele Trainingseinheiten pro Woche mit welchen dazwischenliegenden zeitlichen Erholungsintervallen für die Zielerreichung des primärpräventiven Krafttrainings ausreichend sind. Anhand der nur wenigen hierzu vorliegenden sich ausschließlich auf die muskuläre Leistungsfähigkeit beziehenden empirischen Befunde, die zudem noch meist mittels intensiverer Krafttrainingsformen erhoben wurden, soll im folgenden versucht werden, erste diesbezügliche Orientierungen herauszuarbeiten.

Ausgehend von der Tatsache, daß auch das primärpräventive Krafttraining im wesentlichen den grundlegenden Reiz-Anpassungs-Gesetzmäßigkeiten und den damit verbundenen Belastungsprinzipien (u.a. dem Prinzip der Einheit von Belastung und Erholung) zu entsprechen hat, ist ein Ansatzpunkt für die begründete Gestaltung der Trainingshäufigkeit in den Wiederherstellungsfristen nach Kraftbelastungen gegeben. Die diesbezüglichen Empfehlungen der trainingswissenschaftlichen Literatur verdichten sich für das Krafttraining in Abhängigkeit von der Intensität bei 48 bis 72 Stunden (GROSSER/NEUMAIER 1982, 19; WOLFF 1990, 219; MARTIN/CARL/LEHNERTZ 1991, 146; SCHNABEL/HARRE/BORDE 1994, 275; STEMPER/WASTL 1994, 25). Experimentell überprüfte u.a. POLLMANN (1993, 125) mittels elektromyographischer Untersuchungen die Wiederherstellungszeiten nach intensiven submaximalen Kraftbelastungen bis zur muskulären Erschöpfung (5 Übungsserien von je 10-12 Wiederholungen bei 70%iger Widerstandsintensität) an drei aktiven männlichen Bodybuildern. Dabei konnte festgestellt werden, daß erst nach 48 Stunden - und nicht bereits nach 24 Stunden - eine vollständige Erholung eingetreten ist.

Es wird im allgemeinen davon ausgegangen, daß unter Berücksichtigung der o.g. Regenerationszeiten die Überkompensationsphase optimal genutzt und dadurch zu einer hohen Trainingseffizienz beigetragen werden kann. Legt man diese Empfehlungen zugrunde, dann *ist ein zwei- bis dreimaliges Krafttraining pro Woche als erstrebenswert anzusehen*.

Die Wirksamkeit von wöchentlich 3 Trainingseinheiten an nicht aufeinanderfolgenden Tagen kann für das dynamische hochintensive bzw. intensive Krafttraining wie auch für das kraftausdauerorientierte Muskeltraining ausgehend von den vorliegenden Ergebnissen der analysierten Krafttrainingsstudien als gegeben eingeschätzt werden. Darüber hinaus zeigen experimentelle Befunde, daß ebenso ein zweimaliges Krafttraining pro Woche durchaus zu bedeutsamen, wenngleich geringeren Trainingseffekten als ein dreimaliges führen kann.

So verglichen beispielsweise BRAITH u.a. (1989, 453) in zwei Studien (Dauer 10 bzw. 18 Wochen) jeweils die Wirkung von 2 bzw. 3 Krafttrainingseinheiten pro Woche bei gesunden männlichen und weiblichen Untrainierten (n=91, Altersdurchschnitt 25). Das überprüfte intensive Krafttraining beinhaltete einen Satz (7-10 Wiederholungen bis zur Muskelerschöpfung) der Übung "beidbeinige Knieextension".

Die Gruppen, die dreimal pro Woche trainierten, zeigten einen signifikant ($p<0,05$) größeren Zuwachs an statischer Maximalkraft der Beinstrecker (nach 10 Wochen 21,1 % u. 18 Wochen 28,4 %) als die zweimal wöchentlich Trainierenden (nach 10 Wochen 13,5 % u. 18 Wochen 20,9 %). Die Ergebnisse verdeutlichen aber zugleich auch, daß bei gesunden Untrainierten mittels zweimaligem Training pro Woche signifikante Kraftgewinne zu erreichen sind, die in etwa zwei Drittel bis drei Viertel derer bei drei wöchentlichen Trainingseinheiten betragen. Bestätigt werden diese Resultate durch weitere Studien zum intensiven Krafttraining (GILLAM 1981, 434; GREGORY 1981, 131; LETZELTER/WENZ 1987, 50), die gleichfalls das Training mit 2 bzw. 3 Trainingseinheiten pro Woche verglichen und ähnliche Wirkungsunterschiede feststellten.

In Zusammenfassung der experimentellen Ergebnisse ist festzustellen: Obwohl beim intensiven Krafttraining eine zweimalige Trainingshäufigkeit pro Woche zwar weniger effizient ist als eine dreimalige, kann diese aber dennoch zumindest bei gesunden untrainierten Erwachsenen jüngeren bis mittleren Lebensalters zu wesentlichen Kraftentwicklungen in kurz- bis mittelfristigen Zeiträumen beitragen und ist somit als nutzbringend für deren muskuläre Leistungsförderung im Rahmen des allgemeinen, fitneßbezogenen Krafttrainings anzusehen (ACSM 1990, 270). Da für das Kraftausdauertraining keine vergleichbaren Untersuchungsergebnisse vorliegen, kann nur die durch trainingspraktische Erfahrungen gestützte Annahme geäußert werden, daß hier gleichfalls zumindest bei gesunden Untrainierten ein zweimaliges, über die Woche verteiltes Training kurz- bzw. mittelfristig entwicklungswirksam ist.

Wesentlich aus primärpräventiver Sicht ist auch die Frage nach der Trainingshäufigkeit, die eine Stabilisierung des durch Krafttraining entwickelten Leistungsniveaus ermöglicht. Auch die hierzu vorliegenden Studienergebnisse beziehen sich allein auf die muskuläre Leistungsfähigkeit, wurden meist mittels intensiverer Krafttrainingsformen gewonnen und sind deshalb nur bedingt auf das Kraftausdauertraining übertragbar.

Exemplarisch seien hierzu die Untersuchungen von GRAVES u.a. (1988, 317-318) angeführt, wo der Erhalt der nach einem mehrwöchigem intensiven Krafttraining (10 bzw.18 Wochen, 2-3 Trainingseinheiten/Woche, beidbeiniges Training der Knieextensoren mit einem Satz von 7-10 Wiederholungen bis zur Muskelerschöpfung) erreichten Kraftzunahmen der Beinstrecker (etwa 21 %) an gesunden jüngeren Männern und Frauen (n=50, Altersdurchschnitt 25) kontrolliert wurde. Die Überprüfung der sich anschließenden 12wöchigen Periode ergab, daß die Versuchspersonen, die das Training abbrachen, eine 68prozentige Einbuße der trainingsbedingten Kraftgewinne zu verzeichnen hatten. Die Probanden, die das o.g. Krafttraining einmal wöchentlich beibehielten, wiesen dagegen keine signifikanten Kraftverluste auf. Diese Befunde deuten darauf hin, daß *trainingsinduzierte Kraftzunahmen zumindest über kürzere Perioden hinweg, bei bis zu einer Trainingseinheit pro Woche reduzierter Häufigkeit aufrechterhalten werden können*, was auch durch weitere Untersuchungen bestätigt wird (WILMORE/COSTILL 1988, 202; DENNER 1993, 30).

Resümierend ist abschließend zum Belastungsfaktor "Trainingshäufigkeit" aus der Sicht des primärpräventiven Krafttrainings bei aller gebotenen Vorsicht aufgrund der relativ wenigen und dazu noch meist für das intensive Krafttraining vorliegenden empirischen Befunde sowie unter Berücksichtigung weiterer die Trainingshäufigkeit beeinflussender Faktoren (wie u.a. Alter u. Trainingszustand) und eigener trainingspraktischer Erfahrungen festzustellen:

- Ein regelmäßig erfolgendes zweimaliges über die Woche verteiltes Training ist vor allem bei Untrainierten für die kurz- und mittelfristig (bis etwa 20 Wochen) angestrebte Entwicklung der muskulären Leistungsfähigkeit ausreichend.
- Längerfristige Leistungssteigerungen sowie ein bei regelmäßig Trainierenden angestrebtes entwicklungsförderndes Training, setzen dagegen eine Mindesttrainingshäufigkeit von 3 Einheiten wöchentlich an nicht aufeinanderfolgenden Tagen voraus.
- Zum Erhalt der muskulären Leistungsfähigkeit zumindest über kürzere Perioden (bis etwa 15 Wochen), ist ein einmaliges wöchentliches Training als ausreichend anzusehen.
- Für die langfristige Leistungsstabilisation - besonders auch im zunehmenden Alter aufgrund der abnehmenden Trainierbarkeit - sollten 2 auf die Woche verteilte Trainingseinheiten die Regel sein.

Diese mehr oder weniger hypothetischen Charakter tragenden Empfehlungen können nur erste grobe Orientierungen für die Wahl der dem primärpräventiven Krafttraining angemessenen Trainingshäufigkeit sein, die einer weiteren wissenschaftlichen Prüfung bedürfen. Zugleich besteht die Notwendigkeit, bei den Untersuchungen zur Optimierung der Trainingshäufigkeit über die muskuläre Seite hinaus weitere wesentliche Organ- bzw. Funktionssysteme (u.a. Herz-Kreislauf, Stoffwechsel) einzubeziehen.

7.3 Programmvarianten zur Ausdifferenzierung der Trainingswirkungen

Die Belastungsstruktur des Krafttrainings im Rahmen der Primärprävention beinhaltet die Möglichkeit, innerhalb einer vor allem durch die Widerstandsintensität festgelegten Bandbreite gezielte Programmvarianten zu wählen, die eine Akzentuierung bestimmter Trainingseffekte gestatten. Vor allem *Programme, die sich bewußt am unteren (40%ige Widerstandsintensität) bzw. oberen Pol (60%ige Widerstandsintensität) des für das primärpräventive Krafttraining adäquaten Reizintensitätsspektrums bewegen, führen tendenziell zu unterschiedlich betonten Wirkungsrichtungen.*

Ein Kreistraining, welches bei Widerstandshöhen von ca. 60 Prozent der individuellen dynamischen Maximalkraft und demzufolge mit etwa 15 Wiederholungen pro Übung (intensitätsorientiertes Programm) absolviert wird, nähert sich von der Belastungsstruktur her gesehen einem für den Fitneßsport empfohlenen gemäßigten Muskelaufbautraining (GROSSER/MÜLLER 1990, 25-26; STEMPER/WASTL 1995, 26). Demzufolge verschiebt sich hier der Akzent mehr in Richtung muskelmasse- und (maximal)kraftstimulierendes Training, ohne die Erhaltenseffekte bezüglich der Kraftausdauer- bzw. allgemeinen Ausdauerkomponente wesentlich zu beeinträchtigen.

Umgekehrt verhält es sich bei einem Training mit 40prozentiger Widerstandsintensität und dementsprechend höheren Übungswiederholungszahlen (etwa 25 pro Übung) (umfangsorientiertes Programm). Hier liegt der Akzent auf der Kraftausdauer- und Ausdauerförderung, während hinsichtlich Muskelmasse und (Maximal)kraft die Beitragsfähigkeit im Sinne von Stabilisierungseffekten weitestgehend gegeben ist (STEMPER/WASTL 1994, 17-18).

Neben diesen beiden Trainingsgrundvarianten können weitere Modifikationen die Ausdifferenzierung von Trainingswirkungen unterstützen.

Für die spezielle Betonung der allgemeinen Ausdauerkomponente im Rahmen umfangsorientierter Programme bietet sich beispielsweise die Aufnahme von gesonderten "Ausdauerstationen" (u.a. Ergometer, Stepper, Climber, Skitrainer, Rudertrainer, Laufband, Slider, Skate Machine, Healthrider) (TRUNZ 1995, 4-5) neben den "Kraftstationen" im Rahmen des Kreisprogrammes an. Darüber hinaus ist eine Verkürzung der Pausen zwischen den einzelnen Übungen und den Kreisdurchgängen bis hin zu einem Training ohne geplante Pausen (der Dauermethode entsprechend) für die Zielerreichung besonders effizient.

Die muskuläre Komponente - Kraftausdauer bei umfangsorientierten Programmen bzw. Muskelmasse/(Maximal)kraft bei intensitätsorientierten Programmen - läßt sich durch Abwandlung der Übungsreihung stärker gewichten. Bewährt hat sich dabei vor allem eine Umstrukturierung des ursprünglichen Grund-Kreistrainingsprogrammes in ein sogenanntes "Multiples Mini-Circuit-Programm" (HARMAN/FRYKMAN 1992, 59). D.h., das Basisprogramm wird in gesonderte Teilkreise (Mini-Circuits), die jeweils 3 bis 4 Übungen für unterschiedliche Muskelgruppen umfassen, aufgeteilt. Jedes Teilprogramm ist dabei erst komplett in 2 bzw. 3 Durchgängen zu absolvieren, ehe zum nächsten übergegangen wird. Die dadurch bedingte Verkürzung der Zeitdauer, die zwischen der wiederholten Beanspruchung gleicher Muskelgruppen liegt, führt zu einer Annäherung an die für das Stationstraining typische muskelgruppenausgerichtete Belastungsdichte. Die damit verbundenen höheren muskulären Anforderungen tragen zu einer Intensivierung primär der muskelbezogenen Trainingseffekte bei.

Alle angesprochenen Programmvarianten haben im primärpräventiven Krafttraining Berechtigung. Zum einen können sie helfen, vorhandene individuelle Defizite wirksam zu vermindern bzw. auszugleichen. Zum anderen kann ein sinnvoll geplanter, abschnittsbezogener Wechsel der Programmversionen - im Sinne der Periodisierung - aufgrund der damit verbundenen Belastungsvariabilität zu adaptogenen Schwellenwerten beitragen, die längerfristig gesehen die erforderliche Trainingseffektivität sichern helfen (WOROBJEWA/WOROBJEW 1978, 148; ISRAEL 1994, 6). Und nicht zuletzt werden dadurch die Voraussetzungen für ein abwechslungsreiches, interessantes, motivational ansprechendes Training geschaffen, was für eine dauerhafte Bindung an die sportliche Aktivität unverzichtbar ist.

7.4 Trainingsaufbau für "Einsteiger"

Bei der Aufnahme des primärpräventiven Krafttrainings - vor allem im fortgeschrittenen Lebensalter - ist ein längerfristiger, allmählicher, systematischer Trainingsaufbau eine unbedingte Notwendigkeit zur Erreichung der gewünschten Förderung der psychophysischen Leistungsfähigkeit bzw. der gesundheitsprotektiven Wirkung. *Für die Planung und Steuerung des dazu erforderlichen Trainingsprozesses hat sich dessen Untergliederung in Gewöhnungs-, Aufbau- und Festigungsphase bewährt.* Die Zielstellungen, Inhalte und methodischen Besonderheiten dieser einzelnen Trainingsetappen seinen nachfolgend auf der Basis der dazu in der Literatur ausgewiesenen Positionen in verdichteter Form näher charakterisiert (vgl. auch Tab. 28) (PETERSON/RENSTRÖM 1987, 102-103; STEMPER 1988, 70-75; FROBÖSE/LAGER-

STROM 1991, 12-13; SEIBERT 1992, 264; MARX 1993, 60-61; STEMPER/WASTL 1994, 25-26; STEMPER/WASTL 1995, 25-26).

Tab. 28: Trainingsaufbau für "Einsteiger" ins primärpräventive dynamische kraftausdauerorientierte Kreistraining

	Gewöhnungsphase	Aufbauphase	Festigungsphase
Zielstellungen	neuromuskuläre Vorbereitung; Erlernung d. Bewegungstechniken; Körperwahrnehmungsschulung	Stabilisierung und Erweiterung d. Bewegungstechniken; lokale (Kraft)ausdauerentwicklung	Erreichung d. auf d. gesamten Organismus ausgerichteten gesundheitsprotektiven Wirkungsbreite
Zeitdauer	4-6 Wochen	6 Wochen bis 6 Monate	lebensbegleitend
Trainingshäufigkeit	2 TE / Woche	2-3 TE / Woche	2-3 TE / Woche
Körperübungen	6-8 Fundamentalübungen für Gesamtkörpermuskulatur	8-10 Fundamentalübungen für Gesamtkörpermuskulatur	8-12 Fundamentalübungen für Gesamtkörpermuskulatur
Widerstandsintensität	20-30 Prozent d. ind. dyn. Maximalkraft	30-40 Prozent d. ind. dyn. Maximalkraft	anfangs 40 später bis 60 Prozent d. ind. dyn. Maximalkraft
Wiederholungszahl pro Übungsserie	10-12	15-20	15-25
Pausen zwischen den Übungen	90-60 Sekunden	60-30 Sekunden	maximal 30 Sekunden
Zahl der Kreisdurchgänge	bis 2	2-3	2-3

Die *Gewöhnungsphase* sollte sich in etwa über einen Zeitraum von 4 bis 6 Wochen erstrecken und ein in der Regel zweimal wöchentlich erfolgendes Training beinhalten. Sie verfolgt das Ziel, *den Körper sukzessiv an die neuromuskulären Belastungen des Kafttrainings heranzuführen und ihn "trainierbar" zu machen.* Der Schwerpunkt liegt dabei vor allem auf dem Erlernen der korrekten Bewegungstechniken der einzelnen Übungen (intermuskuläres Koordinationstraining) verbunden mit der Schulung entsprechender Körperwahrnehmungen. Die äußerlich sichtbare Bewegungsnorm (Außensicht der Bewegungstechnik) ist durch Üben nach und nach in ein stimmiges Innenbild (subjektive Widerspiegelung des interorezeptiv vermittelten normgerechten Übungsvollzuges) zu überführen (vgl. Abschnitt 6.7).

Es sollten zunächst 6 bis 8 Fundamentalübungen eingeführt werden, die auf größere Muskelpartien der Körperbereiche "obere und untere Extremitäten" sowie "Rumpf" bei Beachtung des Agonist-/Antagonist-Grundsatzes ausgerichtet sind. Dabei ist die Gewährleistung von geführten und gesicherten Bewegungen, was vor allem beim Einsatz von bestimmten Krafttrainingsgeräten gegeben ist, anzustreben.

Dem Lerncharakter dieser Phase entsprechend ist die Widerstandsintensität mit etwa 20 bis 30 Prozent der individuellen dynamischen Maximalkraft ebenso wie der Reizumfang mit 10 bis 12 Wiederholungen pro Übungsserie nur gering. Das Training sollte bereits in Form des Kreisbetriebes angelegt sein, wobei bis zu zwei Durchgänge absolviert werden können. Die Pausen zwischen den Übungen sind mit ca. 60 bis 90 Sekunden zu wählen, um ermüdungsbedingte Lernbeeinträchtigungen weitestgehend zu vermeiden.

Die sich daran anschließende *Aufbauphase* sollte sich wenigstens über 6 Wochen erstrecken, besser jedoch längere Zeiträume (bis 6 Monate) umfassen und ein 2 bis 3maliges Training pro Woche beinhalten. Sie verfolgt zum einen das Ziel, *die in der ersten Etappe erfolgten Lernprozesse unter allmählich ansteigender Belastung weiterzuführen*. Zum anderen geht es darum, *bei weitestgehender "Schonung" der Binde- und Stützgewebestrukturen vor allem die muskuläre Komponente stärker zu berücksichtigen* und hier erste merkliche Anpassungen zu erreichen. Die Belastungsgestaltung ist dabei vordergründig auf die Verbesserung der lokalen Muskel(kraft)ausdauer gerichtet, wodurch wesentliche Voraussetzungen für die Tolerierung der in der Festigungsphase erfolgenden Trainingsbelastungen geschaffen werden.

Die in der Eingewöhnungsphase erlernten Fundamentalübungen sollten zunächst unter den erhöhten Belastungsanforderungen stabilisiert werden. Im weiteren Verlauf besteht die Möglichkeit, weitestgehend strukturadäquate Alternativübungen, die auch eine Steigerung der Freiheitsgrade der Bewegung verbunden mit höheren koordinativen Anforderungen implizieren können, einzuführen und zu vervollkommnen. Eine damit einhergehende schrittweise Erweiterung der Übungszahl auf 8 bis 10 ist ebenfalls erstrebenswert.

Die Belastungsgestaltung zeichnet sich zunächst durch eine allmähliche Erhöhung der Wiederholungszahl pro Übungsserie auf 15 bis 20 aus, ehe in einem zweiten Schritt auch die Widerstandsintensität auf 30 bis 40 Prozent der individuellen dynamischen Maximalkraft anzuheben ist. Das Kreistraining sollte 2 bis 3 Durchgänge beinhalten, wobei die Pausen zwischen den Übungen eines Kreisdurchganges anfangs maximal 60 Sekunden betragen und nach und nach auf 45 bis 30 Sekunden zu reduzieren sind.

Wiederbeginnern oder Personen mit sportlicher Vorerfahrung und dadurch bedingter guter psychophysischer Verfassung kann der Einstieg in das primärpräventive Krafttraining unter Verzicht der Gewöhnungsphase auch direkt über die Aufbauphase ermöglicht werden.

Der Übergang zur *Festigungsphase* leitet den Abschnitt ein, der das aus primärpräventiver Sicht optimale moderate dynamische kraftausdauerorientierte Kreistraining zum Gegenstand hat. Hier findet das Kreistraining in Gestalt der im Abschnitt 7.2 näher gekennzeichneten Organisations- und Belastungsmethode Anwendung mit dem Ziel *der Erreichung der angestrebten breiten Gesundheitswirksamkeit*.

Im Sinne der systematischen Weiterführung des Trainingsaufbaus sollte sich zu Beginn der Festigungsphase die Widerstandsintensität bewußt an der unteren Grenze des adäquaten Intensitätsbereiches bewegen und eine allmähliche Ausschöpfung der gegebenen umfangsbezogenen Belastungsmöglichkeiten (vor allem Erhöhung der Körperübungszahl bis auf 12 und der Serienwiederholungszahlen bis auf 25) angestrebt werden. Die dadurch bewirkte Erhöhung der allgemeinen Belastungsverträglichkeit ist als entscheidende Voraussetzung anzusehen, daß nachfolgend intensitätsbezogenere Belastungsvarianten toleriert und die damit beabsichtigten gesundheitsfördernden Effekte tatsächlich auch erreicht werden können

8 Gesamtzusammenfassung und Schlußfolgerungen

Mit der nachfolgenden Zusammenfassung der Arbeitsergebnisse in thesenartiger Form soll nochmals komprimiert und resümierend die gesamte Arbeit überblicksmäßig dargestellt werden. Die sich daran anschließenden Folgerungen für die weitere wissenschaftliche Bearbeitung des Gesundheitstrainings und speziell des Muskelkrafttrainings in der Primärprävention beinhalten Ansatzpunkte für die künftig noch zu leistende Forschungstätigkeit auf diesen Gebieten.

8.1 Zusammenfassung der Arbeitsergebnisse

1. Im Rahmen der Primärprävention der mit dem wachsenden Lebensalter zunehmenden chronisch-degenerativen Krankheiten, die durch Bewegungsmangel mit verursacht werden, kommt dem auf die Gesundheit gerichteten Sport (Gesundheitssport, Gesundheitstraining) eine wichtige Rolle zu. Durch ein auf wissenschaftlichen Prinzipien beruhendes systematisches sportliches Training, welches über die ausgewogene Entwicklung wesentlicher motorischer Grundeigenschaften auf die Verbesserung bzw. den Erhalt der allgemeinen psychophysischen Leistungsfähigkeit ausgerichtet ist, kann zur Förderung der Gesundheit und zur Retardation des Alterungsprozesses beigetragen werden. Der Gegenstand vorliegender Arbeit, das primärpräventiv orientierte Muskelkrafttraining, ist ein wesentlicher Teilbereich des Gesundheitssports. Durch seine wissenschaftliche Bearbeitung, ist ein Beitrag zur Vervollkommnung der Theorie und Methodik des auf die Gesundheit bezogenen Sports zu leisten. Damit werden Voraussetzungen geschaffen, den anerkannten Stellenwert des Gesundheitstrainings innerhalb der Prävention zu erhärten und zugleich seine Effizienz im Rahmen der präventiven Maßnahmen zu erhöhen.

2. Die Ziele und Inhalte des vor allem aus medizinischer und trainingswissenschaftlicher Sicht empfohlenen und begründeten Gesundheitstrainings sind weitestgehend durch die Analysen der Morbiditäts- und Mortalitätsstatistiken geprägt, die eine Dominanz der chronisch-degenerativen kardiovaskulären Erkrankungen belegen und den Bewegungsmangel als einen bedeutenden kardiovaskulären Risikofaktor erkennen lassen. Zahlreiche wissenschaftliche Arbeiten konnten den Nachweis des positiven Einflusses eines ausdauerbetonten Trainings auf das kardiopulmonale

System erbringen. Dementsprechend ist das Gesundheitstraining inhaltlich meist primär in Form des Ausdauertrainings auf das kardiovaskuläre Problem ausgerichtet. Unter Beachtung der gesundheitlichen Gewichtigkeit, die der Skelettmuskulatur im Rahmen des Gesamtorganismus zukommt (u.a. massigstes Körperorgan, Effektor von Haltung und Bewegung, bedeutsames Stoffwechselorgan, Muskelpumpe, Produzent der Körperwärme), der Kenntnis des muskulären Entwicklungsverlaufes im Alternsgang (u.a. Abnahme von Muskelmasse, -kraft und -kraftausdauer um etwa ein Drittel) sowie der nicht zu kompensierenden Funktion des Krafttrainings (ausgewogene, reizwirksame Stimulierung der Gesamtkörpermuskulatur), kann dieser Überbetontheit der Ausdauerschulung innerhalb des primärpräventiven Gesundheitstrainings nicht zugestimmt werden. Eine nicht gleichberechtigte Einordnung des Krafttrainings führt zu Folgen, wie sie u.a. in den zunehmenden Erkrankungen und Funktionsstörungen des Halte- und Bewegungsapparates (u.a. Haltungsfehler und -schäden) und Stoffwechsels (Störung des Stoffwechselgleichgewichts durch muskelmasseabnahmebedingten verringerten Energieumsatz im zunehmenden Alter) deutlich werden.

3. Als eine wesentliche Ursache für die Überbetonung der Ausdauerschulung im Rahmen des Gesundheitstrainings, ist - zumindest im deutschsprachigen Raum - die Schwerpunktlegung bei der wissenschaftlichen Bearbeitung des Gebietes "Gesundheitssport" in den letzten Jahrzehnten und Jahren zu nennen. Insgesamt konzentrierten sich die Forschungsschwerpunkte insbesondere der Sportmedizin und Trainingswissenschaft auf die Untersuchung der Wirkungsrichtung des ausdauerbetonten Trainings und seiner Optimierung in Bezug auf die Prophylaxe von degenerativen Herz-Kreislauferkrankungen. Erst in den letzten Jahren, bedingt vor allem durch die zunehmende Anzahl der Erkrankungen des Halte- und Bewegungsapparates, kam es auch im Bereich des kraftbetonten Muskeltrainings zu einer Intensivierung von Forschungsarbeiten. Dennoch bleibt ein erhebliches Defizit gegenüber den Arbeiten im Ausdauerbereich, gemessen an Anzahl, Breite und Aussagekraft, bestehen. Der vorhandene Nachholebedarf an wissenschaftlichen Erkenntnissen wiegt um so schwerer, wenn man den mit dem Aufschwung der Fitneßbewegung der letzten Jahre verbundenen Trend zum kraftorientierten Fitneßtraining hin berücksichtigt (Ende 1994 existierten in Deutschland 5300 Fitneßstudios mit etwa 3,2 Millionen Mitgliedern, wovon 20 Prozent über 40 Jahre alt waren). Eine weitere wissenschaftliche Fundierung der Trainingsgestaltung stellt hier eine unabdingbare Voraussetzung dar, um tatsächlich zur Gesundheitsförderung und nicht deren Gefährdung beitragen zu können.

4. Im Rahmen der zu leistenden Forschungsarbeiten ist als ein wesentlicher Schritt die wissenschaftliche Aufarbeitung der bereits vorliegenden Erkenntnisse und Erfahrungen zum primärpräventiven Krafttraining selbst als auch seiner tangierenden Gebiete, vor allem dem leistungsorientierten Krafttraining sowie dem Muskeltraining in Sporttherapie und Rehabilitation, zu nennen. Durch die vorliegende Arbeit wird hierzu ein Beitrag geleistet. Über die Darstellung und Begründung von Bestimmungsaspekten des Krafttrainings in der Primärprävention und die Kennzeichnung von gesundheitsrelevanten krafttrainingsinduzierten Hauptwirkungsrichtungen bis hin zur Herausarbeitung von methodischen Prinzipien sowie Standpunkten zur Methodik des primärpräventiven Krafttrainings sollen relativ übergreifende, allgemeingültige theoretische Grundlagen und trainingsmethodische Verfahrensweisen zum primärpräventiv orientierten Krafttraining geschaffen werden. Im Zusammenhang mit der Lösung dieser Aufgaben geht es zugleich um die Herausarbeitung von besonders widerspruchsbehafteten bzw. erkenntnisdefizitären Wissensbeständen und damit um die Kennzeichnung von potentiellen Ansatzpunkten für weitere, vor allem empirische Forschungen.

5. Zur Lösung der Problem- und Aufgabenstellung wurde aus forschungsmethodischer Sicht die theoretisch-logische Vorgehensweise, die auch als hermeneutisch-theoretisch orientierte Form der Erkenntnisproduktion beschrieben werden kann, gewählt. Der dabei zugrunde gelegte, über die wechselseitige Einheit von Analyse und Synthese führende Weg "des Aufsteigens vom Sinnlich-Konkreten zum Abstrakten sowie vom Abstrakten zum Geistig-Konkreten" beinhaltet folgende Etappen:

- Erfassung und erste Analyse des vorhandenen nationalen und internationalen Erkenntnisstandes zu den theoretischen Grundlagen, gesundheitsorientierten Wirkungen sowie trainingsmethodischen Prinzipien und Verfahrensweisen des Krafttrainings;
- Systematisierung, Verallgemeinerung und Verdichtung der erfaßten Literaturinhalte;
- Aufbereitung und Konkretisierung der relativ übergreifenden Erkenntnisse in theoretisch fundierter und praxisorientierter Form.

Das forschungsmethodische Vorgehen erschwerende bzw. die Aussagekraft der Arbeitsergebnisse begrenzende Faktoren sind vor allem in der Komplexität des Arbeitsgegenstandes, der Notwendigkeit der wissenschaftsintegrativen, interdisziplinären Themenbearbeitung sowie der Authentizität der verarbeiteten Einzelbefunde bzw. -erkenntnisse zu sehen.

6. Das den Gegenstand vorliegender Arbeit bildende primärpräventive Krafttraining verkörpert eine Trainingsform, die durch regelmäßige und systematische, mässig dosierte kraftbetonte neuromuskuläre Belastungen - bei relativ geringem Zeitaufwand sowie "schonender" organischer Beanspruchung - zu umfassenden präventiv bedeutsamen funktionellen und morphologischen organismischen Anpassungen führt. Es ist in die präventiven Maßnahmen einzuordnen, die vor dem Eintreten einer klinisch nachweisbaren Krankheit getroffen werden und legt damit als zu erreichende Zielgruppen die Gesunden, aber auch die durch das Vorhandensein von bestimmten Risikofaktoren (wie u.a. Distreß, Haltungsschwächen, Übergewicht, leichter Bluthochdruck) Gesundheitsgefährdeten fest. Unabhängig ist der Einsatz dieser Trainingsform, die zum lebensimmanenten Bestandteil werden muß, um ihre Zielfunktion erfüllen zu können, von Alter und Geschlecht sowie sportlicher Vorerfahrung oder Begabung. Die globale Zielstellung des primärpräventiven Krafttrainings besteht in der Förderung bzw. Festigung von Gesundheit, Wohlbefinden und allgemeiner psychophysischer Leistungsfähigkeit, der Vermeidung von vor allem mit dem Bewegungsmangel im Zusammenhang stehenden Krankheiten sowie der Verzögerung der gesundheitsbeeinträchtigenden Auswirkungen des Alterungsprozesses. Im engeren Sinne zielt es vorrangig auf eine aus gesundheitlicher Sicht optimale Ausprägung der allgemeinen Leistungs- und Funktionsfähigkeit der Gesamtkörperskelettmuskulatur im Wachstums- und frühen Erwachsenenalter, auf deren längerfristige Stabilisierung in den sich daran anschließenden fortschreitenden Lebensperioden sowie auf die Verzögerung muskulärer Leistungs- und Funktionseinbußen im höheren Lebensalter ab. Die Wirkungen dürfen sich dabei nicht allein auf die Funktionsoptimierung der Gesamtkörpermuskulatur beschränken, sondern müssen im Sinne ganzheitlicher Prävention über die Einflußnahme auf weitere Organ- bzw. Funktionssysteme (u.a. passiver Halte- und Bewegungsapparat, Herz-Kreislaufsystem, Stoffwechselsystem, Nervensystem/Psyche) mehr oder weniger den gesamten Organismus erfassen. Erst dadurch läßt sich die notwendige Gesundheitseffizienz dieser Trainingsform erreichen.

7. Aus trainingswissenschaftlicher Sicht verfolgt das allgemeine Krafttraining die zwei übergreifenden, grundlegenden Ziele "Verbesserung der Innervationsfähigkeit der Muskulatur" sowie "Erweiterung des Energiepotentials (Arbeitspotentials) der Muskulatur". Ausgehend von der gesundheitlichen Wertigkeit dieser beiden Hauptzielstellungen des allgemeinen Krafttrainings und unter Beachtung der Ziele des präventiven Krafttrainings kann abgeleitet werden, daß im Rahmen der Primärprävention vor allem die zweite Zielsetzung von Bedeutung ist. D.h., es geht vorrangig um die Aufrechterhaltung bzw. Vervollkommnung des muskulären Energiepotenti-

als durch eine Stabilisierung oder gewisse Zunahme des Muskelquerschnitts (Kraftpotential) sowie des Energieflusses im Muskel (Kraftausdauer), was sowohl unter dem Aspekt der Bewältigung der Alltagsmotorik als auch aus gesundheitlicher Sicht relevant ist. Der Zielstellung "Verbesserung der Muskelinnervationsfähigkeit", der vorwiegend die neurophysiologisch determinierten Kraftdimensionen willkürliche Aktivierungsfähigkeit (intramuskulär bestimmte Maximalkraft), schnelle Kontraktionsfähigkeit (Schnellkraft) und reaktive Spannungsfähigkeit (Reaktivkraft) zugrunde liegen, kann unter Berücksichtigung insbesondere der energetischen Absicherung dieser Kraftäußerungen und der mit ihnen verbundenen beträchtlichen Belastungen des Halte- und Bewegungsapparates hingegen nicht der gleiche Gesundheitswert zugesprochen werden. Zum Erreichen der als gesundheitsrelevant einzustufenden Zielsetzung "Erweiterung des Energiepotentials im Muskel", kommen unter Beachtung der damit verbundenen Kraftdimensionen "muskelquerschnittsbedingte Kraft" und "Kraftausdauer" im allgemeinen Krafttraining zwei grundlegende Trainingsmethodenkomplexe, die Methoden der wiederholten submaximalen Krafteinsätze sowie die Methoden des Kraftausdauertrainings zur Anwendung. Aus der Sicht des primärpräventiven Krafttrainings kann vorerst mehr oder weniger hypothetisch davon ausgegangen werden, daß diese beiden Methodengruppen vorrangig der Kennzeichnung des Methodenspektrums dienen, innerhalb dessen sich die methodische Gestaltung der gesundheitsfördernden Muskelkräftigung zu bewegen hat, ohne dabei zu implizieren, daß alle in diese beiden Komplexe einzuordnenden Methoden und Methoden-Varianten als gesundheitsadäquat einzustufen sind.

8. Die Aufbereitung des gegenwärtigen Erkenntnisstandes zu wesentlichen Wirkungen des hochintensiven und intensiven Krafttrainings sowie des kraftausdauerorientierten Muskeltrainings auf Gesundheit und psychophysische Leistungsfähigkeit ist als wesentliche Voraussetzung für die Prüfung sowie weitere Präzisierung und Konkretisierung des mehr oder weniger hypothetisch abgesteckten methodischen Rahmens des primärpräventiven Krafttrainings anzusehen. Im einzelnen können die diesbezüglichen krafttrainingsinduzierten Wirkungsrichtungen aspekthaft wie folgt gekennzeichnet werden:

- *Aktiver Halte- und Bewegungsapparat*

⇒ Bei kraftuntrainierten Erwachsenen jüngeren bis mittleren Lebensalters kommt es mittelfristig unabhängig von Geschlecht und gewählter Programmvariante durch hochintensives und intensives Krafttraining wie auch Kraftausdauertraining zu signifikanten Steigerungen der Maximalkaft, Kraftausdauer sowie fettfreien Körpermasse.

⇒ Untrainierte Männer und Frauen im 6. bis 9. Lebensjahrzehnt erreichen durch mittelfristiges intensives Krafttraining bzw. kraftausdauerorientiertes Muskeltraining wesentliche Zunahmen an Maximalkraft und Kraftausdauer, die zugleich mit einer trainingsinduzierten Muskelfaserhypertrophie verbunden sind, wodurch wirksam zum Abbau der im höheren Lebensalter zu verzeichnenden funktionellen und morphologischen muskulären Defizite beigetragen werden kann.

- *Passiver Halte- und Bewegungsapparat*

⇒ Die durch Krafttraining erreichbare harmonischen Entwicklung der die Wirbelsäule und Gelenke umgebenden Muskulatur ist unabdingbare Voraussetzung für die Funktionsstabilisierung der passiven Strukturen.

⇒ Längerfristige regelmäßige dynamische Kraftbelastungen (intensive wie auch kraftausdauerorientierte) führen geschlechtsunabhängig im jüngeren bis mittleren Erwachsenenalter zu biopositiven Adaptationen des Binde- und Stützgewebes (Zunahme der Knochenmasse; Dickenzunahme von Sehnen, Bändern sowie hyalinem und faserigem Knorpel), während im höheren Alter (ab 5. Lebensdekade) vor allem inaktivitätsbedingten Deadaptationen entgegengewirkt werden kann.

- *Herz-Kreislauf-System*

⇒ Statisches und hochintensives bzw. intensives dynamisches Krafttraining führen bedingt durch die damit verbundenen aktuellen kardiozirkulatorischen Reaktionen (u.a. aufgrund intramuskulärer Gefäßkompression bzw. Preßdruckatmung verursachte Erhöhung aller Blutdruckwerte und dadurch verursachte mit Sauerstoffmehrbedarf verbundene Herzdruckarbeit bei eingeschränkter Herzvolumenarbeit) zu unterschwelligen belastungsinduzierten Sauerstoffaufnahmewerten und damit längerfristig zu keiner wesentlichen Funktionsverbesserung des Herz-Kreislaufsystems.

⇒ Kraftausdauerorientiertes Muskeltraining in Form des Kreistrainings ist dagegen als eine das Herz-Kreislaufsystem "schonendere" Belastungsform anzusehen, deren aktuelle hämodynamische Reaktionen (durch nur geringe periphere Widerstandserhöhung und Ausschluß der Preßdruckatmung ermöglichte Steigerung pimär des systolischen Blutdrucks auf klinisch akzeptable Werte infolge vor allem vermehrter Herzvolumenarbeit) denen des Ausdauertrainings nahe kommen, wodurch zumindest bei Untrainierten jüngeren bis mittleren Erwachsenenalters geschlechtsunabhängig mittelfristig moderate signifikante Zunahmen der maximalen Sauerstoffaufnahmekapazität erreicht werden, die als vorrangiger Ausdruck der Verbesserung der Herz-Kreislauffunktion anzusehen sind.

- *Stoffwechsel*

⇒ Sowohl intensiverem Krafttraining wie auch kraftausdauerorientiertem Muskeltraining kommt aufgrund der muskelmassefördernden Wirkung sowie des belastungsbedingten Energiemehrverbrauchs wesentliche Bedeutung für eine körperfettreduzierende Stoffwechselbilanz zu.

⇒ Die krafttrainingsinduzierte Veränderung der Körperkomposition (Muskelmassezunahme und/oder Körperfettabnahme) kann neben der Verbesserung der maximalen Sauerstoffaufnahme als wesentlicher Faktor für eine gesundheitsprotektive Beeinflussung des Fettstoffwechsels (Lipoproteinprofil) sowie Kohlenhydratmetabolismus (Insulinsensitivität) betrachtet werden.

- *Nervensystem/Psyche*

⇒ Krafttrainingsbedingte Beanspruchung der Gesamtkörpermuskulatur kann nicht nur den alternsbegleitenden myogenen, sondern auch neurogenen Veränderungen entgegenwirken und zum Funktionserhalt von motorisch ausgerichteten Teilen des Nervensystems beitragen.

⇒ Angemessen dosiertes regelmäßiges Krafttraining beeinflußt bei Männern und Frauen sowohl das aktuelle (Zunahme positiver und Abnahme negativer Gefühlszustände) wie auch habituelle psychische Befinden (Verbesserung der generellen psycho-emotionalen Verfassung), was hypothetisch über physiologische oder psychologische Mechanismen erklärt werden kann.

Unterzieht man die verschiedenen Krafttrainingsformen hinsichtlich ihrer gesundheitsfördernden Potenzen einer Wertung, dann ist vor allem dem dynamischen kraftausdauerbetonten Kreistraining besondere Bedeutung beizumessen. Im Vergleich zum intensiveren Krafttraining spricht für diese Trainingsform, daß bei akzeptabler organischer Beanspruchung eine optimierte Aufwand-Nutzen-Relation - d.h. bei geringer Zeitinvestition erreichbare hohe gesundheitliche Wirkungsbreite - gegeben ist.

9. Für die Planung, Steuerung und Durchführung des primärpräventiven Krafttrainings besitzen Trainingsprinzipien als wissenschaftlich begründete Handlungsorientierungen wesentliche Bedeutung. Sie stellen das notwendige, weitestgehend abgesicherte trainingsmethodische Wissen auf hoher Verallgemeinerungsstufe in seinen Eckpositionen komprimiert dar, so daß die Grundlinien des inhaltlich-methodischen Handelns schnell erfaßt und bei Bedarf reproduziert werden können. Ausge-

hend vom gegenwärtigen Erkenntnisstand ist den nachfolgenden Prinzipien besondere Relevanz für das Erreichen der primärpräventiven Zielstellungen mit möglichst hoher Effektivität und Sicherheit beizumessen:

- Das Prinzip der *dynamischen Muskelkraftbelastung* weist auf die Notwendigkeit der Bevorzugung dynamischer Muskelarbeit (besonders wechselnder konzentrischer-exzentrischer Kontraktionen) gegenüber statischer. Angemessen dosierte dynamische Kraftbelastungen sind u.a. eine "schonende" Belastung für das Herz-Kreislaufsystem und ermöglichen dessen Funktionsverbesserung, sichern Kraftgewinne über die gesamte Gelenkamplitude bei gleichzeiter Koordinationsförderung, wirken als funktioneller bzw. formativer Reiz auf den passiven Halte- und Bewegungsapparat und unterstützen effektiv das Stoffwechselgeschehen.

- Das Prinzip der *nichterschöpfenden mittelfrequenten extensiven Kraftausdauerbelastung* orientiert auf eine Krafttrainingsgestaltung, die durch geringe bis mittlere Widerstandsintensitäten, mittlere Bewegungsfrequenzen und nicht bis zur Muskelausbelastung führende Wiederholungsserien bei gleichzeitig relativ hoher Belastungsdichte gekennzeichnet ist. Ein so gestaltetes Krafttraining ist die Voraussetzung dafür, daß es bei akzeptablen organischen Beanspruchungen (u.a. hämodynamische, metabolische, skeletto-muskuläre) neben der Förderung der muskulären Leistungsfähigkeit vor allem zu gesundheitlich wertvollen Anpassungen im kardiovaskulären und metabolischen Bereich kommt.

- Das Prinzip der *Binde- und Stützgewebeschonung* fordert, die Belastungsgestaltung im Krafttraining primär in Abhängigkeit von der verringerten Belastungsverträglichkeit der passiven Strukturen des Halte- und Bewegungsapparates (verzögerte Regenerations- und Adaptationszeiten) und nicht der muskulären Belastbarkeit vorzunehmen. Durch eine umsichtige Krafttrainingsgestaltung - u.a. Vermeidung hoher Übungswiderstände, extremer Körperpositionen, hoher Bewegungsgeschwindigkeiten sowie Nutzung gezielter Entlastungsmaßnahmen - kann Fehlbelastungen des Binde- und Stützgewebes vorgebeugt und das Erreichen positiver Anpassungen gesichert werden.

- Das Prinzip der *Funktionalität von Kraftbelastungen* verlangt bei der Auswahl und Durchführung von Körperübungen die funktionell-anatomischen Bedingungen der Muskulatur (Verlauf, Anzahl der überspannten Gelenke, dynamische Struktur) sowie die Bewegungsstrukturen und -anforderungen der Alltagsmotorik zu berücksichtigen. Ersteres ist Voraussetzung für das Erreichen der gewollten Trainingseffizienz und das Vermeiden von Fehlbelastungen des Halte- und

Bewegungsapparates. Letzteres ermöglicht eine wirksame Transformation von Krafttrainingseffekten auf die Bewegungsabläufe des tagtäglichen Lebens.

- Das Prinzip der *Vielseitigkeit von Kraftbelastungen* orientiert auf eine Übungsbreite und -vielfalt, die sowohl auf die Gesamtkörpermuskulatur wie auch den einzelnen Muskel-Gelenkabschnitt gerichtet ist. Nur dadurch kann eine ausgewogene Entwicklung aller größeren Muskelgruppen des Körpers, was u.a. gesundheitsrelevant für Halte- und Bewegungsapparat (arthromuskuläres Gleichgewicht), Stoffwechselgeschehen (Energieumsatz) und Herz-Kreislauffunktion (Herzmuskelentlastung) ist, erreicht werden. Zugleich wird damit zur umfassenden Ausbildung der einzelnen Muskelgruppen bei gleichzeitiger Schonung des Binde- und Stützgewebes beigetragen sowie dem Fähigkeitscharakter der Kraft entsprochen.

- Das Prinzip der *Muskelkräftigung und Muskeldehnung* weist auf die Notwendigkeit, sowohl in der Vor- wie auch Nachbereitung des Krafttrainings gezielte Dehnmaßnahmen einzusetzen. Für die muskuläre Vorbelastung eignet sich besonders die aktiv intermittierende Dehnung, die durch adäquate neuromuskuläre Beanspruchungen, Förderung von Muskel- und Gelenkstoffwechsel sowie Vergrößerung der Bewegungsamplituden anforderungsgerecht auf die intensiveren Kraftbelastungen vorbereitet. Zur beweglichkeitsfördernden Nachbereitung hat sich neben dem intermittierenden Dehnen, das zudem die muskuläre Regeneration unterstützt, vor allem die permanente Dehnung bewährt, der zugleich protektive Wirkung hinsichtlich der psychophysischen Entspannung zugesprochen wird.

- Das *Prinzip der Norm- und Befindlichkeitsbezogenheit* fordert einerseits bezüglich der jeweiligen Körperübung, die vorgegebene äußerlich sichtbare normative Bewegungsausführung (äußere Bewegungsnorm) genauso wie deren subjektive innere Widerspiegelung als gleichberechtigte Kriterien der Übungsqualität und davon abzuleitender methodischer Maßnahmen zu berücksichtigen, um Trainingseffizienz bei gleichzeitigem Ausschluß der Fehlbelastungsgefahr sichern zu können. Andererseits gebietet dieses Prinzip, bei der Belastungsgestaltung sowohl die objektiven Belastungsnormative als auch die subjektive Belastungsverarbeitung (Belastungsempfinden) als Steuergrößen heranzuziehen, was zur Sensibilisierung für den adäquaten Belastungsbereich, Förderung des psychophysischen Befindens und dauerhaften Bindung an die sportliche Aktivität beiträgt.

- Das *Prinzip der alternsadäquaten Belastungsgestaltung* orientiert ausgehend vom Reiz-Anpassungs-Gesetz darauf, zur längerfristigen gesundheitsbezogenen Entwicklung der organismischen Leistungs- bzw. Funktionsfähigkeit im Jugend- und frühen Erwachsenenalter sowie für kurz- bzw. mittelfristige Leistungs- und Funktionsverbesserungen im mittleren sowie höheren Erwachsenenalter die Trainingsbelastung vor allem umfangsbetont kontinuierlich zu erhöhen. Für die längerfristige Stabilisierung des psychophysischen Leistungsvermögens jenseits des Höchstleistungsalters, wo von einer biologisch bedingten allmählich abnehmenden Trainierbarkeit auszugehen ist, sollte der Erhalt der Gesamtbelastung bei gleichzeitiger Variation der Belastungsanforderungen im Vordergrund stehen.

10. Ausgehend von den Bestimmungsaspekten des primärpräventiven Krafttrainings, der Gesundheitsrelevanz der durch die verschiedenen Krafttrainingsformen erreichbaren Wirkungen sowie den für den primärpräventiven Bereich abgeleiteten und begründeten methodischen Krafttrainingsprinzipien können folgende wesentliche Positionen zur konkreten inhaltlich-methodischen Gestaltung des Krafttrainings im Rahmen der Primärprävention abgeleitet werden:

- Als zieladäquate Belastungs- und Organisationsform des primärpräventiven Krafttrainings ist das moderate dynamische kraftausdauerorientierte Kreistraining anzusehen.
- Die Belastungsstruktur des primärpräventiven Kreistrainings ist gekennzeichnet durch

⇒ in der Regel 8 bis 12 Körperübungen, die den durch die methodischen Prinzipien festgelegten Anforderungen entsprechen und nacheinander akzentuiert alle größeren Muskelgruppen des Körpers aktivieren;

⇒ Widerstandsintensitäten zwischen 40 und 60 Prozent der individuellen dynamischen Maximalkraft;

⇒ Bewegungswiederholungszahlen pro Übungsserie von 75 bis 80 Prozent des individuellen Wiederholungsmaximums;

⇒ Bewegungsfrequenzen, die im allgemeinen 25 bis 30 Übungswiederholungen pro Minute gestatten;

⇒ Pausenintervalle zwischen den Übungsserien von maximal 30 Sekunden;

⇒ 2 bis 3 Kreisdurchgänge;

⇒ 2 bis 3 über die Woche verteilte Trainingseinheiten.

- Die gezielte Nutzung der durch die Belastungsstruktur des primärpräventiven Krafttrainings gegebenen Spielräume für Programmvarianten (u.a. mehr umfangsorientierte bzw. intensitätsorientierte Programme) erlaubt eine Ausdifferenzierung der Trainingseffekte (u.a. hinsichtlich Kraftausdauer/Ausdauer bzw. Muskelmasse/[Maximal]kraft), trägt durch die damit verbundene Belastungsvariabilität längerfristig zu trainingswirksamen adaptogenen Schwellenwerten bei und ist die Voraussetzung für ein abwechslungsreiches, motivational ansprechendes Training.

11. Der "Einstieg" ins primärpräventive Krafttraining - vor allem im fortgeschrittenen Lebensalter - bedarf eines längerfristigen, systematischen Trainingsaufbaues, der in Gewöhnungs-, Aufbau- und Festigungsphase untergliedert werden kann. Über eine mehrwöchige neuromuskuläre Vorbereitung (4-6 Wochen), in der bei geringer Belastungshöhe der Lerncharakter dominiert, und einen sich daran anschließenden, durch Umfangssteigerung gekennzeichneten, die Muskel(kraft)ausdauer fördernden Trainingsabschnitt (mindestens 6 Wochen), ist letztlich an die aus primärpräventiver Sicht optimale Belastungsstruktur des dynamischen kraftausdauerorientierten Kreistrainings heranzuführen.

8.2 Folgerungen für weitere wissenschaftliche Arbeiten

Das Gesundheitstraining im allgemeinen und das primärpräventive Krafttraining im speziellen als erkenntnisdefizitäre Bereiche bedürfen weiterer intensiver, vor allem interdisziplinärer Forschungsarbeiten. Im Ergebnis der vorliegenden Arbeit wird u.a. folgenden grundlegenden wissenschaftlichen Aufgabenstellungen und damit verbundenen ausgewählten Fragen besondere Bedeutung beigemessen:

1. Weiterentwicklung und empirische Überprüfung eines Gesamtkonzeptes zum Gesundheitstraining im Rahmen der Primärprävention mit dem Ziel der Optimierung von gesundheitsrelevanten Trainingswirkungen.

Fragestellungen:

Welche zeitlichen Anteile sollten im Rahmen des primärpräventiven Gesundheitstrainings den gesundheitsrelevanten motorischen Grundbeanspruchungsformen (Ausdauer, Kraft, Koordination, Beweglichkeit) abschnittsbezogen (z.B. Woche) im Sinne von Minimal- bzw. Optimalanforderungen zukommen ?

Wie läßt sich am effizientesten das Training der einzelnen motorischen Beanspruchungsformen bezogen auf bestimmte Zeitabschnitte (u.a. Trainingseinheit oder Trainingswoche) aufeinander abstimmen bzw. miteinander verbinden ?

2. Schaffung eines relativ geschlossenen "Trainingsprinzipien-Gebäudes" für das primärpräventive Gesundheitstraining im allgemeinen und die Ausbildung seiner motorischen Beanspruchungsformen im speziellen.

Fragestellungen:

Welche in der sportwissenschaftlichen Literatur aufgeführten methodischen Prinzipien besitzen uneingeschränkte Gültigkeit für das Gesundheitstraining in der Primärprävention, welche Prinzipien bedürfen einer Präzisierung und welche neuen, ergänzenden Prinzipien sind bei einer Systematisierung zu berücksichtigen ?

Welche spezielleren Trainingsprinzipien sind darüber hinaus für den Bereich der einzelnen motorischen Beanspruchungsformen relevant ?

3. Umfassende empirische Überprüfung der komplexen Wirkungseffekte des durch die vorliegende Arbeit als adäquat für den primärpräventiven Bereich herausgearbeiteten und in seiner Belastungsstruktur begründeten moderaten dynamischen kraftausdauerorientierten Kreistrainings im Alternsgang.

Fragestellungen:

Welche aktuellen organismischen Wirkungen (u.a. hämodynamische, metabolische) verursacht ein moderates dynamisches kraftausdauerorientiertes Kreistraining bei jüngeren sowie älteren krafttrainingsunerfahrenen Erwachsenen ? Kommt es zu Veränderungen dieser Wirkungen im Verlaufe des längerfristigen regelmäßigen Trainings ?

Welche Potenzen, aber auch Grenzen besitzt das längerfristig (Mindestdauer 1 Jahr) durchgeführte moderate dynamische kraftausdauerorientierte Kreistraining bezüglich komplexer gesundheitsrelevanter Adaptationen (Anpassungen von aktivem und passivem Halte- und Bewegungsapparat, Herz-Kreislaufsystem, Stoffwechsel, Nervensystem/Psyche) bei vormals Untrainierten jüngeren bis mittleren Erwachsenenalters und bei Untrainierten höheren Lebensalters (Hochbetagten) ?

4. Konzipierung von Gestaltungs- bzw. Belastungsstrukturvarianten der Belastungs- und Organisationsmethode "Kreistraining" unter Nutzung der für die Primärprävention gegebenen Spielräume und empirische Überprüfung deren Wirkungen mit dem Ziel der weiteren Optimierung von gesundheitsprotektiven Effekten.

Fragestellungen:

Welche Möglichkeiten und Grenzen der Ausdifferenzierung von Trainingswirkungen bieten Kreistrainingsprogrammvarianten, die sich bewußt am unteren bzw. oberen Pol des für das primärpräventive Krafttraining angemessenen Reizintensitätsspektrums bewegen ?

Durch welche Gestaltungs- und Belastungsanforderungen zeichnen sich Optimal- bzw. Minimalkreistrainingsprogramme aus ?

9 Ausblick

Die im Ergebnis vorliegender Arbeit herausgestellten, in künftiger *interdisziplinärer* Forschungstätigkeit zu lösenden wissenschaftlichen Aufgaben- und Fragestellungen zeigen, daß neben weiteren theoretischen Aufarbeitungen vor allem auch der empirischen Forschung wesentlicher Stellenwert zukommt. Entsprechende Untersuchungen sind u.a. notwendig für die begründete Einordnung des Krafttrainings im Rahmen eines primärpräventiv ausgerichteten Gesundheitssports wie auch für die weitere Durchdringung der Krafttrainingsformen selbst hinsichtlich ihrer Gestaltungs- und Belastungsoptimierung und der damit verbundenen komplexen gesundheitlichen Wirkungspotenzen wie auch Wirkungsgrenzen.

Besondere Bedeutung sollte dabei der empirischen Überprüfung des als adäquat für die Primärprävention einzuschätzenden moderaten dynamischen kraftausdauerorientierten Kreistrainings beigemessen werden. Eine Begründung hierfür ist in den nachfolgenden Aspekten zu sehen:

- Das durch die vorliegende Arbeit in seiner grundlegenden inhaltlich-methodischen Gestaltung herausgearbeitete und begründete Kreistraining war in dieser Form bisher noch nicht Gegenstand umfassender empirischer Untersuchungen.
- Es existieren generell erhebliche Defizite hinsichtlich der Überprüfung von kraftausdauerorientierten Muskeltrainingsprogrammen im Vergleich zu denen intensiverer Krafttrainingsformen im Breiten- und Gesundheitssport.
- Bisherige Effektstudien zum Krafttraining im allgemeinen und Kraftausdauertraining im speziellen waren zu isoliert nur auf die Erfassung einzelner psychischer oder physischer Wirkungen ausgerichtet.

Es ist davon auszugehen, daß mittels empirischer Untersuchungen zum primärpräventiven Kreistraining, die der Vielschichtigkeit der zu erwartenden gesundheitlich bedeutsamen Wirkungsrichtungen Rechnung tragen, wesentlicher Erkenntnisgewinn zum gesundheitsorientierten Krafttraining wie auch zum Gesundheitssport insgesamt erzielt werden kann.

Beachtung gebührt dabei insbesondere der Überprüfung

- der *komplexen gesundheitsrelevanten Effekte* des primärpräventiven Kreistrainings in seiner grundlegenden Belastungsstruktur und -gestaltung (vgl. Abschnitt

7.2) sowohl bei vormals Untrainierten jüngeren bis mittleren Erwachsenenalters wie auch höheren Lebensalters (Hochbetagte),

- der *Gestaltungs- und Belastungsoptimierung* und der damit verbundenen Wirkungsoptimierung des primärpräventiven Krafttrainings durch Untersuchung von Kreistrainingsvarianten, die bewußt die gegebenen Belastungsspielräume in ihren Grenzbereichen (vgl. Abschnitt 7.3) erfassen sowie
- von *Wirkungsunterschieden* zwischen direkt vergleichbaren - im wesentlichen auf den gleichen Übungen beruhenden - kraftausdauerorientierten Kreistrainingsprogrammen und intensiveren Krafttrainingsprogrammen (u.a. Muskelaufbautrainingsprogrammen).

Erste Überlegungen zur Anlage und Durchführung diesbezüglicher Untersuchungen, die in der Forschungsmethodik auch als nomologische, d.h. auf gesetzmäßige Wirkungszusammenhänge ausgerichtete Analysen, bezeichnet werden (NITSCH 1994, 75; SCHLICHT 1994, 183), sollen nachfolgend aspekthaft dargestellt werden.

Als dem Untersuchungsgegenstand adäquat sind vor allem *Längsschnittuntersuchungen* - im Sinne prospektiver Studien -, die dieselben Merkmalsträger zu unterschiedlichen Zeitpunkten kontrollieren und damit genauere Aufschlüsse über die Veränderungsdynamik ermöglichen, zu werten. Sie sind primär dann, wenn sie auf *experimentellen Untersuchungsplänen* basieren, als geeignete Forschungsstrategie zur Prüfung der als relevant erkannten Zusammenhänge anzusehen. Insbesondere das Feldexperiment, bei dem in weitestgehend "natürlichen" Situationen theoriegestützt bestimmte Bedingungen (experimenteller Faktor) absichtlich (willkürlich) durch den Untersucher gezielt eingeführt werden, ist als die Methode der Wahl einzustufen. Damit kann der (ursächliche) Einfluß dieser Bedingungen (der unabhängigen oder Faktorvariablen) auf die Variation anderer Merkmale (der abhängigen oder Effektvariablen) beobachtet werden, da gleichzeitig relevante Störbedingungen (die konfundierenden Variablen) kontrolliert oder weitestgehend konstant gehalten werden (LOHSE/LUDWIG/RÖHR 1982, 31; PHILIPP 1987, 96-97; KÖLLER 1994, 147; STRAUß 1994, 165; SCHNABEL 1994, 30).

Für die o.g. Untersuchungsrichtungen zum primärpräventiven Krafttraining sind experimentelle Versuchspläne mit einfaktoriellem (einer unabhängigen Variable), aber auch mehrfaktoriellem Design (mehreren unabhängigen Variablen), mit mehreren Meßwiederholungen sowie verschiedenen gleichzeitig zu erfassenden abhängigen Variablen (multivariates Design) zu nutzen (MÖLLER/STRAUß 1994, 168).

Ein einfaktorieller Versuchsplan ist angebracht, wenn allein das Kreistraining (als Planfaktorvariable) in seiner Grundform hinsichtlich der gesundheitlichen Wirkungskomplexität in einer Versuchsgruppe geprüft und die Veränderungen mit denen einer Kontrollgruppe (Nichttrainierende) in Bezug gesetzt werden.

Untersuchungen zur Gestaltungs- und Belastungsoptimierung, wo verschiedene Kreistrainingsvarianten zum Einsatz kommen, wie auch die Überprüfungen von Wirkungsunterschieden zwischen kraftausdauerbetonten Kreistrainingsprogrammen und intensiveren Muskelkrafttrainingsprogrammen sind dagegen an mehrere Versuchsgruppen gebunden und können demzufolge nur auf der Basis mehrfaktorieller Untersuchungsdesigns realisiert werden.

Da sich die tatsächlichen Potenzen, aber auch Grenzen trainingsbedingter Einflußnahmen erst im Rahmen von *Langzeitexperimenten* (Dauer mindestens ein Jahr) abschätzen lassen, zugleich jedoch von differenzierten Entwicklungsverläufen der einzelnen abhängigen Variablen auszugehen ist, müssen im Sinne der Meßwiederholung in den durchzuführenden Untersuchungen nicht nur Ausgangs- und Endmeßwerterhebungen, sondern gleichfalls abschnittsbezogene Zwischenerhebungen vorgenommen werden. Die dabei zu erfassenden Effektvariablen sind einerseits auf die aktuellen organismischen Reaktionen, die sich während der Kraftbelastungen einstellen, auszurichten, um Aussagen über die unmittelbare psychophysische bzw. organische Beanspruchung treffen zu können. Andererseits haben sie der Untersuchung von nur längerfristig erreichbaren funktionellen wie auch morphologischen Anpassungserscheinungen zu dienen.

Um der erkannten Wirkungskomplexität des Krafttrainings gerecht werden zu können, müssen im Rahmen der Meßwerterhebungen Analyseinstrumente Einsatz finden, die u.a. Aussagen zu motorischen, anthropometrischen, physiologischen wie auch psychischen Komponenten erlauben. In Tabelle 11A (vgl. Anhang) sind exemplarisch relevante zu prüfende Parameter und Möglichkeiten ihrer untersuchungstechnischen Erfassung dargestellt.

Eine wesentliche Forderung, die ein Gruppen-Experiment zu erfüllen hat, ist die der Randomisierung der Versuchspersonen. Erst dadurch wird eine optimale Kontrolle personenabhängiger Störgrößen möglich. Da dieser Anspruch im allgemeinen bei längerfristigen Trainingsexperimenten, wo Teilnehmer meist nur auf freiwilliger, interessenbedingter Basis gewonnen und dauerhaft eingebunden werden können, kaum erfüllbar ist, sind gewisse Beeinträchtigungen der Aussagekraft (vor allem sinkende interne Validität) zu bedenken. MÖLLER/STRAUß (1994, 167) sprechen in diesem Zusammenhang auch von "quasiexperimentellen Versuchsplänen".

Neben dem gekennzeichneten klassischen experimentellen Vorgehen, welches sich auf Gruppenuntersuchungen stützt, sollte bei den durchzuführenden Krafttrainingsstudien, die als aufwendige Langzeitexperimente zu konzipieren sind, gleichfalls die Möglichkeit der Einzelfallstudie genutzt werden. Experimentelle Einzelfallpläne, wie sie u.a. SCHLICHT (1994, 189-190) vorstellt, sind mehr als ein bloßer Ersatz für gruppenbezogene Experimente. Für die experimentelle Arbeit mit einer einzelnen Person spricht, daß diese bei untersuchungsökonomisch vertretbarem Aufwand besser kontrollierbar sowie weiter ausdifferenzierbar ist und zugleich über wesentlich größere Zeiträume hinweg als bei Gruppenanalysen erfolgen kann. Gerade bei der Überprüfung der Wirkungen von lebensbegleitenden Trainingsmaßnahmen, wofür das primärpräventive Krafttraining prädestiniert ist, bleibt die Untersuchung des Einzelfalls in der Regel der einzig gangbare Weg. Ein wesentlicher Nachteil dieser forschungsmethodischen Verfahrensweise ist vor allem in der begrenzten Verallgemeinerbarkeit der erhobenen Befunde zu sehen.

Für die Optimierung der Aussagekraft der im Längsschnitt erfolgenden experimentellen Versuchsanordnungen zum primärpräventiven Krafttraining wird somit ein *aufeinander abgestimmter Einsatz von Gruppen- und Einzelfallanalysen* vorgeschlagen, da dadurch deren Vorteile zu kombinieren und zugleich die jeweiligen Nachteile zu kompensieren sind.

Abschließend sei nochmals mit Nachdruck auf die Notwendigkeit des interdisziplinären Vorgehens bei der weiteren theoretischen wie auch empirischen Bearbeitung des Muskelkrafttrainings im Rahmen der Primärprävention verwiesen. Nur dadurch kann der Vielschichtigkeit und Komplexität dieses Gegenstandsbereiches angemessen entsprochen werden, was für den weiteren effizienten Erkenntnisgewinn unabdingbar ist.

10 Literaturverzeichnis

Abele, A.; Brehm, W.: Sportliche Aktivität als gesundheitsbezogenes Handeln. In: Schwarzer, R. (Hrsg.): Gesundheitspsychologie. Göttingen 1990, 131-150.

Abele, A.; Brehm, W.: Mood effects of exercise versus sports games: findings and implications for well-being and health. In: International Review of Health Psychology 2 (1993), 53-80.

Abele-Brehm, A.; Brehm, W.: Zur Konzeptionalisierung und Messung von Befindlichkeit. Die Entwicklung der Befindlichkeitsskalen (BFS). In: Diagnostica 32 (1986) 3, 209-228.

Adams, W.C.: Influence of age, sex, and body weight on the energy expenditure of bicycle riding. In: Journal of Applied Physiology 22 (1967), 539-545.

Alfermann, D.; Stoll, O.: Befindlichkeitsänderungen nach sportlicher Aktivität. In: Sportwissenschaft 26 (1996) 4, 406-424.

Alfermann, D.; Stoll, O.; Wagner, S.; Wagner-Stoll, P.: Auswirkungen des Sporttreibens auf Selbstkonzept und Wohlbefinden: Ergebnisse eines kontrollierten Feldexperiments. In: Schlicht, W.; Schwenkmezger, P. (Hrsg.): Gesundheitsverhalten und Bewegung. Schorndorf 1995, 95-111.

Allen, T.E.; Byrd, R.J.; Smith, D.P.: Hemodynamic consequences of circuit weight training. In: Research Quarterly 47 (1976) 3, 299-306.

Allsen, P.E.; Harrison, J.; Vance, B.: Fitness for life: an individualized approach. Champaign, Ill. 1976.

Aloia, J.F.; Cohn, S.H.; Babu, C.; Abesamis, N.; Kalici, N.; Ellis, K.: Skeletal mass and body composition in marathon runners. In: Metabolism 27 (1978), 1793-1796.

American College of Sports Medicine [ACSM]: The recommended quantity and quality of exercise for developing and maintaining cardiorespiratory and muscular fitness in healthy adults. In: Medicine and Science in Sports and Exercise 22 (1990), 265-274.

Anderson, T.; Kearney, J.T.: Effects of three resistance training programs on muscular strength and absolute and relative endurance. In: Research Quarterly for Exercise and Sport 53 (1982) 1, 1-7.

Aniansson, A.; Gustafsson, E.: Physical training in elderly man with special reference to quadriceps muscle strength and morphology. In: Clinical Physiology 1 (1981), S. 87-98.

Aniansson, A.; Hedberg, M.; Henning, G.-B.; Grimby, G.: Muscle morphology, enzymatic activity, and muscle strength in elderly men: a follow-up study. In: Muscle & Nerve 9 (1986), 585-591.

Aoyagi, Y.; Shephard, R.J.: Aging and muscle function. In: Sports Medicine 14 (1992) 6, 376-396.

Appel, H.-J.; Forsberg, S.; Hollmann, W.: Satellite cell activation in human skeletal muscle after training: evidence for muscle fiber neoformation. In: International Journal of Sports Medicine 9 (1988), 297-299.

Arendt, W.: Kreuzschmerz. Berlin 1986.

Arndt, K.-H.: Wettkampforientierter Sport im höheren Lebensalter aus sportmedizinischer Sicht. In: Theorie und Praxis der Körperkultur 37 (1988) 5, 340-344.

Assmann, G.; Oberwittler, W.; Schulte, H.; Schriewer, H.; Funke, H.; Epping, P.H.; Hauss, W.: Prädikation und Früherkennung der koronaren Herzkrankheit. Prospektive epidemiologische Studie bei Betriebsangehörigen im Raum Westfalen. In: Internist 21 (1980), 446-459.

Astrand, P.O.; Rodahl, K.: Textbook of work physiology. New York 1970.

Atha, J.: Strengthening muscle. In: Exercise and Sports Science Reviews 9 (1981), 1-73.

Ayalon, J.; Simkin, A.; Leichter, I.; Raifmann, S.: Dynamic bone loading exercise for postmenopausal women: effect on the density of the distal radius. In: Archives of Physical Medicine and Rehabilitation 68 (1987), 280-283.

Badtke, G. (Hrsg.): Lehrbuch der Sportmedizin. Heidelberg, Leipzig 1995.

Badtke, G.; Bittmann, F.; Lazik, D.; Amelung, P.: Veränderungen der Wirbelsäulenlänge im Tagesverlauf. In: Tittel, K.; Arndt, K.-H.; Hollmann, W. (Hrsg.): Sportmedizin: gestern - heute - morgen. Leipzig, Berlin, Heidelberg 1993, S. 111-115.

Baer, A.D.; Gersten, J.W.; Robertson, B.M.; Dinken, H.: Effect of various exercise programs on isometric tension, endurance and reaction time in the human. In: Archives of Physical Medicine and Rehabilitation 36 (1955), 495-503.

Ballor, D.L.; Becque, M.D.; Katch, V.L.: Metabolic response during hydraulic resistance exercise. In: Medicine and Science in Sports and Exercise 19 (1987) 4, 363-367.

Ballor, D.L.; Becque, M.D.; Katch, V.L.: Energy output during hydraulic resistance circuit exercise for males and femals. In: Journal of Applied Sport Science Researche 3 (1989) 1, 7-12.

Ballor, D.L.; Katch, V.L. Becque, M.D.; Marks, C.R.: Resistance weight training during caloric restriction enhances lean body weight maintenance. In: American Journal of Clinical Nutrition 47 (1988), 19-25.

Balogun, J.A.: Muscular strength as a predictor of personality in adult females. In: Journal of Sports Medicine and Physical Fitness 26 (1986) 4, 377-383.

Banzer, W.: Präventive Sportmedizin - Chancen und Grenzen. In: Banzer, W.; Murza, G. (Hrsg): Gesundheitsförderung. Sport und Gesundheit im Spannungsfeld von Prävention und Lebensqualität. Bielefeld 1989, 25-40.

Banzer, W.: Verhaltensmedizin und präventive Sportmedizin - verhaltensmedizinische Beanspruchungsdiagnostik innerhalb sportbezogener Prävention. In: Banzer, W.; Hoffmann, G. (Hrsg.): Präventive Sportmedizin. Erlangen 1990, 30-38.

Baratta, R.; Solomonow, M.; Zhou, B.H.; Letson, D.; Chuinard, R.; D'Ambrosia, R.: Muscular coactivation. The role of the antagonist musculature in maintaining knee stability. In: American Journal of Sports Medicine 16 (1988) 2, 113-122.

Bartel, W.; Ehrler, W.: Zur Methodik der Ausbildung von Kraftfähigkeiten und Beweglichkeit im Massensport. In: Wissenschaftliche Zeitschrift der DHfK 28 (1987) 2, 41-57.

Bassey, E.J.; Bendall, M.J.; Pearson, M.: Muscle strength in the triceps surae and objectively measured customary walking activity in men and women over 65 years of age. In: Clinical Science 74 (1988), 85-89

Baum, K.: Krafttraining bei Senioren: Hilfe zum Leben im Alter ? In: Deutsche Zeitschrift für Sportmedizin 46 (1995) 4, 214 u. 219-220.

Baumann, H.; Rieder, H.: Bewegung und körperliche Aktivität - Psychomotorik. Sonderdruck aus: Olbrich, E.; Sames, K.; Schramm, A. (Hrsg.): Kompendium der Gerontologie. Landsberg/Lech 1995.

Baumstark, M.W.; Halle, M.; Frey, I.; Berg, A.; Keul, J.; Berg, A.: Bedeutung der Lipoproteine bei der Pathogenese der KHK - Die Rolle körperlicher Aktivität. In: Liesen, H.; Weiß, M.; Baum, M. (Hrsg.): Regulations- und Repairmechanismen. 33. Deutscher Sportärztekongreß Paderborn 1993. Köln 1994, 479-483.

Beck, C.: Modelle des Krafttrainings und ihre Auswirkungen auf die Skelettmuskulatur unter besonderer Berücksichtigung des isokinetischen Trainings - eine Literaturübersicht. Dissertation, TU München, 1991.

Bemben, M.G.; Massey, B.H.; Bemben, D.A.; Misner, J.E.; Boileau, R.A.: Isometric muscle force production as a function of age in healthy 20- to 70-yr-old men. In: Medicine and Science in Sports and Exercise 23 (1991) 11, 1302-1310.

Benedict, J.V.; Walker, L.B.; Harris, E.H.: Stress strain characteristics and tensile strength of unembalanced human tendon. In: Journal of Biomechanics 1 (1968), 53-63.

Berg, A.; Keul, J.: Influence of maximum aerobic capacity and relative body weight on the lipoprotein profil in athletes. In: Atherosclerosis 55 (1985), 225-231.

Berg, A.; Keul, J.: Kurz- und langfristige Anpassungsvorgänge an Krafttraining. In: Bührle, M. (Hrsg.): Grundlagen des Maximal- und Schnellkrafttrainings. Schorndorf 1985, 61-80.

Berg, A.; Ringwald, G.; Keul, J.: Lipoproteincholesterol in well-trained athletes. In: International Journal of Sports Medicine 1 (1980), 137-138.

Berger, B.G.; Owen, D.R.: Stress reduction and mood enhancement in four exercise modes: swimming, body conditioning, hatha yoga, and fencing. In: Research Quarterly for Exercise and Sport 59 (1988) 2, 148-159.

Berger, R.: Effect of varied weight training programs on strength. In: Research Quarterly 33 (1962) 2, 168-181.

Berthold, F.: Die Änderung der Körperhöhe von Sportlern im Tagesverlauf als Indikator für die Be- und Entlastung der Wirbelsäule. In: Medizin und Sport 26 (1986) 3, 78-82.

Berthold, F.; Brenke, H.; Dietrich, L.; Thierbach, P.: Dehnungsfibel und Empfehlungen zur Vermeidung von Schäden an Binde- und Stützgewebe. Kreischa 1980.

Berthold, F.; Morgenstern, K.: Wo der Schmerz zu spät warnt ... . In: Start 4 (1989) 4, 38-39.

Berthold, F.; Thierbach, P.: Zur Belastbarkeit des Halte- und Bewegungsapparates aus sportmedizinischer Sicht. In: Medizin und Sport 21 (1981) 6, 165-171.

Betz, M.: Muskelfunktionsstörungen bei Kindern. In: Therapiewoche 43 (1993) 34/35, 1746-1750.

Beuker, F.; Grund, A.; Schepers, U.; Klein, V.: Untersuchungen zur Kontabilität von Formula-Diät und sportlicher Belastung (abstract). In: Ernährungs-Umschau 41 (1994) 3, 107.

Bevier, W.; Pyka,G.; Kozak, K.; Newhall, K.; Wiswell, R.; Marcus, R.: Aerobic capacity, muscle strength and bone density in elderly men and women (abstract). In: Journal of Bone and Mineral Research 3 (1988), 215.

Biener, K.: Präventive Gerontologie. Bern, Stuttgart, Toronto 1990.

Biertümpel, D.: Bericht über die wissenschaftliche Veranstaltung der Bezirksgruppe Halle der Gesellschaft für Sportmedizin der DDR am 11. September 1986. In: Medizin und Sport 27 (1987) 6, I - II.

Bittmann, F.; Badtke, G.: Sport als Mittel der Prävention von Erkrankungen des Stütz- und Bewegungssystems. In: Theorie und Praxis der Körperkultur 36 (1987) 6, 385-393.

Blanton, B.L.; Biggs, N.L.: Ultimate tensile strength of fetal and adult human tendons. In: Journal of Biomechanics 3 (1970), 181-189.

Blessing, D.; Stone, M.; Byrd, R.; Wilson, D.; Rozenek, R.; Pushparani, D.; Lipner, H.: Blood lipid and hormonal changes from jogging and weight training of middle-aged men. In: Journal of Applied Sport Science Research 1 (1987) 2, 25-29.

Block, J.E.; Genant, H.K.; Black, D.: Greater vertebral bone mineral mass in exercising young men. In: Western Journal of Medicine 145 (1986), 39-42.

Boeckh-Behrens, W.-U.: Die Trainingsmethoden im gesundheitsorientierten Kraft-, Ausdauer- und Beweglichkeitstraining unter Berücksichtigung eines dimensionsanalytischen Ansatzes. Referatsmanuskript zum 11. Sportwissenschaftlichen Hochschultag in Potsdam 1993.

Boileau, R.A.; Massey, B.H.; Misner, J.E.: Body composition changes in adult men during selected weight training and jogging programs. In: Research Quarterly 44 (1973) 2, 158-168.

Borges, O.: Isometric and isokinetic knee extension and flexion torque in men and women aged 20-70. In: Scandinavian Journal of Rehabilitation Medicine 21 (1989), 45-53.

Börnert, K.; Dippold, A.: Trainingseffekte am neuromuskulären System "Kniegelenk". In: Deutsche Zeitschrift für Sportmedizin 42 (1991) 3, 96-102.

Bös, K.; Feldmeier, C. (Hrsg.): Lexikon: Bewegung & Sport zur Prävention & Rehabilitation. Oberhaching 1992.

Bös, K.; Wydra, G.; Karisch, G.: Gesundheitsförderung durch Bewegung, Spiel und Sport. Erlangen 1992.

Bouchard, C.; Shephard, R.J.; Stephens T. (Eds.): Physical activity, fitness, and health. Champaign, Ill. 1994.

Boyden, T.W.; Pamenter, R.W.; Going, S.B.; Lohman, T.G.; Hall, M.C.; Houtkooper, L.B.; Bunt, J.C.; Ritenbaugh, C.; Aickin, M.: Resistance exercise training is associated with decreases in serum low-density lipoprotein cholesterol levels in premenopausal women. In: Archives of Internal Medicine 153 (1993), 97-100.

Boyer, B.T.: A comparison of the effects of three strength training programs on women. In: Journal of Applied Sport Science Research 4 (1990) 3, 88-94.

Braith, R.W.; Graves, J.E.; Pollock, M.L.; Leggett, S.L.; Carpenter, D.M.; Colvin, A.B.: Comparison of 2 vs 3 days/week of variable resistance training during 10- and 18-week programs. In: International Journal of Sports Medicine 10 (1989), 450-454.

Brazell-Roberts, J.V.; Thomas, L.E.: Effects of weight training frequency on the self-concept of college females. In: Journal of Applied Sport Science Research 3 (1989) 2, 40-43.

Brehm, W.: Kompetent altern mit Sport. In: Zeitschrift für Gerontologie 20 (1987) 6, 336-344.

Brehm, W.: Sport und Gesundheit. In: Haag, H.; Strauß, B.G. (Hrsg.): Theorie- und Themenfelder der Sportwissenschaft. Schorndorf 1989, 288-301.

Brehm, W.; Eberhardt, J.: Drop-out und Bindung im Fitneß-Studio. In: Sportwissenschaft 25 (1995) 2, 174-186.

Bremer, D.: Inner Training - eine spezielle Form des Techniktrainings in zyklischen Sportarten. In: Schulke, H.-J.; Fietze, U.; Mahltig, G.; Scharf, G. (Hrsg.): Gesundheit in Bewegung. Aachen 1992, 284-290.

Brenke, H.; Dietrich, L.; Berthold, F.: Trainingsmethodische Hinweise zur Vermeidung von Schäden am Stütz- und Bewegungsapparat. In: Theorie und Praxis der Körperkultur 35 (1986) 1, 56-63.

Bringmann, W.: Die Bedeutung der Kraftfähigkeiten für Gesundheit und Leistungsfähigkeit. In: Medizin und Sport 24 (1984) 4, 97-100.

Bringmann, W.: Sport in der Prävention, Therapie und Rehabilitation. Leipzig 1985.

Bringmann, W.: Das Gesundheitstraining im Präventivkonzept. In: Medizin und Sport 27 (1987) 1, 29-32.

Bringmann, W.: Trainingsmethodische Grundsätze in der Prävention und Therapie. In: Zeitschrift ärztlicher Fortbildung 81 (1987), 1235-1239.

Bringmann, W.; Tauchel, U.: Der Einfluß unterschiedlicher sporttherapeutischer Programme bei statischen Insuffizienzen im LWS-Bereich. In: Medizin und Sport 29 (1989) 7, 211-214.

Brosche, T.: Lipidstoffwechsel. In: Platt, D. (Hrsg.): Biologie des Alterns. Berlin 1991, 169-184.

Brown, A.B.; McCartney, N.; Moroz, D.; Sale, D.G.; Garner, S.A.; MacDougall, J.D.: Strength training effects in aging (abstract). In: Medicine and Science in Sports and Exercise 20 (1988), 80.

Brown, A.B.; McCartney, N.; Sale, D.G.: Positive adaptations to weight-lifting training in the elderly. In: Journal of Applied Physiology 69 (1990) 5, 1725-1733.

Brown, R.D.; Harrison, J.M.; The effects of a strength training programm on the strength and self-concept of two female age groups. In: Research Quarterly for Exercise and Sport 57 (1986) 4, 315-320.

Bührle, M.: Dimensionen des Kraftverhaltens und ihre spezifischen Trainingsmethoden. In: Bührle, M. (Hrsg.): Grundlagen des Maximal- und Schnellkrafttrainings. Schorndorf 1985, 82-111.

Bührle, M.; Werner, E.: Muskelquerschnittstraining der Bodybuilder. In: Bührle, M. (Hrsg.): Grundlagen des Maximal- und Schnellkrafttrainings. Schorndorf 1985, 199-212.

Bundesverband der Betriebskrankenkassen [BKK]: Krankheitsarten- und Arbeitsunfallstatistik 1990. Essen 1991.

Burleson, M.A.; Collins, M.A.; O'Bryant, H.S.; Turner, E.; Triplett, T.; Smith,T.; Allran, K.; Stone, M.: Effect of weight lifting and treadmill exercise on elevated post-exercise oxygen consumption (abstract). In: Medicine and Science in Sports and Exercise 21 (1989) 2, 114.

Buskies, W.; Benker, A.; Boeckh-Behrens, W.-U.; Zieschang, K.: Auswirkungen eines nicht bis zur Ermüdung durchgeführten sanften Krafttrainings und Konsequenzen für die breitensportlich orientierte Trainingspraxis. Referatsmanuskript zum 11. Sportwissenschaftlichen Hochschultag in Potsdam 1993.

Buskies, W.; Benker, A.; Boeckh-Behrens, W.-U.; Zieschang, K.: Zur Problematik der metabolischen und kardialen Belastung bei zwei verschiedenen Krafttrainingsmethoden. In: Liesen, H.; Weiß, M.; Baum, M. (Hrsg.): Regulations- und Repairmechanismen. 33. Deutscher Sportärztekongreß Paderborn 1993. Köln 1994, 97-99.

Buskies, W.; Boeckh-Behrens, W.-U.; Wenzl, E.: Muskelverkürzungen als mögliche Ursache von Rückenbeschwerden. In: Rieder, H.; Eichler, J.; Kalinke, H. (Hrsg.): Rückenschule interdisziplinär. Stuttgart, New York 1993, 217-222.

Buskies, W.; Boeckh-Behrens, W.U.; Zieschang, K.: Möglichkeiten der Intensitätssteuerung im gesundheitsorientierten Krafttraining. In: Sportwissenschaft 24 (1996) 2, 170-183.

Butler, R.M.; Beierwaltes, W.H.; Rogers, F.J.: The cardiovascular response to circuit weight training in patients with cardiac disease. In: Journal of Cardiopulmonary Rehabilitation 7 (1987) 9, 402-409.

Byrd, R.; Centry, R.; Boatwright, D.: Effect of inter-repetition rest intervals in circuit weight training on PWC170 during arm-kranking exercise. In: Journal of Sports Medicine and Physical Fitness 28 (1988) 4, 336-340.

Caruso, C.M.; Gill, D.L.: Strengthening physical self-perceptions through exercise. In: Journal of Sports Medicine and Physical Fitness 32 (1992) 4, 416-427.

Chae, E.-H.; Platen, P.; Antz, R.; Kühlmorgen, J.; Allolio, B.; Lehmann, H.; Schumann, S.; Kannenberg, J.: Knochendichte bei Leistungssportler/innen aus verschiedenen Sportarten im Vergleich zu Sportstudent/innen und untrainierten Kontrollpersonen. In: Liesen, H.; Weiß, M.; Baum, M. (Hrsg.): Regulations- und Repairmechanismen. 33. Deutscher Sportärztekongreß Paderborn 1993. Köln 1994, 668-671.

Charette, S.L.; McEvoy, L.; Pyka, G.; Snow-Harter, C.; Guido, D.; Wiswell, R.A.; Marcus, R.: Muscle hypertrophy response to resistance training in older women. In: Journal of Applied Physiology 70 (1991) 5, 1912-1916.

Chilibeck, P.D.; Sale, D.G.; Webber, C.E.: Exercise and bone mineral density. In: Sports Medicine 19 (1995) 2, 103-122.

Chow, R.; Harrison, J.E.; Notarius, C.: Effect of two randomised exercises programmes on bone mass of healthy postmenopausal women. In: British Medical Journal 295 (1987) 5, 1441-1444.

Clarke, D.H.; Hunt, M.Q.; Dotson, C.O.: Muscular strength and endurance as a function of age and activity level. In: Research Quarterly for Exercise and Sport 63 (1992) 3, 302-310.

Clarkson, P.M.; Hintermister, R.; Fillyaw, M.; Stylos, L.: High density lipoprotein cholestorol in young adult weight lifters, runners, and untrained subjects. In: Human Biology 53 (1981) 2, 251-257.

Coleman, A.E.: Nautilus vs Universal gym strength training in adult males. In: American Corrective Therapy Journal 31 (1977) 4, 103-107.

Colletti, L.A.; Edwards, J.; Gordon, L.; Shary, J.; Bell, N.H.: The effects of muscle-building exercise on bone mineral density of the radius, spine, and hip in young men. In: Calcified Tissue International 45 (1989), 12-14

Conroy, B.P.; Kraemer, W.J.; Dalsky, G.P.; Miller, P.D.; Fleck, S.J.; Kearney, J.T.; Stone, M.H.; Warren, B.; Maresh, C.M.: Bone mineral density in elite junior weightlifters. In: Medicine and Science in Sports and Exercise 22 (1990) 2, 77.

Cotta, H.: Sport treiben ! Gesund bleiben ! München 1988.

Craig, B.W.; Everhart, J.; Brown, R.: The influence of high-resistance training on glucose tolerance in young and elderly subjects. In: Mechanisms of Aging and Development 49 (1989), 147-157.

Cüppers, H.J.; Erdmann, D.; Schubert, H.; Berchtold, P.; Berger, M.: Glucose tolerance, serum insulin, and serum lipids in athletes. In: Berger, M. u.a. (Hrsg.): Diabetes and exercise. Bern 1982, 155-165.

Cureton, K.J.; Collins, M.A.; Hill, D.W.; McElhannon Jr., F.M.: Muscle hypertrophy in men and women. In: Medicine and Science in Sports and Exercise 20 (1988) 4, 338-344.

Davee, A.M.; Rosen, C.J.; Adler, R.A.: Exercise patterns and trabecular bone density in college women. In: Journal of Bone and Mineral Research 5 (1990) 3, 245-250.

Davies, J.; Parker, D.F.; Rutherford, O.M.; Jones, D.A.: Changes in strength and cross sectional area of the elbow flexors as a result of isometric strength training. In: European Journal of Applied Physiology 57 (1988), 667-670.

De Marees, H.; Mester, J.: Sportphysiologie I. Frankfurt a. M. 1991.

Denner, A.: Trainingskonzept zur Optimierung und Harmonisierung des Funktionszustandes der Wirbelsäule. In: FPZ KOMPAKT (1993) 1, 17-31.

Dietrich, L.; Berthold, F.; Brenke, H.: Muskeldehnung aus sportmethodischer Sicht. In: Medizin und Sport 25 (1985) 2, 52-57.

Dishman, R.K.: Medical psychologie in exercise and sport. In: Medical Clinics of North America 69 (1985), 123-143.

Dishman, R.K.; Gettmann, L.R.: Psychological vigor and self-perceptions of increased strength. In: Medicine and Science in Sports and Exercise 13 (1981), 73-74.

Dobrev, P.: [Vurchu vuzmoznostite za provisavane na silita i polucavane na muskulna chipertrofija pri vuzrastni.] Möglichkeiten zur Steigerung der Kraft und zur Entwicklung von Muskelhypertrophie bei älteren Menschen. Übersetzung, Leipziger Universität 1969.

Dohmeier, T.E.; Farrell, P.A.; Foster, C.; Greenisen, M.: Metabolic response to submaximal and maximal timed interval squats (abstract). In: Medicine and Science in Sports and Exercise 16 (1984), 126.

Dons, B.; Bollerup, K.; Bonde-Petersen, F.; Hancke, S.: The effect of weight-lifting exercise related to muscle fibre composition and muscle cross-sectional area in humans. In: European Journal of Applied Physiology 40 (1979), 95-106.

Dordel, H.-J.: Die Muskeldehnung als Maßnahme der motorischen Leistungsverbesserung. In: Sportunterricht 24 (1975) 2, 40-45.

Dorner, H.: Skelettmuskulatur. In: Platt, D. (Hrsg.): Biologie des Alterns. Berlin 1991, 280-290.

Doyle, F.; Brown, J.; Lachance, C.: Relation between bone mass and muscle weight. In: Lancet 1 (1970), 391-393.

Doyne, E.J.; Ossip-Klein, D.J.; Bowmann, E.D.; Osborn, K.M.; McDougall-Wilson, I.B.; Neimeyer, R.A.: Running versus weight lifting in the treatment of depression. In: Journal of Consulting and Clinical Psychology 55 (1987) 5, 748-754.

Drinkwater, D.; Busby, J.; Coon, P.; Lakatta, L.; Fleg, J.; Goldberg, A.: Leaness not fitness is associated with highest levels of high-density lipoproteins in master athletes (abstract). In: Medicine and Science in Sports and Exercise 21 (1989) 2, 113.

Dudley, G.A.; Tesch, P.A.; Fleck, S.J.; Kraemer, W.J.; Baechle, T.R.: Plasticity of human muscle with resistance training. In: Anatomical Record 214 (1986), 4.

Dufaux, B.; Assmann, G.; Hollmann, W.: Plasma lipoproteins and physical activity: a review. In: International Journal of Sports Medicine 3 (1982), 123-136.

Düntsch, G.; Stoboy, H.: Das Verhalten von Kraft und Ausdauer während eines isometrischen Trainings in Abhängigkeit von der Muskelmasse. In: Sportarzt und Sportmedizin 17 (1966) 10, 496-504.

Durnin, J.V.G.A.; Passmore, R.: Energy, Work and Leisure. London 1967.

Eder, K.: Prävention und Rehabilitation von Schäden am Bewegungsapparat. In: Steinbrück, K. (Hrsg.): Sportverletzungen und Überlastungsschäden. Wehr/Baden 1992, 79-86.

Eder, K.: Grundlagen und Prinzipien der Verletzungs- und Überlastungsprophylaxe aus Sicht der Krankengymnastik. In: Liesen, H.; Weiß, M.; Baum, M. (Hrsg.): Regulations- und Repairmechanismen. 33. Deutscher Sportärztekongreß Paderborn 1993. Köln 1994, 418-424.

Eggli, D.: Training und Messung an isokinetischen Systemen. Das Problem der Gelenkeinheit. In: Deutsche Zeitschrift für Sportmedizin 45 (1994) Sonderheft, 22-24.

Ehrich, D.; Gebel, R.: Aufbautraining nach Sportverletzungen. Münster 1992.

Ehrler, W.: Zur Analyse des Kraft- und Beweglichkeitsniveaus im Massensport. In: Wissenschaftliche Zeitschrift der DHfK 30 (1989) 2, 37-48.

Ehrler, W.; Krüger, U. (Red.): Motorische Kraftfähigkeiten und Beweglichkeit im Massensport. DHfK, Fortschrittsbericht. Leipzig 1987.

Ehrlich, G.; Schulz, H.: Die Bedeutung des Krafttrainings im Gesundheitssport. In: Herz, Sport und Gesundheit 2 (1985) 2, 16-18.

Ehrsam, R.; Aeschlimann, A.: Training der Muskelkraft im Alter. In: Orthopäde 23 (1994), 65-75.

Ehrsam, R.; Zahner, L.: Kraft und Krafttraining im Alter. In: Denk, H. (Hrsg.): Alterssport. Schorndorf 1996, 191-211

Ehrsam, R.; Zahner, L.; Hug, M.; Kreis, M.; Krings, F.; Perrig-Chiello, P.; Perrig, W.J.; Stähelin, H.B.: Krafttraining. In: Magglingen 52 (1995) 7, 8-10.

Eickhoff, J.; Molczyk, L.; Gallagher, J.C.: Influence of isotonic, isometric and isokinetic muscle strength on bone mineral density of the spine and femur in young women. In: Bone Mineral 20 (1993), 201-209.

Einsingbach, T.: PNF in Orthopädie und Traumatologie. München 1988.

Einsingbach, T.: Muskuläres Aufbautraining in der Krankengymnastik und Rehabilitation. München 1990.

Einsingbach, T., Klümper, A.; Biedermann, L.: Sportphysiotherapie und Rehabilitation. Stuttgart, New York 1988.

Elliot, D.L.; Goldberg, L.; Kuehl, K.S.: Effect of resistance training on excess post-exercise oxygen consumtion. In: Journal of Applied Sport Science Research 6 (1992) 2, 77-81.

Elliot, D.L.; Goldberg, L.; Kuehl, K.S.; Catlin, D.H.: Characteristics of anabolic-androgenic steroid-free competitive male and female bodybuilders. In: The Physician and Sportsmedicine 15 (1987) 6, 169-179.

Elliot, D.L.; Goldberg, L.; Watts, W.J.; Orwoll, E.: Resistance exercise and plasma beta-endorphin/beta-lipotrophin immunoreactivity. In: Life Sciences 34 (1984) 6, 515-518.

Enderle, A.; Uehlinger, E.; Willert, H.G.; Zichner, L.: Pathologische Anatomie und Klassifikation der Osteoporosen. In: Orthpädische Praxis 12 (1976) 1, 11-17.

Epstein, F.H.: Epidemiologie der koronaren Herzkrankheit. In: Internistische Welt 6 (1983) 2, 57-65.

Essen-Gustavsson, B.; Tesch, P.A.: Glycogen and triglyceride utilization in relation to muscle metabolic characteristics in men performing heavy-resistance 3 exercise. In: European Journal of Applied Physiology 61 (1990), 5-10.

Fahey, T.D.; Akka, L.; Rolph, R.: Body composition and VO_2max of exceptional weight trained athletes. In: Journal of Applied Physiology 39 (1975), 559-561.

Fahey, T.D.; Brown, C.H.: The effects of an anabolic steroid on the strength, body composition, and endurance of college males when accompanied by a weight training program. In: Medicine and Science in Sports and Exercise 5 (1973) 4, 272-276.

Farrel, P.A.; Maksud, M.G.; Pollock, M.L.; Foster, C.; Anholm, J.; Hare, J.; Leon, A.S.: A comparison of plasma cholesterol, triglycerides, and high density lipoprotein cholesterol in speed skaters, weightlifters and non-athletes. In: European Journal of Applied Physiology 48 (1982), 77-82.

Faugli, H.-P.: Medizinische Trainingstherapie. In: Ow, D. von; Hüni, G. (Hrsg.): Muskuläre Rehabilitation. Erlangen 1987, 125-133.

Felder, H.: Bestimmung der Antagonistentätigkeit am Beispiel der Kniestreckung: Eine neue Möglichkeit zur muskulären Zustandsdiagnostik und zur Kraftsteuerung. In: Deutsche Zeitschrift für Sportmedizin 45 (1994) Sonderheft, 24-25.

Feldmann, L.: Über den Einfluß von Bodybuilding-/Fitnesstraining auf verschiedene Parameter des Lipid- und Lipoproteinstatus. Diplomarbeit, Deutsche Sporthochschule, Köln 1987.

Feldmeier, C.; Bernett, P.; Seesko, H.: Belastung und Belastbarkeit der Wirbelsäule im Sport. In: Praktische Sport-Traumatologie und Sportmedizin 1 (1985) 3, 23-28.

Fiatarone, M.A.; Marks, E.C.; Ryan, N.D.; Meredith, C.N.; Lipsitz, L.A.; Evans W.J.: High-intensity strength training in nonagenarians. Effects on skeletal muscle. In: Journal of American Medical Association 263 (1990) 22, 3029-3034.

Fiatarone, M.A.; O'Neill, E.F.; Ryan, N.D.; Clements, K.M.; Solares, G.R.; Nelson, M.E.; Roberts, S.B.; Kehayias, J.J.; Lipsitz, L.A.; Evans W.J.: Exercise training and nutritional supplementation for physical frailty in very elderly people. In: New England Journal of Medicine 330 (1994) 25, 1769-1775.

Fleck, S.J. : Kardiovaskuläre Reaktionen und Adaptationen während Kraftbelastungen. In: Komi, P.V. (Hrsg): Kraft und Schnellkraft im Sport. Köln 1994, 302-311.

Fleck, S.J.; Dean, L.S.: Resistance-training experience and the pressor response during resistance exercise. In: Journal of Applied Physiology 63 (1987) 1, 116-120.

Fleck, S.J.; Kraemer, W.J.: Designing resistance training programs. Champaign, Ill. 1987.

Fleck, S.J.; Kraemer, W.J.: Resistance training: Basic principles (Part 1 of 4). In: The Physician and Sports Medicine 16 (1988a) 3, 160-171.

Fleck, S.J.; Kraemer, W.J.: Resistance training: Physiological responses and adaptations (Part 2 of 4). In: The Physician and Sports Medicine 16 (1988b) 4, 108-124.

Fleck, S.J.; Kraemer, W.J.: Resistance training: Physiological responses and adaptations (Part 3 of 4). In: The Physician and Sports Medicine 16 (1988c) 5, 63-76.

Fleck, S.J.; Kraemer, W.J.: Resistance training: Physiological responses and adaptations (Part 4 of 4). In: The Physician and Sports Medicine 16 (1988d) 6, 69-81.

Fleg, J.L.; Lakatta, E.G.: Role of muscle loss in the age-associated reduction in VO_2max. In: Journal of Applied Physiology 65 (1988) 3, 1147-1151.

Folsom, A.R.; Ensrud, K.E.: Ausdauertraining als therapeutisches Prinzip bei Herzkreislauferkrankungen. In: Shephard, R.J.; Astrand, P.-O. (Hrsg.): Ausdauer im Sport. Köln 1993, 409-424.

Forbes, G.B.: The adult decline in lean body mass. In: Human Biology 48 (1976) 1, 161-173.

Freedson, P.S.; Mihevic, P.M.; Loucks, A.B.; Girandola, R.N.: Physique, body composition, and psychological characteristics of competitive female body builders. In: The Physician and Sportsmedicine 11 (1983) 5, 85-93.

Freiwald, J.; Engelhardt, M.: Beweglichkeit und ihre Einschränkungen. Vor Training und Therapie Faktoren genau analysieren ! In: TW Sport + Medizin 6 (1994) 5, 327-336.

Frey, G.: Sport und Gesundheit. Eine Herausforderung für die Trainingswissenschaft. In: Küpper, D.; Kottmann, L. (Hrsg.): Sport und Gesundheit. Schorndorf 1991, 91-107.

Fricke, R.; Treinies, G.: Einführung in die Metaanalyse. Bern, Stuttgart, Toronto 1985.

Fripp, R.R.; Hodgson, J.L.: Effect of resistive training on plasma lipid and lipoprotein levels in male adolescents. In: Journal of Pediatrics 111 (1987), 926-931.

Froböse, I.: Isokinetisches Training in Sport und Therapie: Steuerung des Trainingsaufbaus nach Sport- und Unfallverletzungen. Sankt Augustin 1993.

Froböse, I.; Hardelauf, U.: Sporttherapie und Arthrose. In: Gesundheitssport und Sporttherapie 9 (1993) 2, 10-13.

Froböse, I.; Lagerstrom, D.: Muskeltraining in Prävention und Rehabilitation nach modernen trainingswissenschaftlichen Prinzipien (Teil 1). In: Gesundheitssport und Sporttherapie 7 (1991) 1, 12-13.

Froböse, I.; Lagerstrom, D.: Muskeltraining in Prävention und Rehabilitation nach modernen trainingswissenschaftlichen Prinzipien (Teil 2). In: Gesundheitssport und Sporttherapie 7 (1991) 2, 9-11.

Fröhner, G.: Altersbezogene medizinische Aspekte des Krafttrainings. In: Leichtathletiktraining 6 (1995) 9/10, 34-39.

Frontera, W.R.; Hughes, V.A.; Lutz, K.J.; Evans, W.J.: A cross-sectional study of muscular strength and mass in 45- to 78-yr-old men and women. In: Journal of Applied Physiology 71 (1991) 2, 644-650.

Frontera, W.R.; Meredith, C.N.; O'Reilly, K.P.; Knuttgen, H.G.; Evans, W.J.: Strength conditioning in older men: skeletal muscle hypertrophy and improved function. In: Journal of Applied Physiology 64 (1988) 3, 1038-1044.

Fuchs, C.Z.; Zaichkowsky, L.D.: Psychological characteristics of male and female bodybuilders: the iceberg profile. In: Journal of Sport Behavior 6 (1983) 3, 137-145.

Fuchs, R.; Hahn, A.; Schwarzer, R.: Effekte sportlicher Aktivität auf Selbstwirksamkeits-Erwartung und Gesundheit in einer streßreichen Lebenssituation. In: Sportwissenschaft 24 (1994) 1, 67-81.

Fukunaga, T.: Die absolute Muskelkraft und das Muskelkrafttraining. In: Sportarzt und Sportmedizin 11 (1976) 11, 255-266.

Gaesser, G.A.; Rich, R.G.: Effects of high- and low-intensity exercise training on aerobic capacity and blood lipids. In: Medicine and Science in Sports and Exercise 16 (1984) 3, 269-274.

Garfield, D.S.; Ward, P.; Cobb, R.: The syracuse circuit weight training study report. Houston 1979.

Garfinkel, S.; Cafarelli, E.: Relative changes in maximal force, EMG, and muscle cross-sectional area after isometric training. In: Medicine and Science in Sports and Exercise 24 (1992) 11, 1220-1227.

Gater, D.R.; Gater, D.A.; Uribe, J.M.; Bunt, J.C.: Effects of arginine/lysine supplementation and resistance training on glucose tolerance. In: Journal of Applied Physiology 72 (1992) 4, 1279-1284.

Geiger, L.: Überlastungsschäden im Sport. München, Wien, Zürich 1997.

Gettman, L.R.: The aerobic cost of isokinetic slow and fast speed circuit strength training programs (abstract). In: AAHPER, Abstracts of Research Papers, 1978, 31.

Gettman, L.R.; Ayres, J.J.: Aerobic changes through 10 weeks of slow and fast speed isokinetic training (abstract). In: Medicine and Science in Sports and Exercise 10 (1978), 47.

Gettman, L.R.; Ayres, J.J.; Pollock, M.L.; Durstine, J.L.; Grantham, W.: Physiologic effects on adult men of circuit strength training and jogging. In: Archives of Physical Medicine and Rehabilitation 60 (1979), 115-120.

Gettman, L.R.; Ayres, J.J.; Pollock, M.L.; Jackson, A.: The effect of circuit weight training on strength, cardiorespiratory function, and body composition of adult men. In: Medicine and Science in Sports and Exercise 10 (1978) 3, 171-176.

Gettman, L.R.; Culter, L.A.; Strathman, T.A.: Physiologic changes after 20 weeks of isotonic vs isokinetic circuit training. In: Journal of Sports Medicine 20 (1980) 3, 265-274.

Gettman, L.R.; Pollock, M.L.: Circuit weight training: a critical review of its physiological benefits. In: The Physician and Sportsmedicine 9 (1981) 1, 44-60.

Gettman, L.R.; Ward, P.; Hagan, R.D.: A comparison of combined running and weight training with circuit weight training. In: Medicine and Science in Sports and Exercise 14 (1982) 3, 229-234.

Gillam,G.M.: Effects of frequency of weight training on muscle strength enhancement. In: Journal of Sports Medicine 21 (1981), 432-436.

Girandola, R.N.; Katch, V.: Effects of nine weeks of physical training on aerobic capacity and body composition in college men. In: Archives of Physical Medicine and Rehabilitation 54 (1973), 521-524.

Gleeson, P.B.; Protas, E.J.; Leblanc, A.D.; Schneider, V.S.; Evans, H.J.: Effects of weight lifting on bone mineral density in premenopausal women. In: Journal of Bone and Mineral Research 5 (1990) 2, 153-158.

Goertzen, M.: Wirbelsäule und Sport. In: Herz, Sport und Gesundheit 5 (1988) 6, 58-59.

Goertzen, M.; Schöppe, K.; Lange, G.; Schulitz, K.-P.: Verletzungen und Überlastungsschäden beim Bodybuilding und Powerlifting. In: Sportverletzung-Sportschaden 3 (1989), 32-36.

Going, S.B.; Williams, D.P.; Lohman, T.G.; Hewitt, M.J.: Aging, body composition, and physical activity: a review. In: Journal of Aging and Physical Activity 2 (1994) 1, 38-66.

Goldberg, A.P.: Aerobic and resistive exercise modify risk factors for coronary heart disease. In: Medicine and Science in Sports and Exercise 21 (1989) 6, 669-674.

Goldberg, L.; Elliot, D.L.: The Effect of exercise on lipid metabolism in men and women. In: Sports Medicine 4 (1987), 307-321.

Goldberg, L.; Elliot, D.L.; Schutz, R.W.; Kloster, F.E.: Changes in lipid and lipoprotein levels after weight training. In: Journal of American Medical Association 252 (1984) 4, 504-506.

Goldspink, G.: The proliferation of myofibrils during muscle fiber growth. In: Journal of Cell Science 6 (1970), 593-603.

Goldspink, G.: Zelluläre und molekulare Aspekte der Trainingsadaptation des Skelettmuskels. In: Komi, P.V. (Hrsg.): Kraft und Schnellkraft im Sport. Köln 1994, 213-231.

Goldspink, G.; Ward, P.S.: Changes in rodent muscle fibre types during postnatal growth, undernutrition and exercise. In: Journal of Physiology 296 (1979), 453-469.

Gordon, N.F.; Kohl, H.W.; Villegas, J.A.; Pickett, K.P.; Vaandrager, H.; Duncan, J.J.: Effect of rest interval duration on cardiorespiratory responses to hydraulic resistance circuit training. In: Journal of Cardiopulmonary Rehabilitation 9 (1989) 8, 325-330.

Gottschalk, K.: Sportmedizinische Aspekte der Einordnung bewegungstherapeutischer Belastungsmethoden in die medizinische Betreuung. In: Medizin und Sport 29 (1989) 6, 169-173.

Gottschalk, K.; Schrader, M.; Naumann, A.: Betrachtungen zum Problem des plötzlichen Herztodes im Zusammenhang mit der Sportausübung. In: Medizin und Sport 29 (1989) 2, 33-41.

Granhed, H.; Jonson, R.; Hansson, T.: The loads on the lumber spine during extreme weight lifting. In: Spine 12 (1987) 2, 146-149.

Graves, J.E.; Pollock, M.L.; Leggett, S.H.; Braith, R.W.; Carpenter, D.M.; Bishop, L.E.: Effect of reduced training frequency on muscular strength. In: International Journal of Sports Medicine 9 (1988), 316-319.

Gregory, L.W.: Some observations on strength training assessment. In: Journal of Sports Medicine 21 (1981), 130-137.

Gressner, A.M.: Proteinstoffwechsel. In: Platt, D. (Hrsg.): Biologie des Alterns. Berlin 1991, 137-153.

Grimby, G.; Aniansson, A.; Hedberg, M.; Henning, G.-B.; Grangard, U.; Kvist, H.: Training can improve muscle strength and endurance in 78- to 84-yr-old men. In: Journal of Applied Physiology 73 (1992) 6, 2517-2523.

Grimby, G.; Heijne, C.; Höök, O.; Wedel, H.: Muscle strength and endurance after training with repeated maximal isometric contractions. In: Scandinavian Journal of Rehabilitation Medicine 5 (1973), 118-123.

Grimby, G.; Saltin, B.: The ageing muscle. In: Clinical Physiology 3 (1983), 209-218.

Grosser, M.; Müller, H.: Power Stretch: das neue Muskeltraining. München, Wien, Zürich 1990.

Grosser, M.; Neumaier, A.: Techniktraining. München, Wien, Zürich 1982.

Grosser, M.; Zimmermann, E.: Allgemeine Trainingsprinzipien und biologische Adaptation. In: Kölner Beiträge zur Sportwissenschaft, Band 8/9. Sankt Augustin 1979/80, 113-132.

Gustavsen, R.: Trainingstherapie im Rahmen der Manuellen Medizin. Stuttgart, New York 1984.

Gutenbrunner, C.: Muskeltraining und Muskelüberlastung. Köln 1990.

Haag, H.: Einführung in das Studium der Sportwissenschaft. Schorndorf 1991.

Haag, H.: Der hermeneutische Zweig. In: Strauß, B.; Haag, H. (Hrsg.): Forschungsmethoden - Untersuchungspläne - Techniken der Datenerhebung in der Sportwissenschaft: Forschungsmethodische Grundlagen. Schorndorf 1994, 39-67.

Haber, P.: Medizinische Trainingslehre. In: Österreichisches Journal für Sportmedizin (1986) 2, 12-18.

Haennel, R.G.; Quinney, H.A.; Kappagoda, C.T.: Effects of hydraulic circuit training following coronary artery bypass surgery. In: Medicine and Science in Sports and Exercise 23 (1991), 158-165.

Hagberg, J.M.; Graves, J.E.; Limacher, M.; Woods, D.R.; Leggett, S.H.; Cononie, C.; Gruber, J.J.; Pollock, M.L.: Cardiovaskular responses of 70- to 79-yr-old men and women to exercise training. In: Journal of Applied Physiology 66 (1989) 6, 2589-2594.

Hagen, E.; Schmidt, H.: Die Funktionsdiagnostik des Stütz- und Bewegungssystems, dargestellt am Beispiel der Rhythmischen Sportgymnastik. In: Pieper, K.-S.; Schmidt, H. (Hrsg.): Bewegungsapparat und Sport. Sankt Augustin 1992, 101-128.

Häkkinen, K.; Alen, M.; Komi, P.V.: Neuromuscular, anaerobic, and aerobic performance characteristics of elite power athletes. In: European Journal of Applied Physiology 53 (1984), 97-105.

Häkkinen, K.; Alen, M.; Komi, P.V.: Changes in isometric force- and relaxationtime, electromyographic and muscle fiber characteristics of human muscle during strength training and detraining. In: Acta Physiologica Scandinavica 125 (1985), 573-585.

Häkkinen, K.; Komi, P.V.: Electromyographic changes during strength training and detraining. In: Medicine and Science in Sports and Exercise 15 (1983), 455-460.

Häkkinen, K.; Komi, P.V.: Effect of explosive type strength training on electromyographic and force production characteristics of leg extensor muscles during concentric and various stretch shortening cycle exercises. In: Scandinavian Journal of Sports Science 7 (1985), 65-76.

Häkkinen, K.; Komi, P.V.; Alen, M.; Kauhanen, H.: EMG, muscle fiber and force production characteristics during 1 year training period in elite weight lifters. In: European Journal of Applied Physiology 56 (1987), 419-427.

Häkkinen, K.; Komi, P.V.; Tesch, P.A.: Effect of combined concentric and eccentric strength training and detraining on force-time, muscle fiber and metabolic characteristics of leg extensor muscles. In: Scandinavien Journal of Sports Science 3 (1981) 2, 50-58.

Halle, M.; Baumstark, M.W.; Frey, I.; Berg, A.; Keul, J.: Einfluß körperlicher Aktivität auf das Lipidprofil. In: Therapiewoche 42 (1992) 45, 2662-2666.

Hamacher, D.: Funktionelle Aspekte beim Muskeltraining mit Kraftgeräten. In: Binkowski, H.; Huber, G. (Hrsg.): Muskeltraining in der Sporttherapie. Köln 1989, 74-92.

Harman, E.; Frykman, P.: The multiple mini-circuit weight-training program. In: National Strength and Conditioning Association Journal 14 (1992) 1, 57-61.

Harre, D. (Hrsg.): Trainingslehre. Berlin 1986.

Harre, D.; Hauptmann, M.; Minow, H.-J.: Kraftfähigkeiten und Krafttraining. In: Medizin und Sport 29 (1989) 7, 199-202.

Harre, D.; Leopold, W.: Kraftausdauer und Kraftausdauertraining. In: Theorie und Praxis der Körperkultur 35 (1986) 4, 282-292.

Harris, K.A.; Holly, R.G.: Physiological response to circuit weight training in borderline hypertensive subjekts. In: Medicine and Science in Sports and Exercise 19 (1987) 3, 246-252.

Harrison, J.E.: Neutron activation studies and the effect of exercise on osteoporosis. In: Journal of Medicine 15 (1984) 4, 285-294.

Hartard, M.; Haber, P.; Ilieva, D.; Preisinger, E.; Seidl, G.; Huber, J.: Systematic strength training as model of therapeutic intervention. In: American Journal of Physical Medicine & Rehabilitation 75 (1996) 1, 21-28.

Hartmann, J.; Tünnemann, H.: Modernes Krafttraining. Berlin 1988.

Hasert, H.: Sportmedizin für Training und Spiel: Das Kniegelenk - Drehscheibe und Angelpunkt. In: Volleyballtraining, Beilage zur "Deutschen Volleyball-Zeitschrift" 16 (1992) 2, 27-31.

Haskell, W.L.: Exercise induced changes in plasma lipids and lipoproteins. In: Preventive Medicine 13 (1984), 23-36.

Haslam, D.R.S.; McCartney, N.; McKelvie, R.S.; MacDougall, J.D.: Direct measurement of arterial blood pressure during formal weight lifting in cardiac patients. In: Journal of Cardiopulmonary Rehabilitation 8 (1988) 6, 213-225.

Heinrich, C.H.; Going, S.B.; Pamenter, R.W.; Perry, C.D.; Boyden, T.W.; Lohman, T.G.: Bone mineral content of cyclically menstruating female resistance and endurance trained athletes. In: Medicine and Science in Sports and Exercise 22 (1990) 5, 558-563.

Hempel, L.S.; Wells, C.L.: Cardiorespiratory cost of the Nautilus Express Circuit. In: The Physician and Sports Medicine 13 (1985) 4, 82-97.

Herrmann, V.: Histogenese, De- und Regeneration sowie Adaptations-, Alterns- und Kompensationserscheinungen an der Skelettmuskulatur. In: Zentralblatt für allgemeine Pathologie und pathologische Anatomie 133 (1987) 5, 391-411.

Hettinger, T.: Isometrisches Muskeltraining. Stuttgart, New York 1983.

Hettinger, T.; Hollmann, W.: Die Trainierbarkeit der Gliedmaßen- und Rumpfmuskulatur bei Frauen und Männern. In: Sportarzt und Sportmedizin (1964) 11, 363-368.

Hettinger, T.; Hollmann, W.; Schoenenborn, M.: Über den Einfluß isometrischer (statischer) Beanspruchung mittelgroßer Muskelgruppen auf den Kreislauf aus der Sicht rehabilitativer Kardiologie. In: Herz/Kreislauf 5 (1973) 8, 329-331.

Hettinger, T.; Müller, E.A.: Muskelleistung und Muskeltraining. In: Arbeitsphysiologie 15 (1953), 111-126.

Hickson, J.F.; Buono, M.J.; Wilmore, J.H.; Constable, S.H.: Energy cost of weight training exercise. In: National Strength and Conditioning Association Journal 6 (1984) 5, 22-23 u. 66.
Hickson, R.C.; Rosenkoetter, M.A.; Brown, M.M.: Strength training effects on aerobic power and short-term endurance. In: Medicine and Science in Sports and Exercise 12 (1980) 5, 336-339.
Hill, D.W.; Butler, S.D.: Haemodynamic responses to weightlifting exercise. In: Sports Medicine 12 (1991) 1, 1-7.
Hinrichs, H.U.: Die Bedeutung des Faktors Kraft für die Genese von bewegungsmangelbedingten Zivilisationskrankheiten. In: Binkowski, H.; Huber, G. (Red.): Muskeltraining in der Sporttherapie. Köln 1989, 47-63.
Hinrichs, H.U.: Osteoporose im Alter. In: Herz, Sport und Gesundheit 7 (1990) 5, 38 u. 57.
Hirtz, P.: Motorische Handlungskompetenz als Funktion motorischer Fähigkeiten. In: Hirtz, P.; Kirchner, G.; Pöhlmann, R. (Hrsg.): Sportmotorik. Grundlagen, Anwendungen und Grenzgebiete. Kassel 1994, 117-147.
Hoederath, A.; Romanowsky, S.; Liesen, H.; Hollmann, W.: Die Wirkung eines 12wöchigen Ausdauer- und Krafttrainings auf Serumglykoproteine und "anabole Steroide" bei Diabetikern vom Typ II. In: Deutsche Zeitschrift für Sportmedizin 35 (1984) 8, 276-281.
Hoffmann, G.: Präventive Sportmedizin aus internistisch-sportmedizinischer Sicht. In: Banzer, W.; Hoffmann, G. (Hrsg.): Präventive Sportmedizin. Erlangen 1990, 79-97.
Hoffmann, G.: Hypertonie und Sport. In: Deutsche Zeitschrift für Sportmedizin 44 (1993) 4, 153-166.
Hollmann, W.: Reaktionen und Adaptationen im Breitensport aus internistisch-physiologischer Sicht. In: Hecker, G. u.a. (Hrsg.): Schulsport-Leistungssport-Breitensport. Köln 1983, 42-51.
Hollmann, W.: Muskelkraft und Krafttraining aus sportmedizinischer Sicht. In: Deutsche Zeitschrift für Sportmedizin 38 (1987) 10, 405-415.
Hollmann, W.: Prävention von Herz-Kreislaufkrankheiten durch Ausdauertraining. In: Rost, R.; Webering, F. (Hrsg.): Kardiologie im Sport. Köln 1987, 13-28.
Hollmann, W.: Training, Grundlagen und Anpassungsprozesse. Schorndorf 1990.
Hollmann, W.: Gehirn, Psyche und muskuläre Arbeit. Referatsmanuskript. Köln 1991.
Hollmann, W.; De Meirleir, K.: Gehirn - metabolische, hämodynamische und psychische Aspekte bei Arbeit und Training. In: Graul, E.H.; Pütter, S. (Hrsg.): Berichtsband der MEDICENALE XX. Iserlohn 1990/91, 805-818.
Hollmann, W.; De Meirleir, K.; Fischer, H.G.; Rost, R.: Über neue Aspekte von Gehirn, Muskelarbeit und Psyche. In: Weiß, M.; Rieder, H. (Hrsg.): Sportmedizinische Forschung. Heidelberg 1991, 163-178.
Hollmann, W.; Hettinger, T.: Sportmedizin - Arbeits- und Trainingsgrundlagen. Stuttgart, New York 1980.
Hollmann, W.; Hettinger, T.: Sportmedizin: Arbeits- und Trainingsgrundlagen. Studienausgabe. Stuttgart, New York 1990.
Hollmann, W.; Liesen, H.; Rost, R.: Gefahren im Breitensport, insbesondere für den älteren Menschen. In: Der sporttreibende Bürger - Gefährdung der Gesundung. Erlangen 1983, 35-44.
Hollmann, W.; Rost, R.; Dufaux, B.; Liesen, H.: Prävention und Rehabilitation von Herz-Kreislaufkrankheiten durch körperliches Training. Stuttgart 1983.
Hollmann, W.; Rost, R.; Mader, A.; Liesen, H.: Altern, Leistungsfähigkeit und Training. In: Deutsches Ärzteblatt 89 (1992) 38, C-1703 - C-1710.

Holloway, J.B.; Beuter, A.; Duda, J.L.: Self-efficacy and training for strength in adolescent girls. In: Journal of Applied Social Psychology 18 (1988) 8, 699- 719.

Holmdahl, D.E.; Ingelmark, B.E.: Der Bau des Gelenkknorpels unter verschiedenen funktionellen Verhältnissen. In: Acta Anatomica 6 (1948), 309-375.

Hopp, J.F.: Effects of age and resistance training on skeletal muscle: a review. In: Physical Therapie 73 (1993) 6, 361-373.

Hüllemann, K.-D.: Sportmedizin für Klinik und Praxis. Stuttgart, New York 1983.

Humphreys, P.W.; Lind, A.R.: The blood flow through active and inactive muscles of the forearm during sustained hand-grip contractions. In: Journal of Physiology 166 (1963), 120-135.

Hunter, G.R.: Changes in body composition, body build and performance associated with different weight training frequencies in males and females. In: National Strength Conditioning Association Journal 7 (1985) 1, 26-28.

Hurley, B.F.: Does strength training improve health status ? In: National Strength and Conditioning Association Journal 16 (1994) 3, 7-13.

Hurley, B.F.; Hagberg, J.M.; Goldberg, A.P.; Seals, D.R.; Ehsani, A.A.; Brennan, R.E.; Holloszy, J.O.: Resistive training can reduce coronary risk factors without altering VO_2max or percent body fat. In: Medicine and Science in Sports and Exercise 20 (1988) 2, 150-154.

Hurley, B.F.; Hagberg, J.M.; Seals, D.R.; Ehsani, A.A.; Goldberg, A.P.; Holloszy, J.O.: Glucose tolerance and lipid-lipoprotein levels in middle-aged powerlifters. In: Clinical Physiology 7 (1987), 11-19.

Hurley, B.F.; Seals, D.R.; Ehsany, A.A.; Cartier, L.-J.; Dalsky, G.P.; Hagberg, J.M.; Holloszy, J.O.: Effects of high-intensity strength training on cardiovascular function. In: Medicine and Science in Sports and Exercise 16 (1984) 5, 483-488.

Hurley, B.F.; Seals, D.R.; Hagberg, J.M.; Goldberg, A.C.; Ostrove, S.M.; Holloszy, J.O.; Wiest, W.G.; Goldberg, A.P.: High-density lipoprotein cholesterol in bodybuilders and powerlifters. Negative effect of androgen use. In: Journal of American Medical Association 252 (1984), 507-513.

Ikai, M.; Fukunaga, T.: A study on training effect on strength per unit cross-sectional area of muscle by means of ultrasonic measurements. In: Internationale Zeitschrift für angewandte Physiologie 28 (1970), 173-180.

Ingelmark, B.E.: Der Bau der Sehnen während verschiedener Altersperioden und unter wechselnden funktionellen Bedingungen. In: I. Acta Anatomica 6 (1948), 113-140.

Israel, S.: Aufgaben der medizinischen Forschung im Freizeit- und Erholungssport. In: Medizin und Sport 24 (1984) 5, 130-134.

Israel, S.: Der Gesundheitswert von Kraft und Beweglichkeit. In: Wissenschaftliche Zeitschrift der DHfK 29 (1988) 3, 52-70.

Israel, S.: Der Bewegungsmangel als kardiovaskulärer Risikofaktor - Eine Übersicht zu epidemiologischen Untersuchungen. In: Medizin und Sport 29 (1989) 1, 2-8.

Israel, S.: Die Stellung des Bewegungsmangels in einem Risikofaktorenkonzept. In: Theorie und Praxis der Körperkultur 38 (1989) Beiheft 1, 3-51.

Israel, S.: Biologisch-physiologische Aspekte des Sports. In: Schulke, H.-J.; Fietze, U.; Mahltig, G.; Scharf, G. (Hrsg.): Gesundheit in Bewegung. Aachen 1992, 67-79.

Israel, S.: Die Auswirkungen eines Krafttrainings in Abhängigkeit von Lebensalter und Gesundheitszustand. In: Komi, P.V. (Hrsg.): Kraft und Schnellkraft im Sport. Köln 1994, 315-323.

Israel, S.: Sport und Alter. In: Liesen, H.; Weiß, M.; Baum, M. (Hrsg.): Regulations- und Repairmechanismen. 33. Deutscher Sportärztekongreß Paderborn 1993. Köln 1994, 783-788.

Israel, S.: Wechselnde Trainingsreize zur Entwicklung der spezifischen Leistungsfähigkeit. In: Leistungssport 24 (1994) 5, 5-8.

Israel, S.: Gelenkbeweglichkeit als Leistungsvoraussetzung bei Spitzensportlern. In: Leistungssport 24 (1995) 4, 13-15.

Israel, S.: Muskelaktivität und Menschwerdung - technischer Fortschritt und Bewegungsmangel. Sankt Augustin 1995.

Israel, S.; Buhl, B.; Purkopp, K.-H.; Weidner, A.: Körperliche Leistungsfähigkeit und organismische Funktionstüchtigkeit im Alternsgang. In: Medizin und Sport 22 (1982), 289-300.

Israel, S.; Buhl, B.; Weidner, A.; Purkopp, K.-H.: Die positive Kreuzadaptation. In: Medizin und Sport 5 (1983), 140-148.

Israel, S.; Weidner, A.: Körperliche Aktivität und Altern. Leipzig 1988.

Israel, S.; Weidner, A.; Stengel, K.: Die Alternscharakteristik der Muskelkraft sportlich aktiver und inaktiver Frauen und Männer zwischen dem 30. und 60. Lebensjahr. In: Theorie und Praxis der Körperkultur 35 (1986) 2, 127-135.

Jacobson, P.C.; Beaver, W.; Grubb, S.A.; Taft, T.N.; Talmage, R.V.: Bone density in women: college athletes and older athletic women. In: Journal of Orthopaedic Research Society 2 (1984) 4, 328-332.

Janda, V.: Dehntechniken - Pathophysiologie und klinische Indikation. In: Hoster, M.; Nepper, H.-U. (Hrsg.): Dehnen und Mobilisieren. Sport-, Gymnastik- und Krankengymnastikschule Waldenburg 1994, 7-12.

Jerosch, J.; Ritchen, A.; Marquardt, M.: Sonographische Befunde an Schultergelenken von Bodybuildern. In: Bernett, P.; Jeschke, D. (Hrsg.): Sport und Medizin. Pro und Contra. München 1991, 146-149.

Joch, W.: Prävention aus der Sicht der Trainingslehre. In: Banzer, W.; Murza, G. (Hrsg.): Gesundheitsförderung. Sport und Gesundheit im Spannungsfeld von Prävention und Lebensqualität. Bielefeld 1989, 12-24.

Johnson, C.C.; Stone, M.H.; Byrd, R.J.; Lopez-S., A.: The response of serum lipids and plasma androgens to weight training exercise in sedentary males. In: Journal of Sports Medicine and Physical Fitness 23 (1983) 1, 39-44.

Johnson, R.L.: Eccentric vs concentric muscle training for strength development. In: Medicine and Science in Sports and Exercise 4 (1972) 2, 111-115.

Jones, D.A.; Rutherford, O.M.: Human muscle strength training: the effects of three different regimes and the nature of the resultant changes. In: Journal of Physiology 391 (1987), 1-11.

Jones, H.H.; Priest, J. D.; Hayes, W.C.; Tichenor, C.C.; Nagel, A.D.: Humeral hypertrophy in response to exercise. In: Journal of Bone and Joint Surgery 59 A (1977) 2, 204-208.

Jungmichel, D.: Die Chondropathia patellae - Ergebnisse negativer Behandlungen. In: Medizin und Sport 29 (1989) 8, 231-233.

Kaiser, D.: Fitneßtraining. In: Röthig, P. (Hrsg.): Sportwissenschaftliches Lexikon. Schorndorf 1983, 135.

Kämpfe, H.: Psychologische Schmerzbewältigung. Verhaltenstherapeutisch orientierte Rückenschule. In: Therapiewoche 43 (1993) 38, 1930-1934.

Kanehisa, H.; Miyashita, M.: Effect of isometric and isokinetic muscle training on static strength and dynamic power. In: European Journal of Applied Physiology 50 (1983), 365-371.

Kanehisa, H.; Miyashita, M.: Specificity of velocity in strength training. In: European Journal of Applied Physiology 52 (1983), 104-106.

Karbe, S.: Trainierbarkeit der Kraft und Beweglichkeit im mittleren und höheren Lebensalter. In: Ehrler, W.; Krüger, U. (Red.): Motorische Kraftfähigkeiten und Beweglichkeit im Massensport. DHfK, Fortschrittsbericht Leipzig 1987, 20-29.

Karlsson, M.K.; Johnell, O.; Obrant, K.J.: Bone mineral density in weight lifters. In: Calcification Tissue International 52 (1993), 212-215.

Kasprzak, B.A.: Sporttraumatologische Aspekte des Krafttrainings. In: Deutsche Zeitschrift für Sportmedizin 38 (1987) 10, 404-405.

Kasprzak, B.; Klümper, A.: Gesundheit und Leistungssport. In: Ausgesuchte Kapitel. Studienbrief 10 der Trainerakademie Köln des Deutschen Sportbundes. Schorndorf 1990, 9-49.

Katch, F.I.; Drumm, S.S.: Effects of different modes of strength training on body composition and anthropometry. In: Clinical Journal of Sports Medicine 5 (1986) 3, 413-459.

Katch, F.I.; Freedson, P.S.; Jones, C.A.: Evaluation of acute cardiorespiratority responses to hydraulic resistance exercise. In: Medicine and Science in Sports and Exercise 17 (1985) 1, 168-173.

Katz, J.; Bradley, R.; Wilson, A.: The effects of a six-week, low-intensity nautilus circuit training program on resting blood pressure in females. In: Journal of Sports Medicine and Physical Fitness 32 (1992) 3, 299-302.

Kelemen, M.H.: Resistive training safety and assessment guidelines for cardiac and coronary prone patients. In: Medicine and Science in Sports and Exercise 21 (1989) 6, 675-677.

Kelemen, M.H.; Effron, M.B.; Valenti, S.A.; Stewart, K.J.: Exercise training versus exercise training with diltiazem or propranolol: effects on resting blood pressure in men with mild hypertension (abstract). In: Journal of American College of Cardiology 13 (1989) 2, 106.

Kelemen, M.H.; Stewart, K.J.; Gillilan, R.E.; Ewart, C.K.; Valenti, S.A.; Manley, J.D.; Kelemen, M.D.: Circuit weight training in cardiac patients. In: Journal of American College of Cardiology 7 (1986) 1, 38-42.

Kessler, M.; Neef, P.; Grupp, B.; Kollmannsberger, A.; Traue, H.C.: Veränderungen des Schmerzerlebens durch Muskeltraining bei Rückenschmerzpatienten. In: Deutsche Zeitschrift für Sportmedizin 44 (1993) 9, 379-392.

Keys, A.; Taylor, H.L.; Grande, F.: Basal metabolism and age of adult man. In: Metabolism 22 (1973) 4, 579-587.

Kibele, A.; Müller, K.-J.; Münst, P.: Die Aktivierungscharakteristik der Beinstreckmuskulatur an unterschiedlichen Krafttrainingsgeräten. In: Deutsche Zeitschrift für Sportmedizin 41 (1990) 10, 342-354.

Kimura, Y.; Itow, H.; Yamazaki, S.: The effects of circuit weight training on VO_2max and body composition of trained and untrained college men. In: Journal of the Physiological Society Japan 43 (1981), 593-596.

Kimura, Y.; Kubota, M.; Yamazaki, S.: Effects of different modes of conditioning on cardiovascular function, body composition and serum lipids (abstract). In: Medicine and Science in Sports and Exercise 21 (1989) 2, 75.

Kindermann, W.; Jüngst, B.-K.; Philipp, H.; Rosemeyer, B.; Rost, R.; Schwenkmezger, P.; Zimmermann, E.: Ein Vorschlag zur Definition des Begriffs Gesundheitssport. In: Sportwissenschaft 23 (1993) 2, 197-199.

Kiselkova, E.; Dobrev, P.: Der Einfluß von Kraftübungen mit Gewichten auf die bioelektrische Hirnaktivität bei Menschen im fortgeschrittenen Alter. In: Vaprosi na fiziceskaja Kultura 13 (1968), 688-691.

Klee, A.: Muskuläre Balance. Die Überprüfung einer Theorie. In: Sportunterricht 44 (1995) 1, 12-23.

Klein, W. ; Schulitz, K.-P.; Neumann, C.: Orthopädische Probleme beim Bodybuilding. In: Deutsche Zeitschrift für Sportmedizin 30 (1979) 9, 296-308.

Klimpel, P.: Methodologische Grundlagen des Forschungsprozesses in der Sportmethodik. In: Schnabel, G. (Red.): Forschungsmethoden in den sportmethodischen Wissenschaftsdisziplinen. Wissenschaftliche Zeitschrift der DHfK 28 (1987) Sonderheft 3, 11-48.

Klingberg, F.: Yoga. Berlin 1986.

Klitgaard, H.; Mantoni, M.; Schiaffino, S.; Ausoni, S.; Gorza, L.; Laurent-Winter, C.; Schnohr, P.; Saltin, B.: Function, morphology and protein expression of ageing skeletal muscle: a cross-sectional study of elderly men with different training backgrounds. In: Acta Physiologica Scandinavica 140 (1990), 41-54.

Knebel, K.-P.: Funktionsgymnastik. Reinbek bei Hamburg 1988.

Knebel, K.-P.: Funktionsgymnastik - Kräftigen - Teil 1. In: Sport Praxis 30 (1989) Übungsleiter 7, 27.

Koinzer, K.: Körperliche Aktivität und Fettstoffwechsel im Kindes- und Jugendalter unter präventivem Aspekt. In: Körpererziehung 40 (1990) 11, 455-460.

Koivisto, V.A.; Yki-Jarvinen, H.; DeFronzo, R.A.: Physical training and insulin sensitivity. In: Diabetes Metabolic Review 1 (1986), 445-481.

Kokkinos, P.F.; Hurley, B.F.: Strength training and lipoprotein-lipid profiles. A critical analysis and recommendations for further study. In: Sports Medicine 9 (1990) 5, 266-272.

Kokkinos, P.F.; Hurley, B.F.; Smutol, M.A.; Farmer, C.; Reece, R.; Shulmann, R.; Charabogos, C.; Patterson, J.; Will, S.; Devanebell, J.; Goldberg, A.P.: Strength training does not improve lipoprotein-lipid profils in men at risk for CHD. In: Medicine and Science in Sports and Exercise 23 (1991), 1134-1139.

Kokkinos, P.F.; Hurley, B.F.; Vaccaro, P.; Patterson, J.C.; Gardner, L.B.; Ostrove, S.M.; Goldberg, A.P.: Effects of low- and high-repetition resistive training on lipoprotein-lipid profiles. In: Medicine and Science in Sports and Exercise 20 (1988) 1, 50-54.

Kolb, M.: Ziel und Methode der Entwicklung der Körperwahrnehmung im Herzsport. In: Gesundheitssport und Sporttherapie 10 (1994) 2, 4-7.

Köller, O.: Korrelative Methoden-Orientierung: Beispiele für Untersuchungspläne (Einführung). In: Strauß, B.; Haag, H. (Hrsg.): Forschungsmethoden - Untersuchungspläne - Techniken der Datenerhebung in der Sportwissenschaft. Schorndorf 1994, 147-148.

Komi, P.V. (Hrsg.): Kraft und Schnellkraft im Sport. Köln 1994.

König, D.P.; Kausch, T.; Harnisch, E.; Rütt, J.; Weber, M.: Epidemiologische Studie in einem Bodybuildingcenter. In: Liesen, H.; Weiß, M.; Baum, M. (Hrsg.): Regulations- und Repairmechanismen. 33. Deutscher Sportärztekongreß Paderborn 1993. Köln 1994, 912-913.

Konopka, P.: Körperliche Aktivität bei Gesunden und Kranken - Sportmedizinische Grundlagen. In: Praktische Sport-Traumatologie und Sportmedizin 4 (1988) 3, 42-45.

Kraemer, W.J.; Dziados, J.E.; Marchitelli, L.J.; Gordon,S.E.; Harman, E.A.; Mello, R.; Fleck, S.J.; Frykman, P.N.; Triplett, N.T.: Effects of different heavy-resistance exercise protocols on plasma β-endorphin concentrations. In: Journal of Applied Physiology 74 (1993) 1, 450-560.

Krahl, H.: Strukturelle Kompensations- und Repairmechanismen am Bewegungsapparat. In: Liesen, H.; Weiß, M.; Baum, M. (Hrsg.): Regulations- und Repairmechanismen. 33. Deutscher Sportärztekongreß Paderborn 1993. Köln 1994, 873-876.

Kraut, H. (Hrsg.): Der Nahrungsbedarf des Menschen. Band 1: Stoffwechsel, Ernährung und Nahrungsbedarf, Energiebedarf, Proteinbedarf. Darmstadt 1981.

Krempel, O.: Fitness über fünfzig. München 1990.

Krüger, A.: Isokinetisches Krafttraining. In: Leistungssport 1(1971), 22-31.

Krüger, U.: Ziel und Funktion der Ausbildung von Kraftfähigkeiten und Beweglichkeit im Massensport. In: Wissenschaftliche Zeitschrift der DHfK 28 (1987) 2, 26-40.

Krüger, U.: Zur Gültigkeit von Trainingsprinzipien im Massensport. In: Theorie und Praxis der Körperkultur 37 (1988) 2, 109-113.

Kuehl, K.; Elliot, D.L.; Goldberg, L.: Predicting caloric expenditure during multi-station resistance exercise. In: Journal of Applied Sport Science Research 4 (1990) 3, 63-67.

Kummer, B.: Regulationen und Repairmechanismen des Stützapparates. In: Liesen, H.; Weiß, M.; Baum, M. (Hrsg.): Regulations- und Repairmechanismen. 33. Deutscher Sportärztekongreß Paderborn 1993. Köln 1994, 873-876.

Kunz, M.; Koll, R.; Droste, S.: Medizinisches Aufbau-Training MAT. Oberhaching 1995.

Laaser, U.; Hurrelmann, K.; Wolters, P.: Prävention, Gesundheitsförderung und Gesundheitserziehung. In: Hurrelmann, K.; Laaser, U. (Hrsg.): Gesundheitswissenschaften. Weinheim 1993, 176-206.

Lagerstrom, D.; Geist, A.; Hollmann, W.: Auswirkungen eines 6wöchigen Minimaltrainingsprogramms an isokinetischen Trainingsgeräten auf die körperliche Fitneß untrainierter Erwachsener. In: Franz, I.-W.; Mellerowicz, H.; Noack, W. (Hrsg.): Training und Sport zur Prävention und Rehabilitation in der technisierten Umwelt. Berlin, Heidelberg 1985, 553-559.

Lane, N.; Bevier, W.; Bouxsein, M.; Wiswell, R.; Careter, D.; Marcus, R.: Effect of exercise intensity on bone mineral. In: Medicine and Science in Sports and Exercise 20 (1988), 51.

Lane, N.E.; Bloch, D.A.; Jones, H.H.; Marshall, W.H.; Wood, P.D.; Fries, J.F.: Long-distance running, bone density, and osteoarthritis. In: Journal of American Medical Association 255 (1986), 1147-1151.

Lang, E.; Lang, B.M.: Bewegung als Prävention vor Krankheit im Alter. In: Zeitschrift für Gerontologie 26 (1993) 6, 429-435.

Lanyon, L.E.; Rubin, C.T.: Static vs dynamic loads as an influence on bone remodelling. In: Journal of Biomechanics 17 (1984) 12, 897-905.

Larsson, L.: Physical training effects on muscle morphology in sedentary males at different ages. In: Medicine and Science in Sports and Exercise 14 (1982) 3, 203-206.

Larsson, L.; Grimby, G.; Karlsson, J.: Muscle strength and speed of movement in relation to age and muscle morphology. In: Journal of Applied Physiology 46 (1979) 3, 451-456.

Laube, H.: Kohlenhydratstoffwechsel. In: Platt, D. (Hrsg.): Biologie des Alterns. Berlin 1991, 154-168.

Lauritzen, C.; Minne, H.W.: Osteoporose: wenn Knochen schwinden ... . Stuttgart 1990.

Lavagetto, G.; Di Christino, C.; Costi, D.; Lori, N.; Predazzoni, M.; Passeri, M.: Bone mineral density: effects of body building and fitness exercises (abstract). In: Healthy Aging. Fourth International Congress Physical Activity, Aging and Sports. Programme & Abstracts. Heidelberg 1996, 108-109.

Lee, A.; Craig, B.W.; Lucas, J.; Pohlman, R.; Stelling, H.: The effect of endurance training, weight training and a combination of endurance and weight training upon the blood lipid profile of young male subjects. In: Journal of Applied Sport Science Research 4 (1990) 3, 68-75.

Lehr, U.: Älterwerden in unserer Gesellschaft - Chance und Herausforderung. In: Bösing, L. (Red.): Sport von Älteren. Schorndorf 1994, 10-19.

Leistner, E.: Gesund durch Sport im Alter. In: Deutsche Zeitschrift für Sportmedizin 44 (1993) 10, 475-476.

Leon, A.S.; Connett, J.; Jacobs, D.R.; Rauramaa, R.: Leisure-time physical activity levels and risk of coronary heart disease and death. In: Journal of American Medical Association 258 (1987) 17, 2388-2395.

Leszay, A.: Sportphysiotherapie im Rahmen der Prävention. In: Banzer,W.; Hoffmann, G. (Hrsg.): Präventive Sportmedizin. Erlangen 1990, 71-76.

Letzelter, H.; Letzelter, M.: Krafttraining. Reinbek bei Hamburg 1986.

Letzelter, H.; Wenz, C.: Kraftgewinn von Fitneßsportlern bei unterschiedlicher Trainingshäufigkeit. In: Sport Praxis 28 (1987) 3, 48-50.

Lewis, S.F.; Snell, P.G.; Taylor, W.F.; Hamra, M.; Graham, R.M.; Pettinger, W.A.; Blomqvist, C.G.: Role of muscle mass and mode of contraction in circulatory responses to exercise. In: Journal of Applied Physiology 58 (1985), 146-151.

Lexell, J.: Effects of physical exercise and training on skeletal muscle function in old age. In: Huber, G. (Ed.): Healthy aging, activity and sports. Fourth International Congress "Physical Activity, Aging and Sports". Heidelberg 1996. Gamburg 1997, 98-103.

Lexell, J.; Taylor, C.C.; Sjöström, M.: What is the cause of the ageing atrophy ?. In: Journal of Neurological Sciences 84 (1988), 275-294.

Liebisch, R.: Funktionelles Kräftigen der Bauchmuskulatur als Ausgleich und Vorbeugung muskulärer Dysbalancen. In: Haltung und Bewegung 3 (1987), 9-15.

Lindh, M.: Increase of muscle strength from isometric quadriceps exercises at different knee angles. In: Scandinavian Journal of Rehabilitation Medicine 11 (1979), 33-36.

Liverman, R.D.; Groden, C.: Metabolic analysis of high intensity weight training. In: Medicine and Science in Sports and Exercise 14 (1982), 169.

Lohse, H.; Ludwig, R.; Röhr, M.: Statistische Verfahren für Psychologen, Pädagogen und Soziologen. Berlin 1982.

Lopez-S., A.; Stone, M.H.; Johnson, C.; Bell, L.: Effect of resistive training on serum lipids and lipoprotein of middle age sedentary men (abstract). In: American Journal of Clinical Nutrition 33 (1980), 938.

MacDougall, J.D.: Hypertrophie und / oder Hyperplasie. In: Komi, P.V. (Hrsg.): Kraft und Schnellkraft im Sport. Köln 1994, 232-239.

MacDougall, J.D.; Sale, D.G.; Alway, S.E.; Sutton, J.R.: Muscle fiber number in biceps brachii in body builders and control subjects. In: Journal of Applied Physiology 57 (1984), 1399-1403.

MacDougall, J.D.; Sale, D.G.; Moroz, J.R.; Eleder, G.C.B.; Sutton, J.R.; Howald, H.: Mitochondrial volume density in human skeletal muscle following heavy resistance training. In: Medicine and Science in Sports 11 (1979), 164-166.

MacDougall, J.D.; Tuxen, D.; Sale, D.G.; Moroz, J.R.; Sutton, J.R.: Arterial blood pressure response to heavy resistance exercise. In: Journal of Applied Physiology 58 (1985) 3, 785-790.

MacDougall, D., Tuxen, D.; Sale, D.; Sexton, A.; Moroz, J.; Sutton, J.: Direct measurement of arterial blood pressure during heavy resistance training (abstract). In: Medicine and Science in Sports and Exercise 15 (1983), 158.

Maehl, O.: Beweglichkeitstraining. Ahrensburg b. Hamburg 1986.

Mahrhold, G.: Über das isometrische Training der Muskelkraft im Sport. In: Theorie und Praxis der Körperkultur 7 (1964), 613-618.

Manning, J.M.; Dooly-Manning, C.R.; White, K.; Kampa, I.; Silas, S.; Kesselhaut, M.; Ruoff, M.: Effects of a resistive training programm on lipoprotein-lipid levels in obese women. In: Medicine and Science in Sports and Exercise 23 (1991), 1222-1226.

Manning, R.J.; Graves, J.E.; Carpenter, D.M.; Leggett, S.H.; Pollock, M.L.: Constant vs variable resistance knee extension training. In: Medicine and Science in Sports and Exercise 22 (1990) 3, 397-401.

Marcinik, E.J.; Hodgdon, J.A.; Mittleman, K.; O'Brien, J.J.: Aerobic/calisthenic and aerobic/ circuit weight training programs for Navy men: a comparative study. In: Medicine and Science in Sports and Exercise 17 (1985) 4, 482-487.

Marcinik, E.J.; Hodgdon, J.A.; O'Brien, J.J.; Mittleman, K.: Fitness changes of Naval women following aerobic based programs featuring calisthenic or circuit weight training exercises. In: European Journal of Applied Physiology 54 (1985), 244-249.

Markworth, O.: Sportmedizin. Reinbeck bei Hamburg 1983.

Martin, D.; Carl, K.; Lehnertz, K.: Handbuch Trainingslehre. Schorndorf 1991.

Martin, D.E.; Borra, M.: Was ist Beweglichkeit ? In: Lehre der Leichtathletik 34 (1983), 1211-1218.

Marx, J.: Grundlagen der individuellen Trainingsplanung im Fitness- und Bodybuildingtraining. In: Sportrevue (1993) 8, 60-64.

Matwejew, L.P.: Grundlagen des sportlichen Trainings. Berlin 1981.

Maughan, R.J.; Watson, J.: Weir, J.: Strength and cross-sectional area of human skeletal muscle. In: Journal of Physiology 338 (1983), 37-49.

Mayhew, J.L.; Gross, P.M.: Body composition changes in young women with high resistance weight training. In: Research Quarterly 45 (1974) 4, 433-440.

McArdle W.D.; Foglia, G.F.: Energy cost and cardiorespiratory stress of isometric and weight training exercise. In: Journal Sports Medicine 9 (1969), 23-30 .

McCartney, N.; McKelvie, R.S.; Martin, J.; Sale, D.G.; MacDougall, J.D.: Weight-training-induced attenuation of the circulatority response of older males to weight lifting. In: Journal of Applied Physiology 74 (1993) 3, 1056-1060.

McDonagh, M.J.N.; Hayward, C.M.; Davies, C.T.M.: Isometric training in human elbow flexor muscles. In: Journal of Bone and Joint Surgery 65 (1983) 3, 355-358.

McDonald, G.; Hodgdon, J.A.: Psychological effects of aerobic fitness training. Research and theory. New York 1991.

McKelvie, R.S.; McCartney, S.: Weightlifting in cardiac patients. In: Sports Medicine 10 (1990) 6, 355-364.

Melby, C.; Tincknell, T.; Schmidt, W.D.: Energy expenditure following a bout of non-steady state resistance exercise. In: Journal of Sports Medicine and Physical Fitness 32 (1992) 2, 128-135.

Meller, W.; Stoboy, H.: Der Einfluß eines statischen und dynamischen Kurztrainings auf verschiedene Formen muskulärer Aktivität. In: Sportarzt und Sportmedizin 19 (1968) 5, 215-219.

Mellerowicz, H.; Franz, I.-W.: Training als Mittel der präventiven Medizin. Beiträge zur Sportmedizin, Band 11. Erlangen 1981.

Mellerowicz, H.; Meller, W.: Training. Berlin, Heidelberg, New York, Tokyo 1984.

Menkes, A.; Mazel, S.; Redmond, R.A.; Koffler, K.; Libanati, C.R.; Gundberg, C.M.; Zizic, T.M.; Hagberg, J.M.; Pratley, R.E.; Hurley, B.F.: Strength training increases regional bone mineral densitiy and bone remodeling in middle-aged and older men. In: Journal of Applied Physiology 74 (1993) 5, 2478-2484.

Meusel, H.: Fitness und Alter. In: Beuker, F. (Hrsg.): Fitness - Heute. Erkrath 1993, 101-104.

Meusel, H.: Körperliche Veränderungen im Alternsprozeß und ihre Beeinflussung durch Bewegungsaktivitäten und Sport. In: Sport Praxis 36 (1995) 2, 7-12.

Meusel, H.: Bewegung, Sport und Gesundheit im Alter. Wiesbaden 1996.

Meyer, K.; Greinacher, W.; Weidemann, H.: Koronarpatienten im Fitness-Studio - eine riskante Bewegungstherapie. In: Deutsche Zeitschrift für Sportmedizin 42 (1991) 2, 54-58.

Meyer, K.; Kardos, A.; Samek, L.; Lehmann, M.; Kurz, K.; Caspar, U.; Droste, C.; Betz, P.; Weidemann, H.; Roskamm, H.: Intervall-Kraftbelastung im Vergleich zur Fahrradergometer-Belastung. In: Zeitschrift für Kardiologie 81 (1992) 10, 531-537.

Meyers, C.R.: Effects of two isometric routines on strength, size, and endurance in exercised and nonexercised arms. In: Research Quarterly 38 (1967) 3, 430-440.

Miles, D.S.; Owens, J.J.; Golden, J.C.; Gothsall, R.W.: Central and peripheral hemodynamics during maximal leg extension exercise. In: European Journal of Applied Physiology 56 (1987), 12-17.

Miller, W.J.; Sherman, W.M.; Ivy,J.L.: Effect of strength training on glucose tolerance and post-glucose insulin response. In: Medicine and Science in Sports and Exercise 16 (1984) 6, 539-543.

Minne, H.W.: Sport und Gesundheit: Was ist gesichert im Bereich des Bewegungsapparates ? Abstract zum Referat auf der 10. Kölner Tagung für Gesundheitssport und Sporttherapie. Köln 1993.

Minne, H.W.: Pathophysiologie der Osteoporose. In: Deutsche Zeitschrift für Sportmedizin 46 (1995) Sonderheft, 47-48.

Misner, J.E.; Boileau, R.A.; Massey, B.H.; Mayhew, J.L.: Alterations in the body composition of adult men during selected physical training programs. In: Journal of American Geriatrics Society 22 (1974) 1, 33-38.

Möller, J.; Strauß, B.: Experimentelle und quasiexperimentelle Versuchspläne. In: Strauß, B.; Haag, H. (Hrsg.): Forschungsmethoden - Untersuchungspläne - Techniken der Datenerhebung in der Sportwissenschaft. Schorndorf 1994, 167-181.

Montoye, H.J.; Smith, E.L.; Fardon, D.F.; Howley, E.T.: Bone mineral in senior tennis players. In: Scandinavian Journal of Sports Science 2 (1980) 1, 26-32.

Morgan, D.W.; Cruise, R.J.; Girardin, B.W.; Lutz-Schneider, V.; Morgan, D.H.; Wang, M.: HDL-C concentrations in weight-trained, endurance-trained, and sedentary females. In: The Physician and Sportsmedicine 14 (1986) 3, 166-181.

Moritani, T.: Die zeitliche Abfolge der Trainingsanpassungen im Verlaufe eines Krafttrainings. In: Komi, P.V. (Hrsg.): Kraft und Schnellkraft im Sport. Köln 1994, 266-276.

Moritani, T.; deVries, H.A.: Potential for gross muscle hypertrophy in older men. In: Journal of Gerontology 35 (1980) 5, 672-682.

Moroz, D.E.; Sale, D.G; Webber, C.E.; MacDougall, J.D.: The effect of strength and endurance training on bone in post menopausal woman. In: Medicine and Science in Sports and Exercise 22 (1990), 64.

Müller, C.: Prinzipien im sportlichen Training - Ableitung und Darstellung eines theoretisch begründeten Systems in Grundlinien. Dissertation, DHfK, Leipzig 1988.

Müller, K.-J.: Statische und dynamische Muskelkraft. Eine empirische Grundlagenuntersuchung. Frankfurt am Main 1987.

Murphy, E.; Schwarzkopf, R.: Effects of standard set and circuit weight training on excess post-exercise oxygen consumtion. In: Journal of Applied Sport Science Research 6 (1992) 2, 88-91.

Myoung-Jei Chang: Über den Einfluß von unterschiedlicher körperlicher Belastung auf hämorheologische und metabolische Parameter bei Sportlern verschiedener Disziplinen unter besonderer Berücksichtigung von Bodybuilding. Dissertation, Deutsche Sporthochschule, Köln 1990.

Nagle, F.J.; Irwin, L.W.: Effects of two systems of weight training on circulorespiratory endurance and related physiological factors. In: Research Quarterly 31 (1960) 4, 607-615.

Nelson, M.E.; Fiatarone, M.A.; Morganti, C.M.; Trice, I.; Greenberg, R.A.; Evans, W.J.: Effects of high-intensity strength training on multiple risk factors for osteoporotic fractures. In: Journal of American Medical Association 272 (1994) 24, 1909-1914.

Neubauer, G.: Nutzen und Kosten der Prävention. In: Bundesvereinigung für Gesundheitserziehung e.V. (Hrsg.): 40 Jahre Gesundheitserziehung in der Bundesrepublik Deutschland: Rückblick - Ausblick - Perspektiven. Bonn 1989, 55-64.

Neumann, G.: Laktatorientiertes Ausdauertraining - Grenzen erkennen, valide Möglichkeiten nutzen. In: TW Sport + Medizin 5 (1993) 6, 417-424.

Neumann, G.; Engelhardt, M.: Präventive Ausdauer - Primus inter pares ? In: TW Sport + Medizin 6 (1994) 5, 321-326.

Neumann, G.; Schüler, K.-P.: Sportmedizinische Funktionsdiagnostik. Leipzig 1994

Neumann, O.: Art, Maß und Methode von Bewegung und Sport bei älteren Menschen. Stuttgart, Berlin, Köln, Mainz 1976.

Nichols, D.; Sanborn, C.; Bonnick, S.: Relationship of muscle mass to bone mineral density in female intercollegiate athletes. In: Medicine and Science in Sports and Exercise 24 (1992), 46.

Niesten-Dietrich, U.: Physische Aktivität und koronare Herzkrankheit: was ist gesichert ? Münster 1992.

Niesten-Dietrich, U.; Simon, G.; Blome, G.; Schulte, H.; Schmidt, A.; Assmann, G.: Wirkungen eines Geh-, Lauf- und Krafttrainings auf Leistungsfähigkeit und Fettstoffwechselparameter. In: Deutsche Zeitschrift für Sportmedizin 45 (1994) 1, 18-30.

Nilsson, B.E.; Andersson, S.M.; Havdrup, T.; Westlin, N.E.: Ballet-dancing and weight-lifting - effects on BMC. In: American Journal of Roentgenology 131 (1978), 541-542.

Nilsson, B.E.; Westling, N.E.: Bone density in athletes. In: Clinical Orthopaedics 77 (1971), 179-182.

Nitsch, J.R.: Kompaß im Neuland: Wissenschaftstheoretische Grundlagen. In: Nitsch, J.R. u.a.: Der rote Faden: Eine Einführung in die Technik wissenschaftlichen Arbeitens. Köln 1994, 17-58.

Nöcker, J.: Die biologischen Grundlagen der Leistungssteigerung durch Training. Schorndorf 1989.

Notelovitz, M.; Martin, D.; Tesar, R.; Khan, F.Y.; Probart, C.; Fields, C.; McKenzie, L.: Estrogen therapy and variable-resistance weight training increase bone mineral in surgically menopausal women. In: Journal of Bone and Mineral Research 6 (1991) 6, 583-590.

O'Hagan, F.T.; Sale, D.G.; MacDougall, J.D.; Garner, S.H.: Response to resistance training in young women and men. In: Journal of Sports Medicine 16 (1995) 5, 314-321.

Olds, T.S.; Abernethy, P.J.: Postexercise oxygen consumption following heavy and light resistance training. In: Journal of Strength and Conditioning Research 7 (1993) 3, 147-152.

O'Shea, P.: Effects of selected weight training programs on the development of strength and muscle hypertrophy. In: Research Quarterly 37 (1966) 1, 95-102.

Pahmeier, I.: Drop-out und Bindung im Breiten- und Gesundheitssport. In: Sportwissenschaft 24 (1994) 2, 117-150.

Paul, B.; Gentkow, U.: Laktatanstieg im Cavum articulare - Wegbereiter degenerativer Knorpelschäden ? In: Medizin und Sport 26 (1986) 7, 208-211.

Paul, B.; Schulze, G.; Marx, I.: Chondro-synoviale Korrelation im Anfangsstadium von degenerativen Gelenkveränderungen. In: Medizin und Sport 19 (1979) 3, 82-84.

Paul, P.: Die Bedeutung des Krafttrainings für Therapie und Rehabilitation von Sportverletzungen. In: Medizin und Sport 24 (1984) 11, 108-110.

Perkins, L.C.; Kaiser, H.L.: Results of short term isotonic and isometric exercise programs in persons over sixty. In: Physical Therapy Review 41 (1961) 9, 633-635.

Pesch, H.-J.: Knochen. In: Platt, D. (Hrsg.): Biologie des Alterns. Berlin 1991, 236-245.

Petersen, S.R.; Miller, G.D.; Quinney, H.A.; Wenger, H.A.: The influence of high-velocity resistance circuit training on aerobic power. In: Journal of Orthopaedic and Sports Physical Therapy 9 (1988) 10, 339-344.

Peterson, L.; Renström, P.: Verletzungen im Sport. Köln 1987.

Peterson, S.E.; Peterson, M.D.; Raymond, G.; Gilligan, C.; Checovich, M.M.; Smith, E.L.: Muscular strength and bone density with weight training in middle-aged women. In: Medicine and Science in Sports and Exercise 23 (1991) 4, 499-504.

Peterson-Kendall, F.; Kendall-McCreary, E.: Muskeln, Funktionen und Tests. Stuttgart, New York 1985.

Petrofsky, J.S.; Lind, A.R.: Aging, isometric strength and endurance, and cardiovascular response to static effort. In: Journal of Applied Physiology 38 (1975) 1, 91-95.

Pfaffenbarger, R.S.; Hyde, R.T.: Exercise in the prevention of coronary heart disease. In: Preventive Medicine 13 (1984), 3-22.

Pfaffenbarger, R.S.; Hyde, R.T.; Wing, A.L.; Steinmetz, C.H.: A natural history of athleticism and cardiovascular health. In: Journal of American Medical Association 252 (1984), 491-495.

Pfaffenbarger, R.S.; Hyde, R.T.; Wing, A.L.; Hsieh, C.C.: Physical activity, all-cause mortality, and longevity of college alumni. In: New England Journal of Medicine 314 (1986), 605-613.

Pfaffenbarger, R.S.; Wing, A.L.; Hyde, R.T.: Physical activity as an index of heart attack risk in college alumni. In: American Journal of Epidemiology 108 (1978), 161-175.

Philipp, H.: Die experimentelle Methode. In: Schnabel, G. (Red.): Forschungsmethoden in den sportmethodischen Wissenschaftsdisziplinen. Wissenschaftliche Zeitschrift der DHfK 28 (1987) Sonderheft 3, 89-119.

Pipes, T.V.; Wilmore, J.H.: Isokinetic vs isotonic strength training in adult men. In: Medicine and Science in Sports and Exercise 7 (1975) 4, 262-274.

Platen, P.: Mobilität, Fitness und Osteoporoseentstehung - Körperliche Belastung und Knochenmasse. In: Deutsche Zeitschrift für Sportmedizin 46 (1995) Sonderheft, 48-56.

Platen, P.; DeMeirleir, K.; Louis, O.; Osteaux, M.; Hollmann, W.: Führt Ausdauersport bei Frauen zu Osteoporose. In: Deutsche Zeitschrift für Sportmedizin 42 (1991) Sonderheft, 515-523.

Pogrund, H.; Bloom, R.A.; Weinberg, H.: Relationship of psoas width to osteoporosis. In: Acta Orthopaedica Scandinavia 57 (1986), 208-210.

Pollmann, D.: Muskuläre Beanspruchung im Mikrozyklus des Krafttrainings. Köln 1993.

Pollock, M.L.: Prescribing exercise for fitness and adherence. In: Dishman, R.K. (Ed.): Ecercise adherence: its impact on public health. Illinois 1988, 259-277.

Pollock, M.L.; Foster, C.; Knapp, D.; Rod, J.L.; Schmidt, D.H.: Effect of age and training on aerobic capacity and body composition of master athletes. In: Journal of Applied Physiology 62 (1987) 2, 725-731.

Pollock, M.L.; Wilmore, J.H.; Fox, S.M.: Exercise in health and disease: evaluation and prescription for prevention and rehabilitation. Philadelphia 1984.

Pratley, R.; Nicklas, B.; Rubin, M.; Miller, J.; Smith, A.; Smith, M.; Hurley, B.; Goldberg, A.: Strength training increases resting metabolic rate and norepinephrine levels in healthy 50-to-60-yr men. In: Journal of Applied Physiology 76 (1994) 1, 133-137.

Pruitt, L.A.; Jackson, R.D.; Bartels, R.L; Lenhard, H.J.: Weight-training effects on bone mineral density in early postmenopausal women. In: Journal of Bone and Mineral Research 7 (1992) 2, 179-185.

Puhl, W.: Morphologische Grundlagen der Belastbarkeit von Knorpelgewebe. In: Cotta, H.; Krahl, H.; Steinbrück, K. (Hrsg.): Belastungstoleranz des Bewegungsapparates. 3. Heidelberger Orthopädie-Symposium. Stuttgart 1980, 117-123.

Ramsey, R.W.; Street, S.F.: The isometric length-tension diagram of isolated skeletal muscle fibres of the frog. In: Journal of Cellular and Comperative Physiology 15 (1940) 1, 11-34.

Rarick, G.L.; Larsen, G.L.: Observations on frequency and intensity of isometric muscular effort in developing static muscular strength in post-pubescent males. In: Research Quarterly 29 (1958) 3, 333-341.

Reichardt, H.: Grundlagen der Funktionellen Gymnastik. Möglichkeiten für den Schulsport. In: Sportunterricht 39 (1990) 9, 340-352.

Reichel, H.-S.; Schuck, M.; Seibert, W.; Hatzelmann, E.; Helmer, G.: Reichel, H.-S.; Schuck, M.; Seibert, W.; Hatzelmann, E.; Helmer, G.: Die Wirbelsäule - Prävention & Rehabilitation durch Bewegung & Entspannung. Oberhaching 1992.

Reilly, T.: The energy cost and mechanical efficiency of circuit weight-training. In: Journal of Human Movement Studies 9 (1983), 39-45.

Reilly, T.; Thomas, V.: Multistation equipment for physical training: design and validation of a prototype. In: Applied Ergonomics 9 (1978) 4, 201-206.

Riedel, H.: Sonographisch ermittelter Muskelquerschnitt des M. iliopsoas und Mineralgehalt (BMD) der LWS bei Frauen unterschiedlichen Alters. In: Liesen, H.; Weiß, M.; Baum, M. (Hrsg.): Regulations- und Repairmechanismen. 33. Deutscher Sportärztekongreß Paderborn 1993. Köln 1994, 695-697.

Rieder, H.: Sport von Älteren aus sportpädagogischer Sicht. In: Bösing, L. (Red.): Sport von Älteren. Schorndorf 1994, 38-52.

Riel, K.-A.; Bernett, P.: Seniorensport - Krafttraining bei Frauen. In: Gesundheitssport und Sporttherapie 6 (1990) 5, 3-5.

Riemer, R.: Süsse Pille oder saurer Apfel. Orthopädische Aspekte zur Gesundheit im Sport. In: Küpper, D.; Kottmann, L. (Hrsg.): Sport und Gesundheit. Schorndorf 1991, 67-76.

Rikli, R.E.; McManis, B.G.: Effects of exercise on bone mineral content in post menopausal women. In: Research Quarterly for Exercise and Sport 61 (1990) 3, 243-249.

Rinehardt, K.: Effects of diet on muscle and strength gains during resistive training. In: Garret, W.E.; Malone, T.R. (Eds.): Muscle development: nutritiunal alternatives to anabolic steroids. Report of the Ross Symposium. Columbus, OH: Ross Laboratories 1988, 78-83.

Ringe, J.D.; Ibbeken, F.; Steinhagen-Thiessen, E.; Meier-Baumgartner, H.P.: Osteoporoseprävention durch Gymnastik im höheren Lebensalter. In: Zeitschrift für Geriatrie 1 (1988), 86-90.

Rockwell, J.C.; Sorensen, A.M.; Baker, S.; Leahey, D.; Stock, J.L.; Michaels, J.; Baran, D.T.: Weight training decreases vertebral bone density in premenopausal women: a prospective study. In: Journal of Clinical Endocrinology and Metabolism 71 (1990) 4, 988-993.

Rohm, A.; Lange, A.; Bartel, W.: Zur Wirksamkeit eines Grundprogramms für die Entwicklung von Kraft und Beweglichkeit im Massensport. In: Wissenschaftliche Zeitschrift der DHfK 30 (1989) 2, 49-67.

Roman, W.J.; Fleckenstein, J.; Stray-Gundersen, J.; Alway, S.E.; Peshock, R.; Gonyea, W.J.: Adaptations in the elbow flexors of elderly males after heavy-resistance training. In: Journal of Applied Physiology 74 (1993) 2, 750-755.

Rosemeyer, B.: Altern. Leistungsfähigkeit und Training aus orthopädischer Sicht. In: Deutsches Ärzteblatt 89 (1992) 38, C-1710 - C-1711.

Rosenbrock, R.: Wege zu einer effektiven Prävention. In: Bundesvereinigung für Gesundheitserziehung e.V. (Hrsg.): 40 Jahre Gesundheitserziehung in der Bundesrepublik Deutschland: Rückblick - Ausblick - Perspektiven. Bonn 1989, 41-54.

Rost, R.: Krafttraining bei Herz-Kreislauf-Erkrankungen. In: Sporttherapie in Theorie und Praxis 5 (1989) 2, 9-12.

Rost, R.: Die gesundheitliche Bedeutung des Sports. In: Küpper, D.; Kottmann, L. (Hrsg.): Sport und Gesundheit. Schorndorf 1991, 51-66.

Rost, R.: Muß wirklich jeder Sport treiben ? In: Münchener Medizinische mit Junge Praxis 134 (1992) 17, 9-10.

Rost, R.: Sportwissenschaftlich-sportmedizinische Begründung für einen gesundheitsorientierten Sport außerhalb und innerhalb der Hochschule. In: Schulke, H.J.; Fietze, U.; Mahltig, G.; Scharf, G. (Hrsg.): Gesundheit in Bewegung. Aachen 1992, 357-363.

Rost, R.: Die Bedeutung körperlicher Aktivität in der Prävention arteriosklerotischer Erkrankungen. In: Deutsche Zeitschrift für Sportmedizin 46 (1995) Sonderheft, 58-72.

Rost, R.: Sport- und Bewegungstherapie bei inneren Krankheiten. Köln 1995.

Rostock, J.: Körpererfahrungen im Skilauf. In: Körpererziehung 41 (1991) 2/3, 97-101.

Roundtable: Circuit training. In: National Strength and Conditioning Association Journal 12 (1990) 2, 16-27.

Rusch, H.; Weineck, J.: Sportförderunterricht. Schorndorf 1988.

Ryan, A.S.; Treuth, M.S.; Rubin, M.A.; Miller, J.P.; Nicklas, B.J.; Landis, D.M.; Pratley, R.E.; Libanati, C.R.; Gundberg, C.M.; Hurley, B.F.: Effects of strength training on bone mineral density: hormonal and bone turnover relationships. In: Journal of Applied Physiology 77 (1994) 4, 1678-1684.

Sabo, D.; Reiter, A.; Flierl, S.; Pfeil, J.; Güßbacher, A.; Rompe, G.: Einfluß spezifischer Trainingsprogramme auf die Mineralisationsdichte des Knochens. In: Physikalische Medizin, Rehabilitationsmedizin, Kurortmedizin 5 (1995), 37-41.

Sale, G.: Neuronale Adaptation im Verlaufe eines Krafttrainings. In: Komi, P.V. (Hrsg.): Kraft und Schnellkraft im Sport. Köln 1994, 240-266.

Salesski, M.: Hanteln schaffen Platz im Hirn. In: Sputnik (1986) 8, 114-117.

Sandow, E.: Kraft und wie man sie erlangt. Reprint nach der Originalausgabe von 1904. Hannover 1993.

Scala, D.; McMillan, J.; Blessing, D.; Rozenek, R.; Stone, M.: Metabolic cost of a preparatory phase of training in weight lifting: a practical observation. In: Journal of Applied Sports Science Research 1 (1987) 3, 48-52.

Schantz, P.: Capillary supply in hypertrophied human skeletal muscle. In: Acta Physiologica Scandinavica 114 (1982), 635-637.

Schantz, P.; Källman, M.: NADH shuttle enzymes and cytochrome b5 reductase in human skeletal muscle: effect of strength training. In: Journal of Applied Physiology 67 (1989), 123-127.

Scheibe, J. (Hrsg.): Sport als Therapie. Berlin 1994.

Scheibe, J.; Bringmann, W.; Reinhold, D.: Sportliches Training während der Kur. Berlin 1986.

Schellenberger, B.: Körperlich-sportliche Aktivität und Alltagsbewältigung unter psychologischer Sicht. In: Theorie und Praxis der Körperkultur 39 (1990) 1, 2-9.

Schlicht, W.: Psychische Gesundheit durch Sport - Realität oder Wunsch: Eine Meta-Analyse. In: Zeitschrift für Gesundheitspsychologie 1 (1993) 1, 65-81.

Schlicht, W.: Einzelfallanalysen. In: Strauß, B.; Haag, H. (Hrsg.): Forschungsmethoden - Untersuchungspläne - Techniken der Datenerhebung in der Sportwissenschaft. Schorndorf 1994, 183-193.

Schlicht, W.: Wohlbefinden und Gesundheit durch Sport. Schorndorf 1995.

Schlicht, W.; Lames, M.: Wissenschaft und Technologie: Ideen zu einer Forschungskonzeption in der Trainingswissenschaft. In: Martin, D.; Weigelt, S. (Hrsg.): Trainingswissenschaft: Selbstverständnis und Forschungsansätze. Sankt Augustin 1993, 78-94.

Schmidt, H.: Orthopädische Grundlagen für sportliches Üben und Trainieren. Leipzig 1988.

Schmidt, H.; Kraft, W.: Funktionsdiagnostik des Stütz- und Bewegungssystems. In: Medizin und Sport 29 (1989) 7, 193-198.

Schmidtbleicher, D.: Motorische Beanspruchungsform Kraft - Definition und Trainierbarkeit. In: Ow, D.v.; Hüni, G. (Hrsg.): Muskuläre Rehabilitation. Erlangen 1987, 62-85.

Schmidtbleicher, D.: Trainingsmethoden des Muskeltrainings (1. Teil). In: Sporttherapie in Theorie und Praxis 5 (1989) 3, 3-4.

Schmidtbleicher, D.: Trainingsmethoden des Muskeltrainings (2. Teil). In: Sporttherapie in Theorie und Praxis 5 (1989) 4, 5-6.

Schmidtbleicher, D.: Grundlagen des Krafttrainings. In: Beuker, F. (Hrsg.): Fitness - Heute. Erkrath 1993, 72-78.

Schmidtbleicher, D.; Gollhofer, A.: Spezifische Krafttrainingsmethoden auch in der Rehabilitation. In: Sportverletzung-Sportschaden 5 (1991), 135-141.

Schnabel, A.; Kindermann, W.: Effect of maximal oxygen uptake and different forms of physical training on serum lipoproteins. In: European Journal of Applied Physiology and Occupational Physiology 48 (1982) 2, 263-277.

Schnabel, G.: Charakteristik der sportmethodischen Forschung und ihrer Methoden. In: Schnabel, G. (Red.): Forschungsmethoden in den sportmethodischen Wissenschaftsdisziplinen. Wissenschaftliche Zeitschrift der DHfK 28 (1987) Sonderheft 3, 49-62.

Schnabel, G.: Gegenstand, Stellung und Methoden der Trainingswissenschaft. In: Schabel, G.; Harre, D.; Borde, A. (Hrsg.): Trainingswissenschaft: Leistung - Training - Wettkampf. Berlin 1994, 16-34.

Schabel, G.; Harre, D.; Borde, A. (Hrsg.): Trainingswissenschaft: Leistung - Training - Wettkampf. Berlin 1994.

Schnabel, G.; Müller, C.: Wesen, Funktion und Eigenschaften der methodischen Prinzipien im sportlichen Training. In: Theorie und Praxis der Körperkultur 37 (1988) 2, 95-101.

Schnack, G.: Intensivstretching und Ausgleichsgymnastik. Köln 1992.

Schober, H.; Kraft, W.; Wittekopf, G.; Schmidt, H.: Beitrag zum Einfluß verschiedener Dehnungsformen auf das muskuläre Entspannungsverhalten des M. quadriceps femoris. In: Medizin und Sport 30 (1990) 3, 88-91.

Schobert, H.: Mehr Freude am Sport. Ein Sportmedizinischer Ratgeber für Leistungssportler, Freizeitsportler und Betreuer. München 1980.

Schoberth, H.: Orthopädische Probleme des modernen Krafttrainings von Kindern und Jugendlichen. In: Schmidt, H. (Hrsg.): Sportliche Leistung und sportärztliche Betreuung. Erlangen 1972, 243-252.

Scholich, M.: Zum Kreistraining, seiner Gestaltung und Trainingswirkung. In: Medizin und Sport 24 (1984) 3, 86-90.

Schuck, M.: Die häufigsten Krankheitsbilder der Wirbelsäule. In: Reichel, H.-S.; Schuck, M.; Seibert, W.; Hatzelmann, E.; Helmer, G.: Die Wirbelsäule - Prävention & Rehabilitation durch Bewegung & Entspannung. Oberhaching 1992, 279-317.

Schwenkmezger, P.; Schlicht, W.: Sport in der Primärprävention: Plädoyer für eine differenzierte Betrachtungsweise. In: Sportwissenschaft 24 (1994) 3, 215-232.

Schwope, F.: Bewegungsübungen und Massage bei Beschwerden im Hals-, Nacken- und Schulterbereich. In: Sport Praxis 35 (1994) 2, 10-12.

Seals, D.R.; Washburn, R.A.; Hanson, P.G.; Painter, P.L.; Nagle, F.J.: Increased cardiovaskular response to static contraction of larger muscle groups. In: Journal of Applied Physiology 54 (1983) 2, 434-437.

Seeba, H.: Humanisierung der Arbeitswelt und betriebliche Gesundheitspraxis. In: Sportunterricht 42 (1993) 6, 244-255.

Seibert, W.: Krafttraining im Rahmen der Rückenschule. In: Reichel, H.-S.; Schuck, M.; Seibert, W.; Hatzelmann, E.; Helmer, G.: Die Wirbelsäule - Prävention & Rehabilitation durch Bewegung & Entspannung. Oberhaching 1992, 258-278.

Seiffert, A.; Seiffert, K.R.; Völker, K.; Halhuber, C.: Kraftausdauertraining in der kardiologischen Rehabilitation. In: Deutsche Zeitschrift für Sportmedizin 41 (1990) 3, 84-92.

Sieber, E.: Verletzungen und Überbelastungsbeschwerden im Volleyball. Gezielt die Schwachstellen des Halte-und Bewegungsapparates stärken ! In: Sport und Medizin 2 (1990) 3, 274-281.

Siegrist, M.: Sport bei Osteoporose. In: Sport Praxis 34 (1993) 4, 16.

Simkin, A.; Ayalon, J.: Das Osteoporose-Trainingsprogramm. München 1994.

Simkin, A.; Ayalon, J.; Leichter, I.: Increased trabecular bone density due to bone-loading exercises in postmenopausal women. In: Calcified Tissue International 40 (1987), 59-63.

Simkin, N.W.: Physiologische Charakteristik von Kraft, Schnelligkeit und Ausdauer. Berlin 1960.

Sinaki, M.; McPhee, M.C.; Hodgson, S.F.; Merritt, J.M.; Offord, K.P.: Relationship between bone mineral density of spine and strength of back extensors in healthy postmenopausal women. In: Mayo Clinical Proceedings 61 (1986), 116-122.

Sinaki, M.; Wahner, H.W.; Offord, K.P.; Hodgson, S.F.: Efficacy of nonloading exercises in prevention of vertebral bone loss in postmenopausal women: a controlled trial. In: Mayo Clinical Proceedings 64 (1989) 7, 762-769.

Slemenda, C.W.; Miller, J.Z.; Hui, S.L.; Reister, T.K.; Johnston, C.C.: Role of physical activity in the development of skeleton mass in children. In: Journal of Bone and Mineral Research 6 (1991) 11, 1227-1233.

Smidt, G.L.; Lin, S.-Y.; O'Dwyer, K.D.; Blanpied, P.R.: The effect of high-intensity trunk exercise on bone mineral density of postmenopausal women. In: Spine 17 (1992) 3, 280-285.

Smith, E.L.: Exercise for prevention of osteoporosis: a review. In: The Physician and Sportsmedicine 10 (1982) 3, 72-83.

Smith, E.L.; Gilligan, C.: Effects of inactivity and exercise on bone. In: The Physician and Sportsmedicine 15 (1987) 11, 91-100.

Smith, E.L.; Gilligan, C.; McAdam, M.; Ensign, C.P.; Smith, P.E.: Deterring bone loss by exercise intervention in premenopausal and postmenopausal women. In: Calcified Tissue International 44 (1989), 312-321.

Smith, E.L.; Reddan, W.; Smith, P.E.: Physical activity and calcium modalities for bone mineral increase in aged women. In: Medicine and Science in Sports and Exercise 13 (1981) 1, 60-64.

Smith, E.L.; Smith, P.E.; Ensign, C.J.; Shea, M.M.: Bone involution decrease in exercising middleaged women. In: Calcified Tissue International 36 (1984), 129-138.

Smutok, M.A.; Reece, C.; Goldberg, A.P.; Kokkinos, P.F.; Dawson, P.; Shulman, R.; Charabogos, C.; Patterson, J.; Hurley, B.F.: Strength training improves glucose tolerance similar to that of jogging in middleaged men (abstract). In: Medicine and Science in Sports and Exercise 21 (1989) 2, 33.

Smutok, M.A.; Reece, C.; Kokkinos, P.F.; Farmer, C.; Dawson, P.; Shulman, R.; DeVane-Bell, J.; Patterson, J.; Charabogos, C.; Goldberg, A.P.; Hurley, B.F.: Aerobic versus strength training for risk factor intervention in middle aged men at high risk for coronary heart disease. In: Metabolism 42 (1993) 2, 177-184

Snow-Harter, C.; Whalen, R.; Myburgh, K.; Arnaud, S.; Marcus, R.: Bone mineral density, muscle strength, and recreational exercise in men. In: Journal of Bone and Mineral Research 7 (1992) 11, 1291-1296.

Sonstroem, R.J.: Exercise and self-esteem. In: Exercise and Sports Science Reviews 12 (1984), 123-155.

Sonstroem, R.J.: Psychological models. In: Dishman, R.K. (Ed.): Exercise adherence: its impact on public health. Illionois 1988, 125-153.

Sonstroem, R.J.; Morgan, W.P.: Exercise and self-esteem: rationale and model. In: Medicine and Science in Sports and Exercise 21 (1989), 329-337.

Sparling, P.B.; Dolan, C.M.; Niederman, R.K.; Cantwell, J.D.: The safety, management, and potential benefits of strength conditioning for cardiac patients. Report submitted to American Heart Association. Georgia Affiliate 1987.

Spirduso, W.W.: Physical dimension of aging. Champaign, Ill. 1995.

Spring, H.; Kunz, H.-R.; Schneider, W.; Tritschler, T.; Unold, E.: Kraft: Theorie und Praxis. Stuttgart, New York 1990.

Steeger, D.: Auch alte Menschen sollten Sport treiben. In: Therapiewoche 43 (1993) 38, 1916-1920.
Steinbrück, K.: Dekompensation nach Belastungen des Stützgewebes im Sport. In: Wirth, C. (Hrsg.): Überlastungsschäden im Sport. Stuttgart, New York 1993.
Steininger, K.; Wodick, R.E.; Späte, W.: Chondropathia patella - Untersuchung der Femoropatellargelenke bei gesunden, sporttreibenden Kindern. In: Sportverletzung-Sportschaden 4 (1990) 2, 87-91.
Stemper, T.: Gesundheit - Fitness - Freizeitsport. Köln 1988.
Stemper, T.: Effekte des gerätegestützten Fitnesstrainings. Veränderungen anthropometrischer, motorischer und physiologischer Parameter durch Training an Fitnessgeräten. Hamburg 1994.
Stemper, T.: Gerätegestütztes Krafttraining und Cholesterin. In: Fitness Management Internationel (1997) 11, 18-21.
Stemper, T.; Spanke, B.; Beuker, F.: Auswirkungen eines dreimonatigen Muskelaufbautrainings auf anthropometrische, sportphysiologische und -motorische Parameter. In: Bernett, P.; Jeschke, D. (Hrsg): Sport und Medizin. Pro und Contra. München 1991, 638-640.
Stemper, T.; Wastl, P.: Krafttraining ohne Risiko. In: Herz, Sport und Gesundheit 3 (1986) 3, 10-14.
Stemper, T.; Wastl, P.: Circuittraining. Funktionelle Übungen und Fitnessprogramme. Niedernhausen 1994.
Stemper, T.; Wastl, P.: Gerätegestütztes Krafttraining. Hamburg 1995.
Stewart, K.J.: Resistive training effects on strength and cardiovaskular endurance in cardiac and coronary prone patients. In: Medicine and Science in Sports and Exercise 21 (1989) 6, 678-682.
Stewart, K.J.; Mason, M.; Kelemen, M.H.: Three-year participation in circuit weight training improves muscular strength and self-efficacy in cardiac patients. In: Journal of Cardiopulmonary Rehabilitation 8 (1986) 8, 292-296.
Stone, M.H.: Anpassungserscheinungen unter einem Krafttraining im Bereich von Knochen und Bindegewebe. In: Komi, P.V. (Hrsg.): Kraft und Schnellkraft im Sport. Köln 1994, 277-289.
Stone, M.H.; Fleck, S.J.; Triplett, N.T.; Kraemer, W.J.: Health- and performance - related potential of resistance training. In: Sports Medicine 11 (1991) 4, 210-231.
Stone, M.H.; O'Bryant, H.: Weight training: a scientific approach. Edina: Burgess 1987.
Stone, M.H.; Wilson, G.D.; Blessing, D.; Rozenek, R.: Cardiovascular responses to short-term olympic style weight-training in young men. In: Canadian Journal of Applied Sports Sciences 8 (1983) 3, 134-139.
Strack, A.: Funktionelles Krafttraining im präventiven Fitness-Training. In: Sportrevue (1997) 3, 150-153.
Strathman, T.; Gettman, L.; Culter, L.: The oxygen cost of an isotonic circuit strength program (abstract). In: AAHPER Research Papers, 1978, 70.
Strauß, B.: Experimentelle Methoden-Orientierung: Beispiele für Untersuchungspläne (Einführung). In: Strauß, B.; Haag, H. (Hrsg.): Forschungsmethoden - Untersuchungspläne - Techniken der Datenerhebung in der Sportwissenschaft. Schorndorf 1994, 165-166.
Strauzenberg, S.E.: Gesundheitstraining. Berlin 1982.
Strauzenberg, S.E.; Gürtler, H.; Hannemann, D.; Tittel, K. (Hrsg.): Sportmedizin. Leipzig 1990.
Suchotzki, G.: Praxis des Kraftausdauertrainings im Kanurennsport. In: Carl, K.; Starischka, S.; Stork, H.-M. (Hrsg.): Kraftausdauertraining. Köln 1989, 103-109.

Suominen, H.: Bone mineral density and long term exercise. An overview of cross-sectional athlete studies. In: Sports Medicine 16 (1993) 5, 316-330.

Suominen, H.; Rahkila, P.: Bone mineral density of the calcaneus in 70- to 81-yr-old male athletes and a population sample. In: Medicine and Science in Sports and Exercise 23 (1991) 11, 1227-1233

Superko, H.R.; Haskell, W.H.: The role of exercise training in the therapie of hyperlipoproteinemia. In: Cardiology Clinics 5 (1987), 285-310.

Szczypaczewska, M.; Nazar, K.; Kaciuba-Uscilko, H.: Glucose tolerance and insulin response to glucose load in bodybuilders. In: International Journal of Sports Medicine 10 (1989), 34-37.

Tesch, P.A.: Kurzzeitige und langfristige histochemische und biochemische Adaptationen im Skelettmuskel. In: Komi, P.V. (Hrsg.): Kraft und Schnellkraft im Sport. Köln 1994, 240-248.

Tesch, P.A.: Training im Bodybuilding. In: Komi, P.V. (Hrsg.): Kraft und Schnellkraft im Sport. Köln 1994, 365-373.

Tesch, P.A.; Thorsson, A.; Kaiser, P.: Muscle capillary supply and fiber type characteristics in weight and power lifters. In: Journal of Applied Physiology 56 (1984), 35-38.

Tharion, W.J.; Harman, E.A.; Kraemer, W.J.; Rauch, T.M.: Effects of different weight training routines on mood states. In: Journal of Applied Sport Science Research 5 (1991) 2, 60-65.

Thau, H.-W.: Bericht von der Tagung der Bezirksgruppe Potsdam der Gesellschaft für Sportmedizin der DDR am 18. und 19.04.86 in Bagow. In: Medizin und Sport 27 (1987) 3, I - II.

Thiel, A.: Belastbarkeit des Bewegungsapparates durch Krafttraining im Kindes- und Jugendalter. In: Bührle, M. (Hrsg.): Grundlagen des Maximalkraft- und Schnellkrafttrainings. Schorndorf 1985, 162-168.

Thorstensson, A.; Hulten, B.; Döbeln, v.W.; Karlsson, J.: Effect of strength training on enzyme activities and fibre. In: Acta Physiologica Scandinavica 96 (1976), 392-398.

Tiemann, M.: Kondition und Wahrnehmung. In: Sportunterricht 40 (1991) 3, 96-101.

Tiemann, M.: Über den Zusammenhang von Kondition und Wahrnehmung am Beispiel der Kraft. Referatsmanuskript zum 11. Sportwissenschaftlichen Hochschultag in Potsdam 1993.

Timmermans, H.M.; Martin, M.: Zehn Übungen, die zu Verletzungen führen können. In: Sport Praxis 30 (1989) 3, 7-8.

Tipton, C.M.; James, S.L.; Merger, J.W.; Tcheng, T.K.: Influence of exercise on strength of medial collateral knee ligaments of dogs. In: American Journal of Applied Physiology 218 (1970), 894-902.

Tittel, K.: Zur Anpassungsfähigkeit einiger Gewebe des Bewegungs- und Halteapparats an Belastungen unterschiedlicher Dauer und Intensität. In: Medizin und Sport 13 (1973) 5, 147-156.

Tittel, K.: Beschreibende und funktionelle Anatomie des Menschen. Jena 1974.

Tittel, K.; Otto, H.: Der Einfluß eines Lauftrainings unterschiedlicher Dauer und Intensität auf die Hypertrophie, Zugfestigkeit und Dehnungsfähigkeit des straffen, kollagenen Bindegewebes (am Beispiel der Achillessehne). In: Medizin und Sport 10 (1970), 308-315.

Tittel, K.; Schmidt, H.: Die funktionelle Anpassungsfähigkeit des passiven Bewegungsapparates an sportliche Belastungen. In: Medizin und Sport 14 (1974), 129-136.

Tönnes, A.; Glasmacher, S.: Die Auswirkungen eines 12monatigen Trainings einer ambulanten Herzgruppe in einem Fitneß-Center. Diplomarbeit, Deutsche Sporthochschule, Köln 1992.

Trogsch, F.; Olbrich, H.: Gesundheitstraining für jedermann. In: Theorie und Praxis der Körperkultur 14 (1965) 2, 114-127.

Troschke, J.v.: Gesundheit als Wert. In: Bundesvereinigung für Gesundheitserziehung e.V. (Hrsg.): 40 Jahre Gesundheitserziehung in der Bundesrepublik Deutschland: Rückblick - Ausblick - Perspektiven. Bonn 1989, 17-40.

Trujillo, C.M.: The effect of weight training and running exercise intervention programs on the self-esteem of college women. In: International Journal of Sport Psychology 14 (1983), 162-173.

Trunz, E.: Moderne Muskel- und Ausdauertrainingsgeräte. In: Gesundheitssport und Sporttherapie 11 (1995) 5, 4-7.

Trunz, E.; Freiwald, J.; Konrad, P.: Fit durch Muskeltraining. Reinbeck b. Hamburg 1992.

Tucker, L.A.: Effect of a weight-training programm on the self-concepts of college males. In: Perceptual and Motor Skills 54 (1982), 1055-1061.

Tucker, L.A.: Muscular strength: a predictor of personality in males. In: Journal of Sports Medicine and Physical Fitness 23 (1983), 213-220.

Tütsch, C.; Ulrich, S.P.: Wirbelsäule und Hochleistungsturnen (1. Teil). In: Sportarzt und Sportmedizin (1974) 9, 206-215.

Tütsch, C.; Ulrich, S.P.: Wirbelsäule und Hochleistungsturnen (2. Teil). In: Sportarzt und Sportmedizin (1974) 10, 230-235.

Tzankoff, S.P.; Norris, A.H.: Effect of muscle mass decrease on age-related BMR changes. In: Journal of Applied Physiology 43 (1977) 6, 1001-1006.

Ullrich, C.-H.: Training ohne Reue. München 1991.

Ullrich, I.H.; Reid, C.M.; Yeater, R.A.: Increased HDL-cholesterol levels with a weight lifting program. In: Southern Medical Journal 80 (1987) 3, 328-331.

Ullrich, K.; Gollhofer, A.: Physiologische Aspekte und Effektivität unterschiedlicher Dehnmethoden. In: Deutsche Zeitschrift für Sportmedizin 45 (1994) 9, 336-345.

Vandervoort, A.A.; Hayes, K.C.; Belanger, A.Y.: Strength and endurance of skeletal muscle in the elderly. In: Physiotherapy Canada 38 (1986), 176-173.

Van Etten, L.M.L.A.;Verstappen, F.T.J.; Westerterp, K.R.: Effect of body build on weight-training-induced adaptations in body composition and muscular strength. In: Medicine and Science in Sports and Exercise 26 (1994) 4, 515-521.

Verrill, D.; Shoup, E.; McElveen, G.; Witt, K.; Bergey, D.: Resistive exercise training in cardiac patients: recommendations. In: Sports Medicine 13 (1992) 3, 171-193.

Viidik, A.: Elasticity and tensile strength of the anterior cruciate ligament in rabbits as influenced by training. In: Acta Physiologica Scandinavica 74 (1968), 372-380.

Villiger, B.; Egger, K.; Lerch, R.; Probst, H.; Schneider, W.; Spring, H.; Tritschler, T.: Ausdauer. Stuttgart, New York 1991.

Völker, K.: Abnehmen durch Sport ? In: Herz, Sport und Gesundheit 3 (1986) 1, 12-14.

Völker, K.; Lagerstrom, D.; Matheis, L.: Einfluß einer 8wöchigen Bewegungstherapie auf die Gewichtsabnahme und die Leistungsfähigkeit adipöser Frauen und Männer. In: Medizinische Welt 36 (1985), 72-76.

Völker, K.; Rödder, E.: Führt Krafttraining zu Bluthochdruck ? In: Herz, Sport und Gesundheit 5 (1988) 1, 31-32.

Völker, K.; Rödder, E.; Hollmann, W.: Das Blutdruckverhalten bei Bodybuildern. In: Deutsche Zeitschrift für Sportmedizin 39 (1988) 1, 4-8.

Wallace, M.B.; Moffatt, J.R.: Acute effects of resistance exercise on plasma lipids and lipoproteins. In: Medicine and Science in Sports and Exercise 21 (1989), 116.

Walters, C.E.; Stewart, C.L.; LeClaire, J.F.: Effect of short bouts of isometric and isotonic contractions on muscular strength and endurance. In: American Journal of Physical Medicine 39 (1960), 131-141.

Wastl, P.; Brodbeck, W.: Funktionelles Dehnen und Kräftigen im Sportunterricht. In: Lehrhilfen für den Sportunterricht 40 (1991) 7, 97-101.

Weber, J.: Zur Prophylaxe von Verletzungen und Fehlbelastungsschäden bei Sportlern. In: Medizin und Sport 21 (1981) 6, 174-177.

Weicker, H.: Biochemische, metabolische und muskuläre Adaptation durch regelmäßige körperliche Aktivität im höheren Alter. In: Deutsche Zeitschrift für Sportmedizin 47 (1996) Sonderheft, 240-248.

Weidner, A.: Parameter der Kraft und der Beweglichkeit bei untrainierten Männern und Frauen. In: Theorie und Praxis der Körperkultur 38 (1989) 3, 191-197.

Weineck, J.: Optimales Training. Erlangen 1985.

Weineck, J.: Sportbiologie. Erlangen 1990.

Weineck, J.: Osteoporose-Prophylaxe - Ja, aber richtig ! In: Baumann, H.; Leye, M. (Hrsg.): Bewegung und Sport mit Älteren. Wie, Was, Warum ? Aachen 1997, 199-219.

Welsch, G.; Harre, D.; Donath, R.: Sportmedizinische Erkenntnisse aus dem Leistungssport für die effektive Gestaltung des Trainings zur Förderung der Gesundheit und Leistungsfähigkeit. In: Medizin und Sport 14 (1974) 4/5/6, 107-112.

Weltman, A.; Janney, C.; Rians, C.B.; Strand, K; Berg, B.; Tippitt, S.; Wise, J.; Cahill, B.R.; Katch, F.I.: The effects of hydraulic-resistance strength training in pre-pubertal males. In: Medicine and Science in Sports and Exercise 18 (1986) 6, 629-638.

Weltman, A.; Janney, C.; Rians, C.B.; Strand, K; Katch, F.I.: The effects of hydraulic-resistance strength training on serum lipid levels in pre-pubertal boys. In: American Journal of Diseases Children 141 (1987), 777-780.

Wendler, H.-J.: Ausgewählte Gymnastikprogramme zur Vorbereitung und Unterstützung sportlichen Trainings und sportmedizinischer Rehabilitation. In: Medizin und Sport 23 (1983), 118-126.

Werle, J.: Körperliche Aktivität, Bewegung und Sport bei Osteoporose. In: Rieder, H.; Huber, G.; Werle, J. (Hrsg.): Sport mit Sondergruppen. Schorndorf 1996, 356-369.

Weyerer, S.; Kupfer, B.: Sport und psychische Gesundheit. In: Rieder, H.; Huber, G.; Werle, J. (Hrsg.): Sport mit Sondergruppen. Schorndorf 1996, 112-125.

White, A.J.: The interrelationships between measures of physical fitness and measures of self-concept of selected Mississippi State University male students. In: Dissertation Abstracts International 34 (1974), 4849 A.

Wick, D.: Kniebeuge ist nicht gleich Kniebeuge. In: Körpererziehung 46 (1996) 11, 392-393.

Wiemann, K.: Die ischiocrurale Muskulatur. In: Carl, K.; Mechling, H.; Quade, K.; Stehle, P. (Hrsg.): Krafttraining in der sportwissenschaftlichen Forschung. Köln 1992, 37-74.

Wiemann, K.: Kraft- und Dehnungstraining zur Beeinflussung muskulärer Balancen ? In: Diekkert, J.; Peterson, U.; Rigauer, B.; Schmücker, B. (Hrsg.): Sportwissenschaft im Dialog. Bewegung-Freizeit-Gesundheit. Aachen 1993, 284-285.

Wiemann, K.: Stretching. Grundlagen, Möglichkeiten, Grenzen. In: Sportunterricht 42 (1993) 3, 91-106.

Wiemann, K.; Jöllenbeck, T.: Das Dehnungsverhalten von Muskeln in vivo und die Wirkung von Dehnungsmaßnahmen im Training am Beispiel der ischiocruralen Muskulatur. Unveröffentlichter Schlußbericht des Forschungsauftrages des Bundesinstitutes für Sportwissenschaft. Wuppertal 1991.

Wilhelm, G.: Krafttraining für Frauen - Modeerscheinung oder Notwendigkeit ? In: Gesundheitssport und Sporttherapie 10 (1994) 4, 8-9.

Wilhelm, K.; Kreusser, T.: Belastbarkeit von Kapsel- und Sehnengewebe. In: Sportverletzung-Sportschaden 4 (1990) 1, 14-21.

Williams, M.H.: Ernährung, Fitness und Sport. Deutsche Ausgabe herausgegeben von R. Rost. Berlin, Wiesbaden 1997.

Wilmore, J.H.: Alterations in strength, body composition and anthropometric measurements consequent to a 10-week weight training program. In: Medicine and Science in Sports and Exercise 6 (1974) 2, 133-138.

Wilmore, J.H.; Costill, D.L.: Training for sport and activity. The physiological basis of the conditioning process. Champaign, Ill. 1988.

Wilmore, J.H.; Parr, R.B.; Girandola, R.N.; Ward, P.; Vodak, P.A.; Bastow, T.J.; Pipes, T.V.; Romero, G.T.; Leslie, P.: Physiological alterations consequent to circuit weight training. In: Medicine and Science in Sports and Exercise 10 (1978) 2, 79-84.

Wilmore, J.H.; Parr, R.B.; Vodak, P.A.; Barstow, T.J.; Pipes, T.V.; Ward, P.; Leslie, P.: Strength, endurance, BMR, and body composition changes with circuit weight training. In: Medicine and Science in Sports and Exercise 8 (1976), 59-60.

Wilmore, J.H.; Parr, R.B.; Ward, P.; Vodak, P.A.; Barstow, T.J.; Pipes, T.V.; Grimditch, G.; Leslie, P.: Energy cost of circuit weight training. In: Medicine and Science in Sports and Exercise 10 (1978) 2, 75-78.

Wirhed, R.: Sportanatomie und Bewegungslehre. Stuttgart, New York 1988.

Wirth, A.; Krone, W.: Therapie der Insulinresistenz beim metabolischen Syndrom durch körperliches Training. In: Deutsche Zeitschrift für Sportmedizin 44 (1993) 7, 300-310.

Witthöft, T.: Fitness im Studio. In: Beuker, F. (Hrsg.): Fitness - Heute. Erkrath 1993, 39-41.

Wolbers, C.P.; Sills, F.D.: Development of strength in high school boys by static contraction. In: Research Quarterly 27 (1956) 4, 446-450.

Wolff, H.: Präventivmedizinisch orientiertes Fitneßtraining. Erlensee 1990.

Wood, P.D.; Stefanick, M.L.; Dreon, D.M.: Changes in plasma lipids and lipoprotein in overweight men during weight loss through dieting as compared with exercise. In: New England Journal of Medicine 319 (1988) 18, 1173-1179.

Worobjewa, E.I.; Worobjew, A.N.: Die Adaptation im sportlichen Training als eine der Formen der biologischen Anpassung des Organismus an Umwelt- und Entwicklungsbedingungen. In: Leistungssport 8 (1978) 2, 145-150.

Wydra, G.: Muskeldehnung - aktueller Stand der Forschung. In: Deutsche Zeitschrift für Sportmedizin 44 (1993) 3, 104-111.

Wydra, G.: Stimmungsmanagement im Gesundheitssport. In: Gesundheitssport und Sporttherapie 10 (1994) 2, 8-11.

Wydra, G.; Bös, K.; Karisch, G.: Zur Effektivität verschiedener Dehntechniken. In: Deutsche Zeitschrift für Sportmedizin 42 (1991) 9, 386-400.

Yeater, R.A.; Martin, R.B.: Senile osteoporosis: the effects of exercise. In: Postgraduate Medicine 75 (1984) 2, 147-163.

Yki-Järvinen, H.; Koivisto, V.A.: Effects of body composition on insulin sensitivity. In: Diabetes 32 (1983), 965-969

Yki-Järvinen, H.; Koivisto, V.A.; Taskinen, M.-R.; Nikkilä, E.A.: Glucose tolerance, plasma lipoproteins and tissue lipoprotein lipase activities in body builders. In: European Journal of Applied Physiology 53 (1984), 253-259

Young, K.; McDonagh, M.J.N.; Davies, C.T.M.: The effect of two forms of isometric training on the mechanical proporties of the triceps surae in man. In: European Journal of Physiology 405 (1985), 384-388.

Zatsiorsky, V.M.: Krafttraining. Praxis und Wissenschaft. Aachen 1996.

Zernicke, R.F.; Loitz, B.J.: Trainingseinflüsse auf das Bindegewebe. In: Komi, P.V. (Hrsg.): Kraft und Schnellkraft im Sport. Köln 1994, 86-103.

Zerzawy, R.: Hämodynamische Reaktionen unter verschiedenen Belastungsformen. In: Rost, R.; Webering, F. (Hrsg.): Kardiologie im Sport. Köln 1987, 30-41.

Zimmer, H.; Klimpel, P.: Theoretisch-logische Methoden. In: Forschungsmethoden in den sportmethodischen Wissenschaftsdisziplinen. Wissenschaftliche Zeitschrift der DHfK 28 (1987) Sonderheft 3, 151-180.

Zimmermann, K.: Ausgewählte Aspekte der Gestaltung des gesundheitsorientierten Krafttrainings. In: Theorie und Praxis der Körperkultur 38 (1989) 3, 185-191.

Zimmermann, K.: Zur Bedeutung des Krafttrainings für Gesundheit und psychophysische Leistungsfähigkeit. In: Theorie und Praxis der Körperkultur 38 (1989) 2, 123-128.

Zimmermann, K.: Fitness selbst programmiert. Kräftigen - Dehnen - Entspannen. Berlin 1992.

Zimmermann, K.: Muskelkrafttraining - unverzichtbar für Erhalt von Gesundheit und Lebensqualität. In: Sport Praxis 37 (1996) 3, 7-9.

Zimmermann, K.: Präventives Muskelkrafttraining - Bestimmungsaspekte und Methodenkennzeichnung. In: Sportunterricht 45 (1996) 3, 102-108.

Zimmermann, K.: Muskeltraining bei Kindern und Jugendlichen. Gestaltungsaspekte für Leistungs- und Gesundheitsförderung. In: Körpererziehung 47 (1997) 9, 283-293.

Zimmermann, K.; Rausch, L.: Kreisbetrieb - zwischen Tradition und aktueller Legitimation. In: Körpererziehung 44 (1994) 12, 410-416.

Zschäbitz, A.: Von der Morphologie zur klinischen Funktion. Anatomie und Biomechanik der Wirbelsäule. In: Therapiewoche 43 (1993) 38, 1922-1928.

11 Anhang

Tab. 1A: Tests zum Nachweis von Maximalkraftentwicklungen (Studien mit gesunden kraftuntrainierten Männern)
(A=isot. Krafttr. m. konst. Widerstand; B=isot. Krafttr. m. variablem Widerstand; C=isokinet. Krafttr.; D=isometr. Krafttr.)

TESTART	KRAFTTRAINING									Gesamt
	hochintensiv		intensiv				kraftausd.orient.			
	A	D	A	B	C	D	A	B	C	
KNIEBEUGE										
isotonisch konstant	4		3				1			8
BEINPRESSE										
isotonisch konstant			10	2	2		7		2	23
isotonisch variabel			1	1				2		4
isokinetisch			1		2		1	1	4	9
isometrisch			1							1
KNIEEXTENSION										
isotonisch konstant	1		2				4			7
isokinetisch	2		1					1		4
isometrisch	3	4	1		2		1			11
KNIEFLEXION										
isotonisch konstant	1		1				2			4
isokinetisch	2		1					1		4
BANKDRÜCKEN										
isotonisch konstant	3		18	1	2		10		3	37
isotonisch variabel								1		1
isokinetisch			3		2		1		1	7
isometrisch	1		2		2					5
ELLENBOGENEXT.										
isotonisch konstant		1	1							2
isokinetisch	2							1		3
isometrisch		2	1		2					5
ELLENBOGENFLEX.										
isotonisch konstant		1	8	2	2		4		1	18
isotonisch variabel			1	1						2
isokinetisch	2		2		2			1		7
isometrisch		8	1		2	4				15
Gesamt										177

Tab. 2A: Tests zum Nachweis von Maximalkraftentwicklungen (Studien mit gesunden kraftuntrainierten Frauen) (A=isot. Krafttr. m. konst. Widerstand; B=isot. Krafttr. m. variablem Widerstand; D=isometr. Krafttr.)

TESTART	KRAFTTRAINING						Gesamt
	hochint.	intensiv			kraftausd.orient.		
	D	A	B	D	A	B	
KNIEBEUGE							
isotonisch konstant		1					1
BEINPRESSE							
isotonisch konstant		1			4		5
isotonisch variabel		1	2			1	4
isometrisch		1					1
KNIEEXTENSION							
isotonisch konstant		1			3		4
isometrisch	3			1			4
KNIEFLEXION							
isotonisch konstant		1			1		2
BANKDRÜCKEN							
isotonisch konstant		7	2		6		15
isotonisch variabel			2			1	3
ELLENBOGENEXT.							
isotonisch konstant		1					1
isometrisch	1						1
ELLENBOGENFLEX.							
isotonisch konstant		4			3		7
isokinetisch		1					1
isometrisch	3						3
Gesamt							52

Tab. 3A: Maximalkraftentwicklung durch Programmvarianten des hochintensiven und intensiven Krafttrainings (gesunde kraftuntrainierte Männer u. Frauen) (identische Kontraktionsformen bei Test- u. Trainingsübungen) (A=isot. Krafttr. m. konst. Widerstand, B=isot. Krafttr. m. variablem Widerstand, C= isokinet. Krafttr., D=isometr. Krafttr.; a=absolute Entwicklung (%), r=Entwicklung pro Trainingseinheit (%); n=Studienzahl; n'=Studienzahl mit signifikanten Ergebnissen, p<0,05; oA=ohne Angabe; KN=Kniebeuge, BP= Beinpresse, KE=Knieextension, KF=Knieflexion, BD=Bankdrücken, EE=Ellenbogenextension, EF=Ellenbogenflexion)

Tests	Männer				Frauen		
	A	B	C	D	A	B	D
	a/r/n/n'	a/r/n/n'	a/r/n/n'	a/r/n/n'	a/r/n/n'	a/r/n/n'	a/r/n/n'
Hochintensives Krafttraining							
KN	38,5/1,6/4/4						
KE	49,7/1,0/1/1			16,8/0,6/4/2			9,9/0,4/3/1
KF	42,2/0,8/1/1						
BD	22,1/0,7/3/oA						
EE				27,9/1,2/2/oA			32/1,1/1/1
EF				17,7/0,7/8/6			3,1/0,1/3/0
Intensives Krafttraining							
KN	34,8/1,4/3/3				29,5/0,4/1/oA		
BP	18,5/0,7/10/10	27,0/0,9/1/1	35,5/1,5/2/2		29,0/0,9/3/3	23,4/0,7/2/2	
KE	40,5/1,4/2/2				33,9/0,7/1/1		87,3/1,3/1/1
KF	12,8/0,3/1/1				24,4/0,5/1/1		
BD	19,8/0,7/18/17		63,1/2,6/2/2		27,0/0,9/9/8	48,6/1,4/2/2	
EE	32,6/0,7/1/1				41,7/0,9/1/1		
EF	23,1/0,7/8/8	23,2/0,8/1/1	33,3/1,4/2/2	60,8/2,4/4/4	56,3/1,3/4/4		

Tab. 4A: Maximalkraftentwicklung durch Programmvarianten des kraftausdauerorientierten Muskeltrainings (gesunde kraftuntrainierte Männer u. Frauen) (identische Kontraktionsformen bei Test- u. Trainingsübungen) (A=isot. Krafttr. m. konst. Widerstand, B=isot. Krafttr. m. variablem Widerstand, C=isokinet. Krafttr.; a=absolute Entwicklung (%), r=Entwicklung pro Trainingseinheit (%); n=Studienzahl; n'=Studienzahl mit signifikanten Ergebnissen, p<0,05)

Tests	Männer			Frauen	
	A	B	C	A	B
	a/r/n/n'	a/r/n/n'	a/r/n/n'	a/r/n/n'	a/r/n/n'
Kniebeuge	23,9/1,1/1/1				
Beinpresse	11,9/0,4/6/4	16,9/0,4/2/2	24,9/0,7/4/4	15,0/0,5/4/4	17,7/0,5/1/1
Knieextension	22,6/0,8/4/4			18,9/0,7/3/3	
Knieflexion	15,2/0,6/2/2			52,7/1,8/1/1	
Bankdrücken	12,3/0,4/10/9	13,6/0,4/1/1	21,7/0,9/1/1	12,8/0,4/6/5	20,0/0,6/1/1
Ellenbogenflexion	12,9/0,5/4/4			28,5/1,1/3/3	

Tab. 5A: Veränderungen von fettfreier Körpermasse (LBW) und Extremitätenumfängen durch Programmvarianten des hochintensiven und intensiven Krafttrainings sowie des Kraftausdauertrainings (gesunde kraftuntrainierte Männer u. Frauen)
(A=isot. Krafttr. m. konst. Widerstand, B=isot. Krafttr. m. variablem Widerstand, C=isokinet. Krafttr., D=isometr. Krafttr.; a=absolute Entwicklung LBW (kg) u. Umfänge (cm), r= relative Entwicklung (%); n=Studienzahl; n'= Studienzahl mit signifikanten Ergebnissen, p<0,05; oA=ohne Angabe; OA=Oberarm, OS=Oberschenkel)

Paramet.	Männer				Frauen		
	A	B	C	D	A	B	D
	a/r/n/n'	a/r/n/n'	a/r/n/n'	a/r/n/n'	a/r/n/n'	a/r/n/n'	a/r/n/n'
Hochintensives Krafttraining							
LBW	1,5/2,3/3/2	1,3/2,1/1/1					
OAentsp.	1,5/4,6/1/oA						
OS	1,5/2,8/6/4						
Intensives Krafttraining							
LBW	1,8/2,9/13/11	1,8/2,7/5/4	1,9/2,6/2/1		0,9/2,0/5/4		
OAentsp.	1,4/4,8/10/10	1,8/5,9/2/2	2,1/6,8/2/2		0,8/3,1/5/2	0,1/0,1/2/0	
OAang.	0,8/2,3/3/2			0,6/oA/1/1	0,9/3,3/3/3		
OS	1,3/2,4/11/5	1,4/2,7/2/2	0,5/0,9/2/0		0,3/0,4/5/0	0,3/0,5/2/0	2,9/6,2/1/1
Kraftausdauertraining							
LBW	1,4/2,3/7/6	1,2/1,8/3/2	1,6/2,4/2/2		0,6/1,3/4/2	1,3/2,8/2/2	
OAentsp.	1,1/3,7/1/1	0,6/1,6/1/1	0,6/1,8/1/1		0,6/2,4/1/1	-0,2/-0,7/1/0	
OAang.	0,5/1,5/1/1	0,4/1,1/1/0			1,1/3,9/1/1	0,5/1,1/1/0	
OS	1,7/3,2/1/1	-0,2/-0,3/1/0	-0,3/-0,5/1/0		1,3/2,5/1/1	-0,4/-0,7/1/0	

Tab. 6A: Trainingsmethodik der Studien zum Krafttraining im höheren Alter (Männer)
(RM=Wiederholungsmaximum, 10 RM=Widerstand, der gerade 10mal hintereinander überwunden werden kann; ST=Stationstraining, KT=Kreistraining; TE=Trainingseinheit, WHZ=Wiederholungszahl, KÜ=Körperübung, MK=Maximalkraft)

Jahr	Autoren	Probanden		Org.-form	Train.-woch.	Train.-häufigk. je Wo.	TE-Länge (min)	KÜ-Anzahl	Zahl d. Durchg./Sätze	Intensität (RM o. % d. ind. MK)	WHZ je Übung	Ansp.zeit/Übg. (isom.) (sec)	Pausenlänge (sec)
		n	Alter Ø										
INTENSIVES KRAFTTRAINING													
Isotonisches Krafttraining bei konstantem Widerstand													
1980	Moritani/deVries	5	70	ST	8	3		1	2	67%	10		
1988	Frontera u.a.	12	60-72	ST	12	3		4	3	80%	8		120
1990	Brown u.a.	14	63	KT	12	3		5	2-4	50-90%	10-15		120
1993	McCartney u.a.	11	66	ST	12	3		6	2-4	50-90%	10-15		
Isotonisches Krafttraining bei variablem Widerstand													
1989	Craig u.a.	9	63	ST	11	3	45-60	9	3	8-10 RM	8-10		
Kombiniert isometrisches und isotonisches Krafttraining bei konstantem Widerstand													
1992	Grimby u.a.	9	81	ST	25 TE	2-3	25	1	3-6	max.	8	4	
Kombiniert isokinetisches und isotonisches Krafttraining bei konstantem Widerstand													
1993	Roman u.a.	5	68	ST	12	2		4	3-4	8-10 RM	3		120
KRAFTAUSDAUERTRAINING													
Kombiniert isometrisches und isotonisches Krafttraining bei konstantem Widerstand													
1981	Aniansson/Gustafsson	12	71		12	3	25			gering			
Isotonisches Krafttraining bei konstantem Widerstand													
1982	Larsson	6	59	KT	15	2	50-70	10		gering	20-30		60

Tab. 7A: Trainingsmethodik der Studien zum Krafttraining im höheren Alter (Männer/Frauen gemischt; Frauen) (RM=Wiederholungsmaximum, 10 RM=Widerstand, der gerade 10mal hintereinander überwunden werden kann; ST=Stationstraining, KT=Kreistraining; TE=Trainingseinheit, WHZ=Wiederholungszahl, KÜ=Körperübung, MK=Maximalkraft)

Jahr	Autoren	Probanden n	Alter Ø	Org.-form	Train.-woch.	Train.-häufigk. je Wo.	TE-Länge (min)	KÜ-Anzahl	Zahl d. Durchg./Sätze	Intensität (RM o. % d. ind. MK)	WHZ je Übung	Ansp.zeit/Übg.(isom.) (sec)	Pausenlänge (sec)
INTENSIVES KRAFTTRAINING													
MÄNNER/FRAUEN (gemischt)													
Isotonisches Krafttraining bei konstantem Widerstand													
1961	Perkins/Kaiser	10	74	ST	6	3		3	2	≤10 RM	10		
1990	Fiatarone u.a.	9	90	ST	8	3		2	3	80%	8		60-120
1994	Fiatarone u.a.	25	86	ST	10	3		4	3	80%	8		120
Isotonisches Krafttraining bei variablem Widerstand													
1989	Hagberg u.a.	23	72	KT	26	3	15-20	10	1	≤12 RM	8-12		60-120
Isometrisches Krafttraining													
1961	Perkins/Kaiser	10	74	ST	6	3		3	6	50-100%		6	6
FRAUEN													
Isotonisches Krafttraining bei konstantem Widerstand													
1991	Charette u.a.	13	70	ST	12	3		7	3-6	65-75%	6		
1996	Hartard u.a.	16	64	ST	24	2		11	1-2	70%	8-12		≥120
KRAFTAUSDAUERTRAINING													
FRAUEN													
Kombiniert isometrisches und isotonisches Krafttraining bei konstantem Widerstand													
1990	Riel/Bernett	10	68	ST	5	2	20-25		3	50-60%	15-20	5-6	90-120

Tab. 8A: Trainingsmethodik der Längsschnittstudien zu den Effekten des Krafttrainings auf die Knochenmineraldichte
(TE=Trainingseinheit, WHZ=Wiederholungszahl, KÜ=Körperübung, ST=Stationstraining, KT=Kreistraining; MK=Maximalkraft, RM=Wiederholungsmaximum [10 RM=Widerstand, der gerade 10mal hintereinander überwunden werden kann]; [1]=chirurgisch vorverlegte Menopause)

Jahr	Autoren	Prob. n	Prob. Alt. Ø	Org.-form	Train.-monate	Train.-häuf. je Wo.	TE-Länge (min)	KÜ-Anzahl	Zahl d. Durchg./Sätze	Intensität (RM o.% ind. MK)	WHZ/Übg.
PREMENOPAUSALE FRAUEN											
Intensives Krafttraining											
Isotonisches Krafttraining bei konstantem Widerstand											
1988	Lane u.a.		20		5	3	30-45				
1990	Rockwell u.a.	10	36	KT	9	2	45	8	2	70	12
1992	Snow-Harter u.a.	12	20	KT	8	3		14	3	65-85	8-12
Kraftausdauertraining											
Isotonisches Krafttraining bei variablem Widerstand											
1990	Gleeson u.a.	34	33	ST	12	3	30	8	2	60	20
POSTMENOPAUSALE FRAUEN											
Intensives Krafttraining											
Isotonisches Krafttraining bei konstantem Widerstand											
1989	Sinaki u.a.	34	56		24	5		1	1		10
1992	Smidt u.a.	22	57	ST	12	2-4	15-20	3	3	70	10
1992	Pruitt u.a.	17	54	KT	9	3		11	1	50-60	10-15
1996	Hartard u.a.	16	64	ST	6	2		11	1-2	70	8-12
Isotonisches Krafttraining bei variablem Widerstand											
1991	Notelovitz u.a.	9	43 [1]	KT	12	3	15-20	9	1	8 RM	8
1994	Nelson u.a.	20	61	ST	12	2	35	5	3	80	8
Kraftausdauertraining											
Isotonisches Krafttraining bei konstantem Widerstand											
1987	Ayalon u.a.	14	63		5	3	15-20	5			10-15
MÄNNER											
Intensives Krafttraining											
Isotonisches Krafttraining bei variablem Widerstand											
1993	Menkes u.a.	9	59	KT	4	3		13	1-2	15 RM	15
1994	Ryan u.a.	21	61	KT	4	3		14	1-2	15 RM	15

Tab. 9A: Längsschnittstudien zu Trainingseffekten von kombiniertem Aerobic-/Krafttraining auf die Knochenmineraldichte bei Frauen
(TE=Trainingseinheit; KG=Kontrollgruppe; R=Radius, U=Ulna, H=Humerus, W/F=Wirbelkörper/Femur; Signifikanzniveau: *=p≤0,05, **=p≤0,01, ***=p≤0,001; ns=nicht signifikant; s<KG=signifikant geringere Verlustrate als Kontrollgruppe)

Jahr	Autoren	Trainingsgruppen			Train.-	Tr.häuf.	TE-Län-	Knochendichte	
		Trainingsform	n	ØAlter	monate	je Wo.	ge (min)	(d%)	sig
1987	Chow/ Harrison/ Notarius	Aerobic (Walk./Jogg./Tanz) + Ganzkörperkrafttraining	16	56	12	3	45-55	7,9 W/F	**
		nichttrainierende KG	15	56				-1,1W/F	ns
1989	Smith u.a.	Aerobic (Walking/Jogging/ Tanz) + leichte Oberkörper- kräftigung	80	50	48	3	45	-0,7 R -0,3 U -1,4 H	s<KG s<KG ns<KG
		nichttrainierende KG	62	51				-1,6 R -1,3 U -1,7 H	** ** **
1990	Rikli/ McManis	Aerobic+Oberkörperkrafttr.	10	72	10	3	50-70	1,7 R	ns
		nichttrainierende KG	11	71				-2,6 R	ns

Tab. 10A: Veränderungen der Anthropometrie durch Programmvarianten des hochintensiven und intensiven Krafttrainings sowie des Kraftausdauertrainings (gesunde kraftuntrainierte Männer u. Frauen)
(A=isot. Krafttr. m. konst. Widerstand, B=isot. Krafttr. m. variablem Widerstand, C= isokinet. Krafttr.; LBW=fettfreie Körpermasse; a=absolute Entwicklung v. Körpergewicht (kg), LBW (kg), Fettgewicht (kg), Umfängen (cm), Hautfaltendicke (cm), Körperfettanteil (%); r=relative Entwicklung (%); n=Studienzahl, n'=Studienzahl m. signifikanten Ergebnissen; [1]=Durchschnittswert verschiedener Messungen)

Parameter	Männer			Frauen	
	A	B	C	A	B
	a/r/n/n'	a/r/n/n'	a/r/n/n'	a/r/n/n'	a/r/n/n'
HOCHINTENSIVES KRAFTTRAINING					
Körpergewicht	0,7/0,9/5/2	0,8/1,1/1/0			
LBW	1,5/2,3/5/2	1,3/2,1/1/1			
Körperfettanteil	-1,2/-7,7/2/1				
Hautfaltendicke[1]	-2,6/-18,5/1/0				
Bauchumfang	0,5/0,5/1/0				
INTENSIVES KRAFTTRAINING					
Körpergewicht	0,8/1,0/15/6	1,3/1,6/5/1	0,8/1,0/2/0	-0,01/-0,1/6/0	
LBW	1,8/2,9/13/11	1,8/2,7/5/4	1,9/2,6/2/1	0,9/2,0/5/4	
Körperfettanteil	-1,4/-7,9/15/11	-1,0/-6,6/5/2	-1,4/-11,1/2/1	-1,3/-5,7/7/6	-/-7,9/2/2
Fettgewicht	-1,1/-7,4/8/6	-0,8/-7,2/2/2	-1,1/-11,2/2/2	-1,0/-5,9/3/1	
Hautfaltendicke[1]	-1,2/-7,4/7/3	-2,3/-14,2/2/2	-2,1/-14,2/2/2	-2,5/-10,5/2/2	-2,4/-8,5/2/2
Hüftumfang	-0,5/-0,5/6/2		-2,1/-2,2/2/2	-0,6/-0,6/4/0	
Bauchumfang	-0,4/-0,5/9/2	-1,1/-1,3/2/1	-1,3/-1,5/2/1	-0,2/-0,2/6/0	-0,9/-1,1/2/0
KRAFTAUSDAUERTRAINING					
Körpergewicht	0,1/0,1/8/2	-0,4/-0,5/4/0	-0,5/-0,4/4/0	-0,7/-1,1/5/2	-0,2/-0,4/2/0
LBW	1,4/2,3/7/6	1,2/1,8/3/2	1,6/2,4/2/2	0,6/1,3/4/2	1,3/2,8/2/2
Körperfettanteil	-1,3/-7,6/7/3	-1,9/-8,9/3/2	-1,8/-8,3/4/3	-1,7/-6,8/4/4	-2,3/-8,8/2/2
Fettgewicht	-1,2/-8,6/4/2		-1,3/-7,4/3/2	-1,4/-8,8/3/1	
Hautfaltendicke[1]	-1,2/-6,6/4/3	-0,9/-8,9/3/0	-2,5/-10,7/2/1	-2,7/-17,0/1/1	3,0/2,6/1/0
Hüftumfang		-0,7/-0,8/1/0			-0,9/-1,1/1/0
Bauchumfang	0,1/0,1/1/0	-0,2/-0,2/1/0	-1,6/-1,7/1/1	-1,1/-1,6/1/0	-2,5/-3,5/1/1

Tab. 11A: In experimentellen Krafttrainingsstudien zu analysierende Systeme und ausgewählte Effektvariable sowie Möglichkeiten ihrer untersuchungstechnischen Erfassung

SYSTEM und SYSTEMKOMPONENTEN	VARIABLE	ANALYSEINSTRUMENTE
MOTORIK		
Kraft	Maxiamlkraft	Sportmotorische Tests, Dynamometrische Verfahren, Isokinetische Verfahren
	Schnellkraft	
	Kraftausdauer	
Ausdauer	allgemeine aerobe Ausdauer	Stufentests (Fahrradergometer, Laufband)
Schnelligkeit	lokomotorische Schnelligkeit	Sportmotorische Tests
Beweglichkeit	aktive Beweglichkeit	Sportmotorische Tests, Muskelfunktionstests
	passive Beweglichkeit	
koordinative Fähigkeiten	Gleichgewichtsfähigkeit	Sportmotorische Tests, Sensomotorische Tests
	Reaktionsfähigkeit	
	Differenzierungsfähigkeit	
	Kopplungsfähigkeit	
NEUROMUSKULÄRES SYSTEM		
	intermuskuläre Koordination	Elektromyographie
	intramuskuläre Koordination	
	Nerv-Muskel-Erregbarkeit (Rheobase u. Chronaxie)	Reizstromgerät u. Elektromyographie
MUSKULATUR		
Struktur	Muskelquerschnitt	Computertomographie
	Muskelfaserfläche	Muskelbiopsie
	Muskelfaserzahl	
	Muskelfaserspektrum	
Enzyme	E. d. anaerob-alaktaziden Stoffw.	Muskelbiopsie
	E. d. anaerob-laktaziden Stoffw.	
	E. d. aeroben Stoffwechsels	
Energiespeicher	Adenosintriphosphat	Muskelbiopsie
	Kreatinphosphat	
	Glycogen	
	Triglyzeride	
Sonstiges	Kapillardichte	Muskelbiopsie
	Mitochondriendichte	
	Myoglobingehalt	
KÖRPERKOMPOSITION		
	Körpergewicht	Körperwaage
	Körperfettanteil	Densitometrie, Infrarot-Messung, Bioelektrische Impedanz-Messung
	fettfreie Körpermasse	Neutronenaktivationsanalyse, Total Body Electrical Conductivity
	Muskelmasse	24 Stunden Kreatininausscheidung im Urin, Gesamtkörper-Kaliumbestimmung (^{40}K Isotopen-Dilution)
	Körperumfänge	Umfangsmessungen
	Hautfaltendicke	Calipermetrie, Sonographie, Computertomographie

Tab. 11A (Forts.): In experimentellen Krafttrainingsstudien zu analysierende Systeme und ausgewählte Effektvariable sowie Möglichkeiten ihrer untersuchungstechnischen Erfassung

BINDE- UND STÜTZGEWEBE		
Stützgewebe	Knochendichte	Duale Photonenabsorptiometrie, Duale Energie Röntgenabsorptiometrie, Compton-Spektrometrie
	Knochendichte u. -querschnitt	Computertomographie
	Knorpeldicke	Kernspintomographie
Bindegewebe	Sehnenquerschnitt	Sonographie, Kernspintomographie
	Bänderquerschnitt	
	Kollagenfasergehalt d. Muskeln	Muskelbiopsie
HERZ-KREISLAUF		
Hämodynamik	absol. u. rel. Sauerstoffaufnahme (auf max. u. submax. Bela.stufe)	Spiroergometrie/Atemgasanalyse
	Herzfrequenz	Elektrokardiographie
	Blutdruck (syst./diast.)	Manschettenmethoden, Invasive Methoden (über Mikrokatheter)
	Schlagvolumen	Echokardiographie
Herz	Wanddicke (links-, rechtsventrikulär u. septal)	Echokardiographie
	Kammervolumen (links-, rechtsventrikulär)	
ATMUNG		
	Vitalkapazität	Spirometrie
	Atemzugvolumen	
	Atemfrequenz	
	arterielle Sauerstoff- bzw. Kohlendioxidkonzentration	Blutgasanalyse
STOFFWECHSEL		
Fettstoffwechsel	Gesamtcholesterin	Serumanalyse
	HDL-Cholesterin (HDL2, HDL3)	
	LDL-Cholesterin	
	Triglyzeride	
	freie Fettsäuren	
	Glycerol	
Kohlenhydratstoffwechsel	Basalglukosekonzentration	Serumanalyse
	Basalinsulinkonzentration	
	glukosestimulierte Glukosekonzentration	Glukosetoleranztest
	glukosestimulierte Insulinkonzentration	
	Laktat	Serumanalyse
Eiweißstoffwechsel	Serumharnstoff	Serumanalyse
Enzyme	E. d. anaerob-alaktaziden Stoffw.	Serumanalyse
	E. d. anaerob-laktaziden Stoffw.	
	E. d. aeroben Stoffwechsels	
HORMONE		
	Wachstumshormon	Serumanalyse
	Testosteron	
	Katecholamine	
	Endorphine	
PSYCHE		
	psychisches Wohlbefinden	Schriftliche Befragungen (skalierte Fragebögen)
	Selbstwirksamkeit	